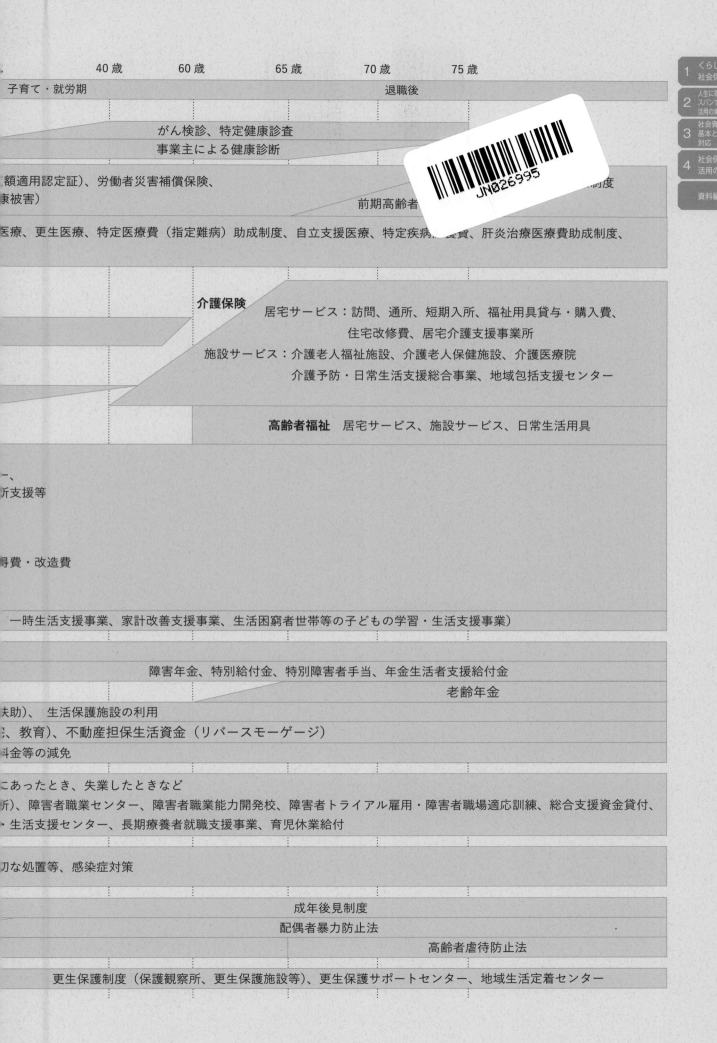

40 歳　　　60 歳　　　65 歳　　　70 歳　　　75 歳

子育て・就労期　　　　　　　　　　　　　　　　退職後

がん検診、特定健康診査
事業主による健康診断

（額適用認定証）、労働者災害補償保険、

康被害）　　　　　　　　　　　　　　　　　　前期高齢者　　　　　　　　　　　　　制度

医療、更生医療、特定医療費（指定難病）助成制度、自立支援医療、特定疾病　養費、肝炎治療医療費助成制度、

介護保険　　居宅サービス：訪問、通所、短期入所、福祉用具貸与・購入費、
　　　　　　　　　　　　　　　住宅改修費、居宅介護支援事業所
　　　　　　　　施設サービス：介護老人福祉施設、介護老人保健施設、介護医療院
　　　　　　　　介護予防・日常生活支援総合事業、地域包括支援センター

高齢者福祉　　居宅サービス、施設サービス、日常生活用具

一、
所支援等

得費・改造費

一時生活支援事業、家計改善支援事業、生活困窮者世帯等の子どもの学習・生活支援事業）

障害年金、特別給付金、特別障害者手当、年金生活者支援給付金
　　　　　　　　　　　　　　　　　　　　　　　　老齢年金

扶助）、　生活保護施設の利用

、 教育）、不動産担保生活資金（リバースモーゲージ）

料金等の減免

にあったとき、失業したときなど

所）、障害者職業センター、障害者職業能力開発校、障害者トライアル雇用・障害者職場適応訓練、総合支援資金貸付、

・生活支援センター、長期療養者就職支援事業、育児休業給付

切な処置等、感染症対策

成年後見制度
配偶者暴力防止法
　　　　　　　　　　　　高齢者虐待防止法

更生保護制度（保護観察所、更生保護施設等）、更生保護サポートセンター、地域生活定着センター

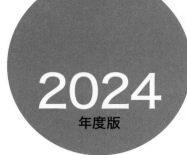

2024
年度版

医療福祉相談ガイドブック

ソーシャルワーカー・ケアマネジャー必携

編　NPO法人 日本医療ソーシャルワーク研究会

編集代表

村上須賀子	NPO法人 日本医療ソーシャルワーク研究会
髙石麗理湖	国際医療福祉大学
徳富和恵	安芸太田病院居宅介護支援事業所
森﨑千晴	相談支援事業所あおぞら
村上武敏	佛教大学
中川美幸	西南女学院大学

明石書店

執 筆 者 一 覧

⊙ 執筆者（五十音順）

飯田花緒里	安芸太田病院
大垣京子	武田内科
奥村晴彦	大阪社会医療センター付属病院
梶原順	済生会唐津病院
加藤雅江	杏林大学
河口日香瑠	みのりの里介護老人保健施設旭ヶ丘
河村隆史	己斐ヶ丘病院
佐々木哲二郎	まちづくり四日市役場
笹原義昭	あさきた相談支援センターウイング
佐渡裕紀	広島市立リハビリテーション病院
澤近敦子	市立岸和田市民病院
品田雄市	東京医科大学八王子医療センター
下田薫	国立病院機構佐賀病院
下手忠	広島市中福祉事務所
下村幸仁	佐久大学
髙石麗理湖	国際医療福祉大学
田川雄一	広島国際大学
竹尾明子	介護老人保健施設希望の園
竹中麻由美	川崎医療福祉大学
當銘由香	大浜第一病院
徳富和恵	安芸太田病院居宅介護支援事業所
中川美幸	西南女学院大学
中村有紀子	国立病院機構呉医療センター
根本貴子	佐久大学
野田智子	JA 愛知厚生連 江南厚生病院
橋本朋美	相談支援センター あんさんぶる
長谷部隆一	広島国際大学
廣野拓	介護老人保健施設クオリエ
伏田承子	YMCA 訪問看護ステーション・ピース
鉾丸俊一	昭和大学江東豊洲病院
前田宏	国立病院機構南九州病院
村上須賀子	NPO 法人 日本医療ソーシャルワーク研究会
村上武敏	佛教大学
村田朱	広島はくしま病院
森﨑千晴	相談支援事業所あおぞら
渡邊佳代子	広島市立舟入市民病院

⊙ 表紙・本文中挿画　　久留井 真理
⊙ 本文中イラスト　　原田 彩子　福島生協病院

推薦のことば

　本書を推薦するにあたり、先ず済生会の取り組みについて触れることから始めたい。済生会は、1911年に明治天皇によって生活困窮者に医療サービスを提供するために設置された。当時、医療保障制度が未整備のうえ、生活条件が劣悪だっただけに生活困窮者の抱える問題は多岐にわたった。そこで、1926年に済生会芝病院（現東京都済生会中央病院）社会部に日本で初となる医療ソーシャルワーカーとして清水利子が配置された。医療を提供するだけでは解決できない諸課題を解決するために、医療ソーシャルワーカーの活動が必要とされたのである。

　爾来今日に至るも済生会は、独自に貧困者、障害者、難病患者、ひとり親家庭、寄せ場居住者、ホームレス、刑務所出所者等で社会的支援を必要とする人に対して積極的な支援を展開している。2022年度の支援した人数は、20万人を超える。

　今回、明石書店から出版された本書は、まさにこのような支援を実践目標に掲げるソーシャルワーカーやケアマネジャーたちが編集、執筆を担っている。時代は変わろうとも、患者さんは様々なニーズを抱えている。病気に対する不安を持ちながら、専門用語が混じる治療内容、慣れない入院生活、医療費の心配、退院後のリハビリ、介護施設の選択、さらに就労や住まいなどたくさんの問題を抱えている。

　今は、世帯の規模が縮小し、単身世帯も多くなった。遠くの親戚との交流が途絶えている人も少なくない。頼りになる人が少なくなった患者さんにとってソーシャルワーカーは、暗夜の一灯である。ソーシャルワーカーは患者さんの悩みを共有しつつ、問題の解決に努めなければならない。ケアマネジャーも同様だろう。

　支援者たちが解決しなければならない問題は、多岐にわたる。患者さんのために活用できる社会資源を動員しなければならない。必要とされる知識や情報は、医療、福祉、介護のほか就労、住宅、教育など広範囲にわたる。相談があったときに直ちに応じられ、相談者から信頼される存在でなければならない。ここで大きな力を発揮するのが本書である。およそ相談に当たって必要とされる事項が網羅されている。執筆者たちが20年余り社会資源情報の収集、発信を続けてきた成果である。

　本書の特色の一つは問題の解決に当たって役に立つノウハウが随所で述べられていることだ。執筆者がいずれも現場で長い経験を有するソーシャルワーカーならではの実践知である。

　済生会は医療ソーシャルワーカーに特化した研修会の実施、相互の知見の交流、済生会医療・保健・福祉研究所での調査研究など、能力の向上に努めている。しかし、全国、津々浦々の医療・福祉に携わる人々の研修環境はさまざまである。

　実践現場には就職して間もない新人もいる。それでも患者さんのニーズに応えねばならない。本書は、各分野のベテランがわかりやすく説明しているので、新人にとって頼りになる道案内になる。学生が幅広く医療福祉の制度を学び、社会課題に触れるためにも最適な内容である。

　このように本書は、さまざまな読者にとって常に座右に置き、いつでも参照して適切な知識・情報を得ることができる。自信を持って推薦できる一冊である。

社会福祉法人恩賜財団済生会理事長

炭谷　茂

はじめに
利用者主体の社会資源活用の知恵

　生活課題を解消するための医療や福祉など、社会保障制度は幅広く存在します。しかし、それらが適切に活用されているでしょうか。

　介護を巡る事件、ヤングケアラー、虐待など、人との関係性や貧困が絡まる多くの不幸を見聞きします。なぜ SOS が発信できなかったのだろう。受け止める人は居なかったのだろうか。疑問と口惜しさがあります。本書の主眼は社会資源活用が広く行き渡り、こうした不幸を防ぐことにあります。

　社会資源を活用して、より望ましい生活を獲得するには、まず諸制度の知識が必要です。社会資源の知識は支援する人々の共通言語と言えます。しかし、それらの情報を集めて、紹介するだけでは生活保障に繋がることにはなり得ません。

第1章の「くらしと社会保障」では

　社会資源が私たちのくらしにどのように関わり、そして、権利として保障されるあり方を述べています。制度活用の際の視点と基本姿勢を、まず、押さえておくことが大切だと考えるからです。

第2章の「人生に寄り添う長いスパンでの社会資源活用の実際」では

　ベテランのソーシャルワーカー達がどのように社会資源を最大限に活用して生活課題解消に活かしたかを語っています。状況の変化に寄り添った長いスパンの支援を物語にして提示しました。どういう手順で、どのタイミングで制度を活用するか、その知恵の数々を示し、さらに活用過程で明らかになった社会資源の限界や不十分性にも触れました。

　活用されている各種社会資源について第4章の詳細情報のページと、行きつ戻りつして確認していただくと理解が深まります。医療サービス、生活費としごと、高齢者サービス、障害者・障害児サービス、子ども・家庭のためのサービスの活用など、第4章の各分野を網羅しています。

第3章の「社会資源活用の基本と局面での対応」では

　相談過程でよく出合う「こんなときどうする？」といった局面での疑問にも応えています。例えば、課題を抱えた人が、本当は何を望んでいるのかを明らかにすること、退院、退所支援の局面での制度間や支援者達の調整をいかに図るか、自己負担の程度など、活用のための知恵を具体的に述べています。

　ことに、近年、課題となっている「身寄りがない状態・家族不在の状態での支援」も取り上げ、解説しています。

第4章「社会保障制度活用の実際」では

　各分野で用いることの多い社会資源を取り上げています。社会資源情報の収集は大切です。しかし、インターネットで検索できる時代となり、QR コードで水先案内を

することで情報量の圧縮を試みました。より活用実践にシフトした書籍にしたいと、活用方法や社会資源の改善提言などに重点を置いた内容にしたいと考えたからです。

　地域共生社会の構築を掲げて、人々の生活課題解消のためにケアマネジャーを始めとして様々な相談員、支援員の活躍が期待される時代を迎えています。地域で支え手のマンパワーとなっている幅広い専門職にも、支援者をめざす学生にも、そして、一般市民にも社会資源活用のガイドをお届すべく、表現は平易に、そして具体的にを心がけました。

本書編集の工夫

＊本書の編集は「もし、自分が利用する立場ならば……」と自問しながら進めています。

＊法律や役所から示されている説明文を載せるのではなく、すべての解説を利用者にわかりやすく言い換えました。

＊制度をひとことで説明する見出しをつけました。

＊「ミニ知識」「column」などで医療福祉制度を総合的に補足しています。

ソーシャルアクションの一つとして

　本書の出版は、日本の社会福祉制度・医療制度を、国民を支える制度として活かしていくための忍耐強いアクションのひとつだと思っています。

　地域によって、制度の質も量もことなる場合があります。本書が各地域において「おらが地域」の医療福祉制度の比較、点検のためのウォッチングガイドブックとなり、権利に基づく提言の根拠ツールにしていただければと願っています。

　こうしたアクションのためにというソーシャルワーカー魂で執筆にかかわった38名の仲間たちの存在を心強く思います。

　執筆者たちの心の底に流れる「利用者のために意を尽くそう」という思いをくみ取っていただければ、大きな喜びです。

　なお、本書の印税を医療福祉の広報、普及活動や医療ソーシャワーカーの研修に役てておりますことを御報告しておきます。

NPO法人日本医療ソーシャルワーク研究会
村上　須賀子

　本書は2024年2月末までに把握できた情報をもとに構成しております。本書の発行後にも法律の改正や制度の変更が行われる場合があるため、あらかじめご了承ください。

目　次

推薦のことば　iii

はじめに　利用者主体の社会資源活用の知恵　iv

第1章　くらしと社会保障 ⋯⋯⋯⋯⋯⋯⋯⋯⋯⋯⋯⋯⋯⋯⋯⋯⋯ 1

①私たちのくらしと社会保障　2

②権利としての社会保障　3

③社会保障制度の概要　4

④相談支援の目的と社会資源　4

⑤共生社会の実現とソーシャルワーク　6

　A 「地域共生社会の実現」～「地域包括ケア」概念を含む包括的な支援体制　6

　B 共生社会の実現に向けたソーシャルワーク～社会保障の肩代わりとしての地域づくりからの脱却　7

⑥社会保障の課題とソーシャルワーク～私たちは誰を支援するのか、そしてどう支援するのか　8

第2章　人生に寄り添う　長いスパンでの社会資源活用の実際 ⋯⋯⋯⋯ 11

物語　脳梗塞発症：急性期病院から回復期リハビリテーション病棟へ　12

物語　制度を活用し望む生活、社会参加を　14

物語　がんとの共生に取り組む　16

物語　ホームレス状態の新司さんが選んだ自分らしい生活　18

物語　若年性認知症を発症した由紀美さんへの復職支援　20

物語　難病により長期的に介護が必要になった人の在宅支援　22

物語　人工透析を受けつつギリギリまで離島で生活を続けたい……　24

物語　生きづらさを抱える人のひとり暮らしと就労支援　26

物語　医療的ケア児とその家庭の生活を支える　28

物語　ヤングケアラーを支援するということ　30

物語　父親が母親を殴り、子を叩いた。子どもの安全を保障するには　32

第3章　社会資源活用の基本と局面での対応 ⋯⋯⋯⋯⋯⋯⋯⋯ 35

①面接時のポイント（解決構築アプローチを中心に）　36

　A 利用者の「望む生活」（ニーズ）を引き出すために　36

　B 対話のコツ　37

②社会保障制度活用上の原則　38

③制度活用上の留意点、活用時期、逆算の配慮　39

　A フォーマルな社会資源　39

　B インフォーマルな社会資源　41

　C 社会資源を利用する際の留意事項　41

④在宅・マンパワー・多職種協働　41

　A 病気になっても、在宅で自分らしく過ごしたい　41

　B 在宅診療・訪問看護　42

　C 福祉職・その他の連携　43

　D 多職種協働のめざすもの　43

⑤在宅・環境整備　43

　A 制度活用のポイント　46

　B 制度利用の優先はあるがあきらめない　46

⑥身寄りがない状態・家族不在の状態での支援　47

A 身寄りがない状態の定義　47

B 支援の実際の留意点　47

C 医療同意は一身専属性　48

D 転院・福祉施設等入所時における課題　48

E アドバンス・ケア・プランニング（ACP）　49

F 社会・政策的課題　49

⑦生活保護の相談の場面と申請方法の状態での支援
50

A 生活保護申請の際に準備するもの　50

B 生活保護申請の心構え　50

C 生活保護の適用範囲について　50

D 生活保護について最低限知っておくこと　51

⑧障害年金の申請　51

A 「初診日」について　51

B 「障害認定日」と「事後重症」について　51

C 障害年金と障害者手帳の関係について　52

第4章　社会保障制度活用の実際 53

医療福祉に関わる主な相談窓口 54

医療提供のしくみ

──適切な医療を受けるために 55

①医療提供施設を定める医療法　56

A 医療法による区分　56

②病棟・病床の種類と特徴（診療報酬上の病棟・病床区分）　57

③在宅生活を支える医療サービス　63

④精神科における医療サービス　65

A 精神科の相談、受診　65

B 入院形態　66

C 退院請求・処遇改善請求　67

D 病棟・病床の機能　68

E 退院に向けて　69

F 地域生活　69

⑤医療提供を支える専門職　70

医療に関する諸制度 71

①医療保険制度や諸制度　71

②医療費自己負担を軽くするために　80

A 高額療養費制度　81

B 医療費の軽減制度　85

C 被害者救済医療　90

D 税制上の軽減制度　91

生活と生活費 92

①公的扶助　92

②生活困窮者自立支援制度　110

③住宅セーフティネット制度　111

④生活福祉資金貸付制度　111

⑤最低賃金制度　113

⑥年金保険制度　114

A 国民年金（老齢基礎年金）　115

B 厚生年金（老齢厚生年金）　115

C 障害年金　116

D さまざまな年金　120

しごと 122

①雇用保険制度　122

刑余者の支援 130

高齢者サービスのガイド 132

①介護保険のしくみと手続き　132

②相談するところ　136

高齢者サービスの実際 137

①住まい（施設）　137

②くらすところで利用するサービス　139

③出向いて利用するサービス　142

④介護保険サービスの費用　144

税制上の軽減制度 147

障害者・障害児サービスのガイド 148

①障害者手帳　148

②相談するところ　150

障害者・障害児の利用できるサービス 153

①障害者総合支援法に基づくサービス（自立支援給付）　154

A 障害福祉サービス（介護給付・訓練等給付）
154

B 補装具　160

C 自立支援医療　160

D 計画相談支援　160

E 地域相談支援（地域移行支援・地域定着支援）　160

②障害者総合支援法に基づくサービス（地域生活支援事業）　161

③地域生活支援拠点等事業　162

④児童福祉法に基づくサービス（障害児支援）
163

⑤手帳で利用できるサービス　164

⑥費用負担　168

A 障害者の場合　168

B 補装具の場合　168

    C　障害児の場合　168
    D　費用負担の軽減措置　169
  ⑦障害福祉サービスと介護保険サービス　170
難病患者への支援　171
障害者の就労　174
手当　176
自助グループ　177
子ども・家庭のために　178
  ①相談するところ　178
  ②医療費助成制度　179
  ③手当　181
  ④住まい（施設）　184
  ⑤妊娠・出産後の支援　187
  ⑥子育てサポート　188

  ⑦ひとり親家庭支援　189
    A　子育て・生活支援　189
    B　経済支援　189
    C　しごと　190
  ⑧育児をしながら働くために利用できる制度
    190

権利擁護　193
  ①後見制度　193
  ②日常生活自立支援事業　194
  ③虐待防止　194
  ④障害者差別解消法　196
  ⑤インターネットや消費者トラブルなどの相談窓口
    196

資料編 197

索引 214

おわりに　ソーシャルアクションを志向して　217

column

難病プロジェクト Mebia　23
さまざまな「杖」の種類と調達方法　44
医療依存度が低い患者の入院療養生活の課題　60
医療扶助のオンライン資格確認が始まる！　102
生活保護基準が変わりました　106
最低賃金の減額の特例許可制度があります　113
2024 年 4 月から労働条件明示のルールが変更に！　124
社会保険の適用が拡大される！　129

「犯罪加害者を支援する」ということ　131
地域包括ケアシステムを確認しましょう　134
さまざまな支援者の創設の動き　136
2024 年 4 月より合理的配慮の提供が義務化
　されました　152
自分に合った働き方をみつけたい　159
特別支援学級について　186
こども未来戦略　192

差額ベッド代　58
国民健康保険一部負担金減免制度　71
外国人の国民健康保険　72
包括払いと出来高払い　73
労災保険で治療を受ける場合　78
NASVA（ナスバ：独立行政法人自動車事故対策
　機構）80
その他の医療費助成制度　88
自治体によってことなる医療費助成　89
セルフメディケーション税制とは？　91
扶養援助　98
生活保護の相談・申請・適用に関する
　厚生労働省通知　101
不服申立て（審査請求）　108

生活保護手帳と別冊問答集　108
民生委員　108
生活保護の内容で知っておきたいこと　109
まぎらわしい手当金　121
保護司　131
認定調査に同席しましょう　133
インターネットで介護サービス事業所を探す　134
「どんな施設がありますか」に答えるために　139
障害者控除対象認定　147
障害支援区分認定調査時のポイント　155
サービスの選択と活用　167
アルコール依存症の人がたどるプロセス　177
産休・育休中の保険料の免除について　192

くらしと社会保障

　最初に、社会保障の意義と概要について確認しておきたいと思います。私たちのくらしには、なぜ社会保障が必要なのか。その権利性と枠組みについて理解していることが、生活問題の解決に向けて大変重要な意味を持ちます。

　そして、今日の社会保障には課題がありますが、そのなかで展開する相談支援にはどのような視点が求められるのか。ソーシャルワーカーやケアマネジャーなど支援者が共有すべき実践課題について提起しておきたいと思います。

①私たちのくらしと社会保障
②権利としての社会保障
③社会保障制度の概要
④相談支援の目的と社会資源
⑤共生社会の実現とソーシャルワーク
⑥社会保障の課題とソーシャルワーク
　〜私たちは誰を支援するのか、そしてどう支援するのか

くらしと社会保障

①私たちのくらしと社会保障

　児童、障害、高齢、医療、地域、教育、司法など、あらゆる領域のソーシャルワーカーが生活問題あるいは生活課題を抱えた人たちとともに、その問題の解決・緩和に向けて取り組んでいます。介護の現場で活躍するケアマネジャーもしかりです。社会福祉における相談支援は、生命、生活、人生を一括りにしたライフの視点で対象者をトータルにとらえつつ、それでも中心的には個々の人間の生活をめぐって展開されているといえるでしょう。それでは、そもそも「生活」とは何でしょうか。まずは近代社会における基本的な生活構造を図表1-1で確認していきたいと思います。

　私たちは消費生活を営んでいます。生活とは命をつなぐ営みであり、人間が生き続けるためには衣食住が必要になります。食品、衣服、住宅など、私たちのくらしは基本的には世帯を単位として生活財を消費することで成り立っています。そして、これを支えるのが労働です。世帯員のうち、だれかが会社などに勤め、労働力を提供し賃金を得る。私たちの消費生活は労働生活により維持されています。

　働いて得た賃金で世帯員全員が食べる、眠る、遊ぶ。そのような消費生活をとおして命がつながれていくと同時に労働力が再生産され、他方では、消費生活により生活財が消費されますから新たな供給が必要になります。労働生活が持続的なものになります。こうした消費生活と労働生活の循環をとおして生活は維持され、子を産み育てることができる。つまり、生命が再生産されていきます。大河内一男はこれを「消費生活と労働生活の連続的統合」と表現しています。近代社会における生活の基本構造を示しています。

　生活問題は多くの場合、この循環が崩れるところで生じることになります。失業する、あるいは疾病、障害、加齢、出産などにより労働生活に支障をきたす。介護問題も同様に、介護者の労働を妨げます。すると消費生活が滞り、貧困や生活問題が発生します。近代社会はこれらの問題を構造的につくりだしていく社会であるといえます。

図表 1-1　近代社会における生活構造

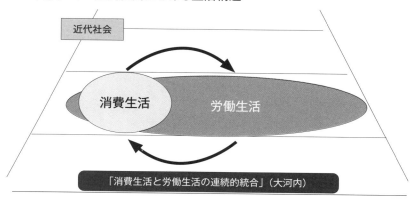

出典：村上武敏「社会保障の概念・理念と対象」『入門社会保障』ミネルヴァ書房、19-38 に一部加筆

　江口英一、川上昌子らによる貧困調査研究で明らかにされてきた通り、貧困層とは転落した者の単なる寄せ集めではなく、資本蓄積にともなう社会全体の構造的変化の過程においてつくられてきたものです。あるいは、生産手段を持たない労働者にあってライフサイクルの中で必然的に生じる問題であるといえるでしょう。事実として、完全失業率はバブル経済の崩壊やリーマン・ショックなど、資本主義経済における景気変動により大きく変化しています。落層する者が社会構造的につくられています。それはもちろん個人の責任ではないし、個人の努力で抗いきれるものではありません。

　いま私たちがくらす社会は、労働を基本とする生活自助の原則を有するにもかかわらず、失業者が必ず一定数存在し続けるという構造的な矛盾を抱えた社会です。しかも、病気や障害、加齢などにより労働から疎外される者は確実に存在します。これが、近代社会が社会保障を不可欠とするゆえんです。　　　（村上武敏）

②権利としての社会保障

　日本国憲法には国民主権（主権在民）、基本的人権（大別して自由権、参政権、社会権）の尊重、平和主義という原則が明記されています。この諸原則の根本には憲法第11条（基本的人権）、および人権保障を包括する憲法第13条（個人の尊重）があります。社会保障制度はもとより、「国政全般の最終決定権が国民にある」というのが国民主権です。国民は「個人の尊厳」を侵害されない（自由権）ため、そして、個人の尊重、人間としての最低限度の生活を求め（社会権）、国政全般にわたりそれらの基本的人権を行使します（参政権）。

　基本的人権のなかの自由権は、憲法11条、13条、そして14条から理解することができます（図表1-2）。憲法第11条では、国民は当然に人間として基本的人権を有することが明記され、その権利は不可侵であると保障しています。憲法13条には、国民は幸福を追求する権利（幸福追求権）を有することが明記されています。この幸福追求権は、自分自身の人生をどう生きるかに関する重要な決定を、自らの意思で自由になしうるという「自己決定権」の保障を意味し、国にはその権利を尊重する義務があます。平等原則を定めた憲法第14条には、病気や障害、出自や職業により差別されることのない、法の下の平等が明記されています。これらの保障は恩恵として国や他者から与えられるものではなく、私たち一人ひとりの国民が権利として当然に有するものであり、国は、幸福追求権、法の下の平等を侵害してはならないことが理解できます。

　憲法で自由権が保障されている一方で、国民の日々のくらしには、例えば治療と就労の両立に伴う困難さ、経済的困窮による受診控え、劣悪な労働環境による健康被害、疾病や障害によるいわれのない差別等のさまざまな社会的問題や生活問題が生じます。このような社会問題を解決するための何らかの行為・作為（社会保障）を国民は社会権として国に保障を求めなければなりません。その根拠は憲法第25条です。憲法第25条には国民の生存権とそのための国の社会的使命が記されており、国には健康問題等の諸問題に対し責任を果たす義務があることが明記されているからです。

　このように国民は、法の下に平等であり、幸福追求権を有します。そして、国には国民が健康で文化的な最低限度の生活を営むことができる（生存権）ように、各種社会保障制度を構築し、国民のくらしを支える責務があるのです。

図表 1-2　基本的人権を支える諸原理

憲法第 11 条「基本的人権」	国民は、すべての基本的人権の享有を妨げられない。この憲法が国民に保障する基本的人権は、侵すことのできない永久の権利として、現在及び将来の国民に与へられる。
憲法第 13 条「個人の尊厳」「幸福追求権」	すべて国民は、個人として尊重される。生命、自由及び幸福追求に対する国民の権利については、公共の福祉に反しない限り、立法その他の国政の上で、最大の尊重を必要とする。
憲法第 14 条「法の下の平等」	一．すべて国民は、法の下に平等であって、人種、信条、性別、社会的身分又は門地により、政治的、経済的又は社会的関係において、差別されない。
憲法第 25 条「生存権」「国の社会的使命」	一．すべて国民は、健康で文化的な最低限度の生活を営む権利を有する。 二．国は、すべての生活部面について、社会福祉、社会保障及び公衆衛生の向上及び増進に努めなければならない。

（髙石麗理湖）

③社会保障制度の概要

社会保障制度は、社会保険を中心に、社会扶助、社会福祉、医療および公衆衛生という4つの柱から成り立っています。さらに社会保障制度には含まれませんが、国民の生活を保障する制度としては、雇用対策や公営住宅制度などがあります。社会保障制度が人生の各段階にどのように関係しているかについては、本書表紙裏の「ライフステージからみた社会保障」を参照してください。保障方法のあり方を簡潔にまとめると図表1-3のようになります。

図表 1-3　社会保障の方法別にみる給付内容

方法		制度		所得保障	医療保障	福祉サービス
社会保険		医療保険	国民健康保険 健康保険 共済組合 船員保険 後期高齢者医療制度	○	○	—
		年金保険	国民年金 厚生年金　老齢、障害、遺族	○	—	—
		介護保険		—	○	○
		雇用保険		○	—	—
		労働者災害補償保険		○	○	○
社会扶助	社会手当	児童手当、児童扶養手当、特別児童扶養手当、特別障害者手当		○	—	—
	公的扶助	生活保護		○	○	○
社会福祉		児童福祉、障害者福祉、高齢者福祉、ひとり親家庭福祉		—	—	○
		生活困窮者自立支援制度		—	—	○

（村上須賀子）

④相談支援の目的と社会資源

病気や事故、経済的困窮や自然災害などといった何らかの生活課題が生じ、日々のくらしが脅かされたとしても、自分らしい生活を送ることは誰しもに認められた権利です。そして、どのような生活を望むのか、その生活はどの地域で誰と送りたいのかという想い、費用負担はどの程度可能なのかといった事情、それ

らは一人ひとりの背景もことなり千差万別です。あらゆる領域のソーシャルワーカーが、それぞれの専門性に基づいた視点でクライエントの課題やストレングスをアセスメントし、クライエントのくらしの再構築を支援していきます。そのために必要なのが「社会資源」です。

社会資源とは、生活ニーズを満たすために利活用される社会保障をはじめとした諸制度、機関、資金や物資、人材が有する知識や技能の総称です。社会資源は有形無形で、制度化されたもの（フォーマル）と制度化されていないもの（インフォーマル）があります（図表1-4）。

図表1-4　社会資源の例と特徴

	フォーマルな社会資源	インフォーマルな社会資源
特徴	・行政による公的サービス ・民間組織が行政から委託を受けて提供する公的サービス	・制度化されていないもの ・家族、親戚、友人、知人、近隣の人、ボランティア、自治会等による一時的なサポート
メリット	・利用手続き、利用要件が明確 ・安定した継続性があるサービス供給が期待できる	・利害関係を含まない愛情や善意を中心に成立 ・柔軟なサービス提供が期待できる
デメリット	・申請が必要 ・サービス提供の柔軟さに欠ける場合がある	・継続性、安定性、専門的ノウハウが弱い

社会保障の各種制度はフォーマルな社会資源に位置づけられます。社会保障は生活全般の保障を目的としているため、多様な制度が存在します。さらに、全国一律で実施されている制度がある一方、自治体の考え方などにより制度実施状況に差が生じていたり、利用要件が細かく決められていたりと複雑です。そのため、クライエントの自己決定を支え、その人らしいくらし（自己実現）を支援するためには社会保障制度をはじめとした各種社会資源の把握と理解が求められます。

しかし、留意しなければいけないことがあります。それは、単に社会資源を覚え、クライエントに案内したり調整したりするだけでは、クライエントの自己実現を叶えるための支援とはいえないということです。クライエントに社会資源を案内し、調整するその目的と支援のゴールはどこにあるのか。それは、社会資源を利活用することにより、クライエントをエンパワメントし、その人らしい生活を送れるよう支援することにあります。社会資源はそのための手段にすぎないということです。そして、そのためには、現存する社会資源の枠組みにとどまることなく、クライエントの必要に応じて社会資源を創出する姿勢が求められます。

また、社会資源を調整する際に忘れてはいけない視点の一つに、各種社会資源の選択主体はクライエント自身であるということがあります。ソーシャルワーカーはクライエントと比べ、圧倒的に社会資源に関する情報や専門的知識を有しています。そのため、ともするとクライエントのニーズを支援者が勝手に判断し、一方的に社会資源を押し付けてしまいかねません。提供される各種給付やサービスは、クライエント自らが選択したものであり、クライエントが権利主体であるという当事者性の確保と保持が重要です。ソーシャルワーカーはクライエントが自ら諸制度や各種サービスを選択できるよう、側面的に支援する姿勢を忘れてはならないのです。

（髙石麗理湖）

⑤ 共生社会の実現とソーシャルワーク

A 「地域共生社会の実現」〜「地域包括ケア」概念を含む包括的な支援体制

国は、日本社会の高齢化を見据え、住み慣れた地域で自分らしくくらし続けることができるよう、地域の支援・サービス提供体制「地域包括ケアシステム」の構築を提唱してきました。厚生労働省が2017年に打ち出した「『地域共生社会』の実現に向けて（当面の改革工程）」は、高齢者だけではなく子どもや障害者などを含めて、さらに、これらの縦割りを越えて分野横断的に推進できるよう新たに提案されたものです。「地域包括ケア」を含む包括的な支援体制を指しています。

1) 生活保障の機能低下〜「地域共生社会」政策の背景

国の「地域共生社会に向けた包括的支援と多様な参加・協働の推進に関する検討会」がまとめた「『地域共生社会に向けた包括的支援と多様な参加・協働の推進に関する検討会』（地域共生社会推進検討会）最終とりまとめ」（2019）では、次のように社会保障制度を概説し地域共生社会の実現について提言しています。これによると、ダブルケアや8050問題など、社会的孤立や関係性の貧困に起因する複雑で多様な生活課題は、死別、障害、傷病、失業といったリスクに対応してきた既存の社会保障制度が想起しなかった生活課題であり、地縁、血縁、社縁など共同体が果たしてきた生活保障の弱体化によって顕在化していると指摘されています。

2) 「地域生活課題」の位置づけと「地域づくり」〜市町村と地域住民に求められる役割

「地域包括ケアシステムの強化のための介護保険法等の一部を改正する法律」（2017）により社会保障法の一部が改正されています。福祉サービスを必要とする個人や世帯が抱える介護、保健医療、住まい、就労および教育に関する課題、さらには地域社会からの孤立などを「地域生活課題」と位置づけ、この課題解決のために関係機関と連携し取り組むことが地域住民の役割であるとされています。

また、福祉領域だけでなく、社会保障の領域、権利擁護、再犯防止・更生支援、自殺対策など対人支援全域、さらにまちづくり、住宅、地域自治、環境保全、教育など多様な領域で「支える側」「支えられる側」という従来の関係を超えて、人びとが助け合ってくらす地域社会、地域づくりの提言がされて、市町村にあっては関係機関による包括的な相談支援体制を整備する役割が明記されています。

3) 市町村における包括的支援体制の構築〜「重層的支援体制整備事業」

「地域共生社会の実現のための社会福祉法等の一部を改正する法律」（2020）が成立し、社会福祉法の改正により、包括的な福祉サービスを提供できるよう市町村が「包括的な支援体制」を構築することなどが求められています。

ここで市町村が、子ども・子育て、生活困窮者自立支援、介護保険、障害福祉等の分野や対象者を超えた一体の支援事業として「重層的支援体制」を整備するとしています（図表1-5）。例えば高齢者の「地域包括支援センター」、障害者の「基幹相談支援センター」といった機関が、それぞれ単独に支援するのではなく連携し支援にあたる必要があります。住民相互の交流を行う拠点も高齢、障害、子どもといった分野を超えて一体的に開設するなど複数の支援期間相互間の連携による一体的な支援を行うことが求められています。

この「重層的支援体制整備事業」は、次の3つの事業を柱にしています。

● 相談支援（断らない相談）

介護、障害、子ども・子育て、生活困窮などの相談支援にかかわる事業を一体として実施し、本人・世帯の属性にかかわらず受け止める、断らない相談支援の実施。

● 参加支援

社会とのつながりや参加の支援、就労・住居・居場所機能の提供など、多様な社会参加に向けた支援の実施。

● 地域づくり支援

地域において多様なつながりを育むために、①ケア・支え合う関係性を広げ、交流や参加の機会を生み出すコーディネート機能、②住民同士が出会い、参加することのできる居場所の確保を行う事業の実施。

図表 1-5　重層的支援体制整備事業

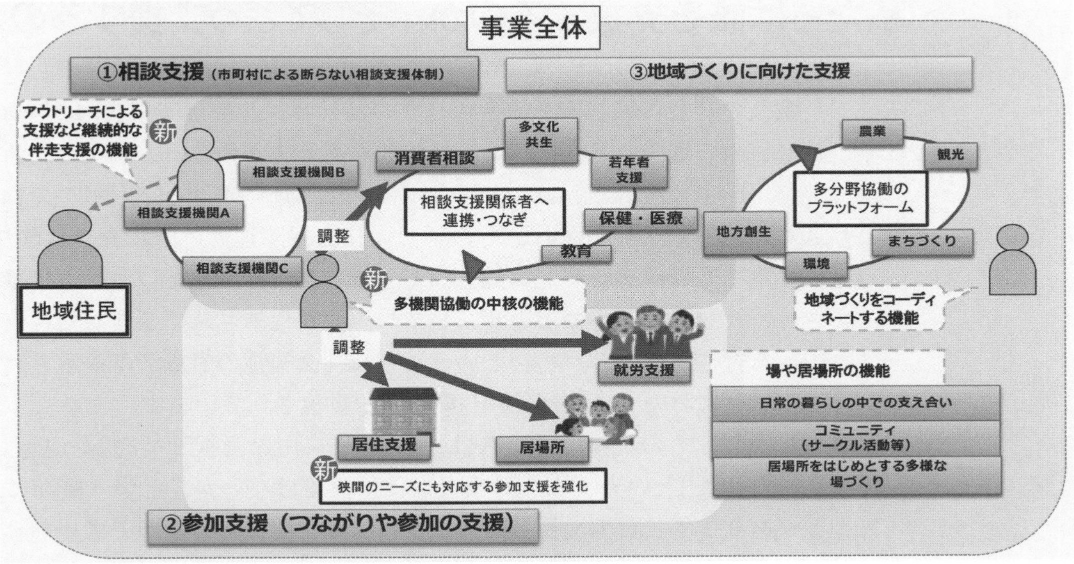

出典：厚生労働省

B　共生社会の実現に向けたソーシャルワーク
～社会保障の肩代わりとしての地域づくりからの脱却

地域における人間関係、助け合いが希薄になるにつれ、支援を必要とする人が社会的にますます孤立する状況になっています。公的な支援機関が分野を越えて「丸ごと」、地域が「我が事」として、支え合う必要性が大きくなっています。しかし、「地域共生社会」構想が、公助・共助・自助の役割を壊して社会保障を後退させ（介護保険や福祉サービスの効率化や住民組織の代用など）、地域に肩代わりさせないことを明らかにすべきです。

1）地域の実情をふまえた社会保障

地域には自治会・町内会、学区には地区社会福祉協議会など、重層的な圏域とそれにともなう組織と活動があります。そこでの活動はゴミ出し、防犯・防災、災害対策など日々の生活に密着した課題であり、それを担う人々の多くは重複した役割を担っており負担感も強く、地域の力が発揮できない状況もあります。そのうえでの「地域共生社会」の推進は、新たな役割と活動が付加されることになります。

地域の住民が「我が事」と思えるようにするためには、社会保障改革による信頼と、国民の連帯、それを支える行政運営、地域住民の視点に立つ医療・介護・福祉専門職による地域への支援が必要になります。

2）地域の拠点づくりとソーシャルワーク

自治会や町内会など既存の組織は、未加入者の増加や担い手の高齢化が進んでおり、地域の安全・安心のための支え合いには力を発揮できても、多様な人々を包摂する地域づくりには向いていないという指摘があります。そのため、自治会や町内会を含む小さな拠点——さまざまな人々が利用する居場所、地域交流・支え合い、当事者活動などが有効です。地域課題の解決に向けた子ども食堂・地域食堂、認知症カフェ、子育て支援活動にソーシャルワーカーがかかわることで地域を変えるプラットホームが生まれます。

（佐々木哲二郎）

⑥社会保障の課題とソーシャルワーク
～私たちは誰を支援するのか、そしてどう支援するのか

戦後の社会保障制度を体系化したのは社会保障制度審議会「50年勧告」であり、社会保障の理念とともに制度の具体的なあり方が示され、国民の生活を保障する義務が国家にあると謳われました。しかし、同審議会「95年勧告」では国家責任がきわめてあいまいにされ、その新しい社会保障理念のもと介護保険法が成立し、社会福祉基礎構造改革が実施されてきました。社会福祉における措置制度が見直され、社会保険中心の市場サービスの導入が促進されてきました。自由に選択と契約を行う「自立した個人」というような社会福祉の対象者像が示され、ソーシャルワークにおいては「自己決定」の支援が重視されています。

しかし、その現場で私たちは、ときに「自由な選択と契約」が幻想であり、「自立した個人」というような対象者像は虚構ではないか、という疑問にぶつかることがあります。貧困や社会的孤立といった状況に陥るなかで求められる自己決定は、生活を保障する選択肢のないままに、ともすると自己責任論に帰することになるからです。でも、そもそもこのような契約に馴染まない人たちこそが社会福祉の中核にあるのではないでしょうか。

介護保険制度が定着する一方で、保険原理によりその利用を妨げられる人たちもいます。だからこそ老人福祉法の措置が残されています。その範囲は、65歳以上の高齢者が、やむを得ない事由により介護保険サービスを利用することが著しく困難な場合です（老人福祉法第10条の4第1項および第11条第1項第2号）。これが家族等による虐待の場合や、意思能力が乏しくかつ本人を代理する家族等がいない場合として限定的に解釈されています。あるいはこれだけでも相当数の人たちが対象になるはずですが、さらに法の規定どおりに解釈するならば、経済的に困窮する場合や、意思能力の有無にかかわらず広く活用しうるものだと思います。たとえ制度が機能しなかったとしても、それは国民の生命と生活に責任を負う行政の積極的な関与を促す手がかりの一つになるはずです。

生活問題の解決を担うソーシャルワーカーは、契約制度の枠組みに自らの任務を限定し、そこで露呈する限界を座視するのではなく、老人福祉法、知的障害者福祉法や身体障害者福祉法に規定されている「措置」を含めた権利としての社会保障を追求する姿勢が、貧困と社会的孤立が拡大するなかで、今後ますます必要になるのではないでしょうか。

　身元保証問題やヤングケアラー問題の社会問題化が象徴するように、契約制度のなかで無権利状態に陥る人たちは確実に増えてきています。健康で文化的な生活は、契約制度の存否にかかわらず国が保障すべき国民の権利であることを、私たちは決して忘れてはなりません。

　また、地域包括ケアシステムや地域共生社会といった政策のなかで、地域における「つながり」づくりが求められていますが、ここでも生活問題に対する公的責任があいまいになっています。全世代型社会保障改革もしかり、負担においては全世代型が強調される一方で、給付は「自助・共助・公助」と「絆」を軸にしつつ、全体的には自己責任を基調とする社会保障観であるといえます。これらも新しい社会保障理念のもとで展開していることです。

　ゴミ屋敷、買い物難民、8050問題、そして身元保証問題、ヤングケアラー問題など、いわゆる「制度の狭間」は、産業構造の変化にともなう人口動態や家族の変化、さらに貧困や格差の拡大などにより社会的につくられてきたものです。いずれも社会的につくられてきた社会的孤立問題の一つの表れであり、社会福祉基礎構造改革や介護保険制度における給付範囲の縮小、あるいは公共交通機関の統廃合など、社会保障・社会政策の後退がもたらしてきた問題でもあります。

　これらの問題の解決における住民相互の「つながり」という安易な国民への転嫁は問題を本質的に解決する展望がないばかりか、社会保障の不備を覆い隠すことになります。政策的に求められる「つながり」のなかで社会保障の発展の道筋をどう描くか。ソーシャルワークには、人々の「つながり」のなかで公的施策との「つながり」を見出す、主体的な取り組みが求められているといえるでしょう。

（村上武敏）

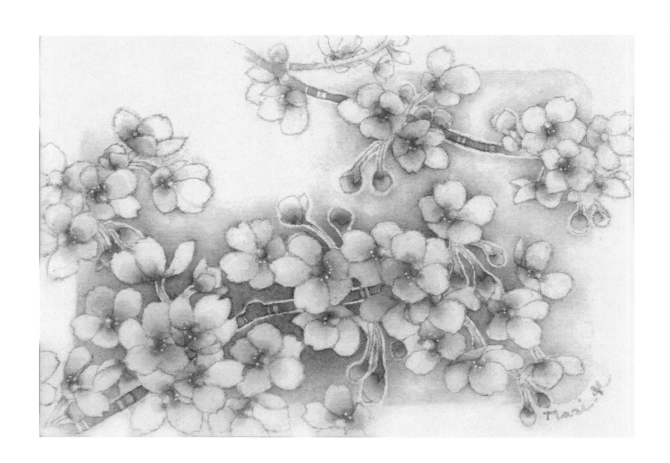

第 **2** 章

人生に寄り添う
長いスパンでの社会資源活用の実際

数々の実践例を組み合わせて物語に

　本書の眼目は社会保障制度をはじめとした「さまざまな社会資源をいかに使い切るか」にあります。諸制度が権利として存在していても、知って、活用しなければ意味をなし得ません。知らないでいることの不幸を防ぎたいと考えます。

　まず、各種社会資源をひとりの当事者、家族につないで活用する実際を示したいと思います。ベテランのソーシャルワーカーや支援者たちがどのように社会資源を最大限に活用して生活課題解消に活かしたかを語っています。それは数か月、場合によっては、十数年に及ぶ長い年月の支援でもあります。伴走型支援としてひとりの支援者が担っているわけではなく複数の機関、複数の担い手が紡いでいくありさまを示しています。

　執筆者たちは状況の変化に寄り添った長いスパンの物語を数々の実践例を組み合わせて社会資源の活用の実際を書きました。前後の矛盾のないように、個人の人物の想定なきように、配慮しています。それぞれの物語に登場する人物はすべて架空の人物です。

物語の構成

　社会資源の活用の実際は、まず何を選択し、組み合わせることから始まるでしょう。それはジグソーパズルを埋めていくように知恵を絞ります。まるでアートのようです。地域によってそれぞれのパーツが微妙にことなるため、その色合いもことなってきます。地域の実際の社会資源情報を確認することも大切です。こうした留意点に関してや、さらに、個別の社会資源活用上の困難、制度の不備も問題提起しています。

　活用された各種社会資源について、第4章の詳細情報のページと行きつ戻りつして確認していただくと理解が深まります。

事例報告・事例検討ではない

　執筆者の支援者やソーシャルワーカーたちは支援が必要な局面において不安で、悩む当事者たちに心を砕き、戸惑いながら関わっています。その心理的な支援をも書き記していましたが、「社会資源を知って、使い切ること」を題目においた紙幅の関係もあり、そうした部分はなるべくそぎ落としています。

　例えば、社会資源の申請場面で自分の障害を明確に表現し、確認しなければならない場面で当事者を傷つけてしまった葛藤などです。単に、社会資源を紹介し、つなぐだけでは支援とはいいがたいことを補記しておきます。

（村上須賀子）

物語

脳梗塞発症：急性期病院から回復期リハビリテーション病棟へ

[英子さん（75歳）　女性　アテローム型脳梗塞　右不全麻痺　軽度失語症]

生活背景

英子さんは夫と死別した10年前からひとり暮らしをしているが、近隣には古くからの友人や知り合いも多く、住み慣れた環境で元気にくらしていた。他県に住む息子の明さん（49歳）は家庭を持ち、英子さん宅への訪問の機会は年に数回程度ではあるものの、必要に応じて電話で連絡を取り合う関係である。

◆脳梗塞を発症し緊急入院

ある日突然、英子さんから明さんに「家で急に動けなくなった」という連絡があり、明さんが自宅に駆け付けたところ、英子さんは居間に横たわり発話もあいまいな状態であった。搬送先のA病院でMRI等の検査を行った結果、脳梗塞であることが判明し、tPA療法（血栓溶解療法）を実施したものの右半身の麻痺は改善せず入院となった。

翌日からリハビリが開始された。主治医から明さんへの病状説明によると、英子さんにはアテローム型脳梗塞による右半身不全麻痺と軽度の失語症が認められ、今のところ移動には車いすを要し、ベッドからの起き上がりと車いすへの移乗、排泄や入浴にも介助が必要な状態であること、簡単な会話なら成立し、リハビリへの意欲もみられるが、自力歩行の見通しはなく、日常生活において介護サービスの利用は必須であろうとのことであった。さらに、急性期病院では長期のリハビリには対応していないため、リハビリのできる病院への転院となることも告げられた。具体的な転院先については、今後の自宅療養の可能性にも関係するため、本人と家族で話し合ってほしいと言われ、このような相談に対応している医療福祉相談室を紹介された。

◆「転院を……」と言われ

明さんは退院が近いことを知って困惑した。思っていたよりも重症だった母親が、リハビリでどこまで回復するのだろうという不安や、仕事や家庭のことがあって介護に専念できる状態にないことなどが頭を巡った。「"リハビリのできる病院へ転院を……"と主治医は言っていたけれど、それは一体どういう病院なのだろう」と思い、とりあえず医療福祉相談室で相談してみることにした。

医療福祉相談室では、医療ソーシャルワーカーが明さんの困惑や不安を丁寧に聴いてくれた。明さんが少しずつ落ち着きを取り戻していったところで、医療ソーシャルワーカーは、リハビリのできる転院先の選択肢として、回復期リハビリテーション病棟（58頁）、地域包括ケア病棟（57頁）、介護老人保健施設（137頁）を挙げ、各施設の機能とおおよその入院（入所）期間、入院（入所）のための手続きや、英子さんの自宅近隣にある病院や施設の情報などを伝えてくれた。また、在宅介護サービス（139頁）の利用や介護老人保健施設への転院には要介護認定（132頁）が必要なため、取り急ぎ要介護認定の申請手続きをするよう助言し、その方法についても案内された。各施設の費用については、非課税世帯Ⅱの英子さんについて資料を示して説明された。

医療福祉相談室を出た明さんは、英子さんとこれからの生活についていろいろと話し合った。

◆自宅退院に向けて、回復期リハビリテーション病院へ

明さんは、医療ソーシャルワーカーから聞いた内容を英子さんに繰り返し伝えた。そう

12

したやり取りの中で、英子さんは、リハビリで自身がどこまで回復できるのか不安はあるものの、近隣に友人や知人も多い自宅での生活を望んでいることが明らかになった。そして、医療ソーシャルワーカーに紹介された病院のなかで、回復期リハビリテーション病棟のあるB病院は英子さんの自宅から近い上に、明さんの自宅からもアクセスが良く、入院費用も現在入院中のA病院と同等であることなどにも安心感が得られたことから、英子さんと明さんはB病院へ転院して自宅での生活をめざしていく意向を固めた。その翌日、管轄の地域包括支援センターで要介護認定の申請手続きを行い、認定調査員が3日後に来院することも決まった。

◆転院前のカンファレンス

　一方、リハビリカンファレンスでは英子さんの治療方針と転院先についての協議が行われた。主治医からは、MRIの画像上脳梗塞の病変に拡大および進行は認められず、現在の病態は安定していることが説明された。理学療法士、作業療法士、言語聴覚士からは、自力歩行の可能性は低いという見通しながら認知レベルは保たれており、リハビリの学習効果は期待できることなどが伝えられ、医療ソーシャルワーカーからは英子さんのこれまでの生活状況と転院先の意向、その後は自宅での生活を希望していることなどが報告された。病棟の担当看護師からも病棟での意思疎通はとれていること、回復を願う近隣の友人たちからの見舞いの言葉が英子さんの励みになっている様子も報告された。こうして、今後の方針についてB病院の回復期リハビリテーション病棟への転院についての合意が得られ、英子さんは脳梗塞発症から18日後に、B病院の回復期リハビリテーション病棟に転院となった。

ポイント

①急性発症した場合に直面する本人と家族の気持ちへの配慮

　生命の危機を乗り越えたあとも、後遺症を抱えた生活を再形成していくために、支援者は本人と家族等が大きなショックと不安に直面していることを十分に受け止めつつ、治療や医療制度などについて簡潔かつ丁寧な説明を行うことが求められる。

②転院先の受け入れ要件について

　リハビリテーション機能のある病院や施設は、患者の自宅退院の可能性が受け入れる際の判断基準にされる場合がある。急性期病院に入院中にも転院後の自宅での生活について、本人と家族の間で十分な話し合いがもたれることが必要である。

③ 転院先の病院選択について

　回復期リハビリテーション病棟では、自宅退院に向けて自宅への退院前訪問を行い、動線の確認や手すりの設置位置などの環境整備を行うため、自宅から近い病院であることも考慮すべき点となる。

(根本貴子)

物語

制度を活用し望む生活、社会参加を

［タカシさん（58歳）男性　右下腿切断　糖尿病］

生活背景

　タカシさんは10年前に離婚し、賃貸マンションでひとり暮らし。自動車販売会社の営業職で、食事はいつも外食か買ってきたものですませる日々。趣味は車で旅行し、各地のおいしいものを食べること。他県に住む両親はともに85歳、兄家族が一緒に生活している。糖尿病があり通院していたが、薬を飲んだり飲まなかったりの生活を送っていた。

◆突然の下腿切断

　ある日、タカシさんは高熱でC病院に入院。画鋲を踏んで足裏に傷ができていたが、糖尿病の神経障害のため感覚が乏しく、傷が感染し蜂窩織炎となったよう。C病院で右下腿を切断し、義足作成とリハビリテーションのためD回復期リハビリテーション病院に転院した。

　タカシさんは担当の医療ソーシャルワーカーに「義足代が自分の場合は70万くらいかかるって。後から戻ってくるとは聞いたのだが、どのようにしたらいいのか。リハビリも時間がかかるらしい、入院費も心配だし……。身体障害者手帳の申請はしたけれどこれからどうしたらよいのかわからない」と相談した。

　医療ソーシャルワーカーから「手続きもいろいろありますし、一つひとつ整理していきましょう」と言われ、健康保険証や限度額適用認定証(83頁)、C病院の領収書を一緒に確認。そこから毎月の自己負担限度額(82頁)、高額療養費4回目からの多数該当(82頁)、D病院との高額療養費制度の合算申請について丁寧な説明を受けた。義足代も一旦は全額支払うが、療養費の支給申請(73頁)により7割が戻り、自己負担3割分も高額療養費制度の合算申請により義足代全額が戻ってくることがわかった。身体障害者手帳(148頁)は、下腿切断のため4級になることも知ることができた。

　休職中の所得保障には傷病手当金(74頁)があり、障害年金(116頁)は2級になりそうだが、傷病手当金と併給調整(119頁)されると説明を受けた。しかも、医療ソーシャルワーカーが障害年金申請の支援をしてくれると聞き、タカシさんは、「よかった。突然こんなことになってこれからどうしようと思っていたんです。相談できてほっとしました」と笑顔になった。

◆義足をつくり歩行練習、自宅での生活準備

　タカシさんはリハビリテーションで歩行練習と義足の調整を続けた。要介護認定を申請し(132頁)、要支援1の認定がおりた。両親や兄からは実家に帰ってきたらどうかと言われたが、ひとり暮らしができるようにとリハビリテーションを頑張り、屋外も杖を使用し近距離なら歩けるようになった。担当の理学療法士と自宅の環境調整の相談をし、シャワーチェアーの購入(141頁)と義足なしで移動するときのために固定型歩行器をレンタル(141頁)することにした。医療ソーシャルワーカーが地域包括支援センター（136頁）と連絡をとり、介護保険サービスが利用できるよう調整してくれた。食事も冷凍の宅配おかずやカロリーがコントロールされた配食弁当などを教えてもらい利用してみることにした。

◆社会参加に向けて

　タカシさんの手元に身体障害者手帳が届いた。医療ソーシャルワーカーに「復職についてはどのように考えておられますか？」と聞かれ、「車の運転ができないと難しいな。右脚が

なくても運転できますかね？」と尋ねた。左脚で安全に運転できるか評価を受けてみることや、障害者手帳による改造費の助成制度（161頁）を活用して車を改造する方法もあることを教えてもらった。

車の運転ができたら、仕事も続けられる、今までみたいに旅行もできるかもしれない。タカシさんは、下腿を切断して初めて目の前が明るくなった気がした。

ポイント

①高額療養費制度の活用

同じ月に2か所の病院に入院すると、高額療養費合算の対象となり、自己負担限度額を超えたお金が戻ってくる。また、入院中に義足や治療用装具を作成した場合も同様に高額療養費合算の対象となる。

②傷病手当金の活用

健康保険に継続して1年以上加入している場合、退職しても引き続き傷病手当金を受給できる。申請時には退職前の健康保険証の情報を記載するため、保険証の情報をメモするなどして残しておくとよい。

③障害年金の活用

障害年金は、傷病手当金とは併給調整される。下腿切断と糖尿病との因果関係の有無の確認や糖尿病の初診日の確認、初診証明が取得できるかなど複雑で準備に時間がかかるため、早めに取りかかるとよい。

④介護保険を活用

40歳以上65歳未満でも糖尿病性神経障害などの特定疾病に該当すれば要介護認定申請の対象となる。

固定型歩行器を利用するには、介護保険でレンタルもしくは購入する方法と障害福祉の補装具で交付を受ける方法があるが、介護保険制度と障害福祉制度では原則、介護保険制度が優先されるため、介護保険を利用することになる。

⑤身体障害者手帳を取得し制度を活用

義足や治療用装具は、まずは医療保険を用いて作成する。その後、作り直しが必要であれば身体障害者手帳により補装具の申請の手続きを行う。

自動車改造費の助成対象は自治体によって条件がことなるため確認が必要。

図表2-1　タカシさんの全体像をとらえたICF

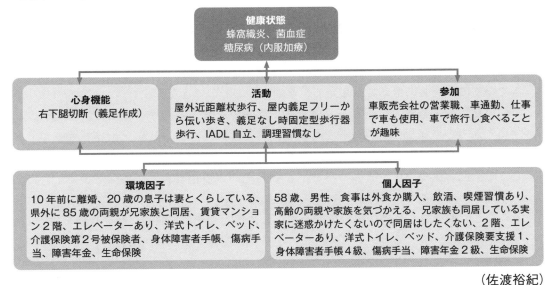

（佐渡裕紀）

がんとの共生に取り組む

[健夫さん（42歳）　男性　肺がん]

生活背景

　健夫さんは高校時代の同級生だった妻との間に長女をもうけ、地元企業でお客様相談室の室長としてコールセンターとクレーム対応の管理責任を担っている。

　市内に妻の両親、近隣の町に健夫さんの母がくらしている。

◆病名告知を受けて

　健康診断で肺野異常陰影を指摘され、E大学病院を紹介された。結果は「肺腺がん」だった。まさに目の前が"真っ暗"に。健夫さんは自らの父も同じ病気で亡くしていた。愛娘（11歳）には自分が味わったような寂しさを感じさせたくないと健康に気をつけて生きてきた健夫さんは悔しさでいっぱいになった。が、手術を受け、病巣を取り除くことができた。術後に化学療法を行うことで職場復帰できると医師に説明された。しかし、長く仕事を離れることによる収入維持に不安を覚えた。

◆がん相談支援センターでの支援

　健夫さんは手術を終え病棟に戻るときに、「がん相談支援センター」のポスターを見かけた。ポスターに「治療中の経済的なこと」も相談できると書かれていたので訪ねたところ、医療ソーシャルワーカーに会えた。

　「これからの生活上の不安」を伝えるなかで、父との別れや娘が生まれたときに自分と同じような想いはさせまいと誓ったことを話すとき、不覚にも涙が止まらなかった。健夫さんは自分が抱えていた不安はお金の心配だけではなかったこと、がんと告げられてから自分が傷つき恐怖を感じていたことがたくさんあったことに改めて気づくことができた。

　医療ソーシャルワーカーは、今後について、①有給休暇取得をしない場合の傷病手当金制度（74頁）、②これから行う化学療法とその副作用を踏まえた職場復帰支援（両立支援制度）（129頁）を紹介してくれた。

　傷病手当金の請求方法や勤務先への連絡の取り方、上司や勤務先との職場復帰に向けた話し合いの場や書類の作成なども援助してもらうことができ、健夫さんは暗いトンネルの向こうに光が差しているようにホッとすることができた。

◆がん治療と社会生活の両立

　医療ソーシャルワーカーは通院の度に、健夫さんが語る父との思い出や、家族を大切にしながら生きてきたことを丁寧に聞いてくれた。健夫さんは自分が夫として、父として、また管理職である社会人として、そして実家でひとり暮らす母の大切な長男としてどう生きていくのかを共に考えてもらえて、整理することができた。

　幸い化学療法も無事に終わり、勤務先への復職を考える時期となった。両立支援として勤務先からの書類提出を受け、その業務内容を医師と医療ソーシャルワーカーがともに把握し、医療機関として求める復職の際の配慮を書面で伝えてもらえた。さらに、オンラインで主治医、医療ソーシャルワーカー、勤務先の人事担当者、産業医が参集し、自宅療養中の健夫さんとともにカンファレンスが実施された。

　こうして健夫さんは再び現場復帰を果たし、内服治療と定期的な経過観察を続けている。

ポイント

①有給休暇取得と傷病手当金

　職場復帰後の都合を考えて、有給休暇を残して傷病手当金を活用する場合がある。有給休暇消化を優先する場合、勤務先が設定している給与の締め日に合わせて傷病手当金書類を作成していく。

②傷病手当金の受給期間

　従来は、同一疾病では受給開始から暦の上で1年6か月が受給期間であったが2022年1月から健康保険法が改正されて受給期間が通算化され、実受給日数で合算して1年6か月となった。出勤と欠勤を繰り返した場合でも休んだ日数の通算となったので、がんや難病など体調が良いときに出勤し、体調不良のときは欠勤し傷病手当金を受給しながら仕事と治療を両立できやすくなっている。

③両立支援の流れ

　医療ソーシャルワーカーのなかには、両立支援コーディネーター資格を有する者もおり、相談支援を通じて勤務先や産業医との連携をしつつ復職を支援する。これら一連の支援はがん、脳卒中、心疾患、糖尿病、若年性認知症、難病などの患者などについて診療報酬として算定される。

　療養・就労両立支援指導料は、就労中の患者の療養と就労の両立支援のため、患者と患者を雇用する事業者が共同して作成した勤務情報を記載した文書の内容を踏まえ、就労の状況を考慮して、また勤務環境の変化を踏まえ療養指導を行ったり、就労と療養の両立に必要な情報を勤務先と共有した際に算定される。こうした支援に対し外来にて初回に800点、2回目以降400点、さらに医療ソーシャルワーカーなどが相談支援を行った際には相談支援加算として50点が加算される。

④障害年金

　病勢が進行し、呼吸困難や痛みが出現して日常生活に支障が生じた場合には、障害年金の請求ができる。

　障害年金の受給要件は身体障害者基準とはことなる。同一と誤解されやすい。例えば、健夫さんの場合には肺がん進行による呼吸能力の悪化で申請できる身体障害者手帳の障害名は「呼吸機能障害」であるが、障害年金においては、「悪性新生物による障害」が裁定請求の障害名となることが多い。この際には、呼吸状態のみならずがん治療によって著しく体力が消耗しているなどでも認定される。障害年金における「呼吸器疾患」は長期にわたる慢性呼吸不全状態を念頭に置いている。

④がんの病期や治療経過に沿った支援

　治療期間が長期化する現在のがん治療においては、就労にとどまらず、家事や育児、介護などの役割を担ってきた患者のくらしに焦点をあて、がんの病期や治療経過、治療における副作用の生活への影響を確認しながら支援することが求められる。 (品田雄市)

ホームレス状態の新司さんが選んだ自分らしい生活

［新司さん(54歳)　肝臓がん　ホームレス状態の単身者］

生活背景

　単身でホームレス生活をしていた新司さんが救急搬送され要保護患者として入院。肝臓がんで治る見込みがないと診断されたため、自己退院して路上生活をしていたところ巡回相談員に声をかけられ、シェルターへ入所する。その後徐々に痛みが出てきたため無料低額診療事業施設(75頁)を紹介されて受診につながった。

◆無料低額診療事業実施病院との出会い

　診察の結果、入院が必要と判断されたが、新司さんは拒否したため、医師から医療ソーシャルワーカーを紹介された。新司さんは「入院して不自由な生活をするより、自由に生きていきたい」と希望した。外来通院で治療していくことになり、居住支援法人が紹介された。相談するとすぐに敷金保証人なしで入居できる、スタッフのサポート付き物件(サポートハウス)を紹介してもらい、入居と同時に生活保護申請のため福祉事務所へ行き、当面の生活費として緊急援護資金の貸付けを受けた。

◆自分の生活（自己決定）をしながら通院治療

　新司さんの自己決定を支援者が尊重し、生活保護を受給しながら通院治療が始まった。症状がつらくなると対症療法のため無料低額診療事業実施病院へ入院治療することができ、また、痛みのコントロールが難しくなると緩和ケア(61頁)を紹介してもらうなど、自分の生活を重視した治療を受けることができた。

◆支援者たちがつなぐ家族関係

　新司さんは単身であったため「死んだらどうなるのか」と心配し、「両親が生きていたら、できたら生きているうちに会いたい」とサポートハウスのスタッフに胸の内を明かした。スタッフから相談を受けた医療ソーシャルワーカーも協働で家族探しに取りかかった。本籍地から戸籍の附票を取り寄せ、親が住民登録している場所が判明、近況を伝えると会いに来てくれ、「もし亡くなった場合は先祖代々のお墓に入れてやる」と約束してくれた。何十年ぶりかに親子関係が回復したことにより、新司さんは精神的にも安定した生活を送ることができた。

◆安らかな旅立ち

　基本的には自宅で生活しながら、対症療法のための入院生活もしていたが、最後は病院に入院して、支援者たちに見守られながら旅立っていった。死亡後は、病院長が家屋管理人として死亡届と葬祭扶助申請(94頁)を行い葬祭し、火葬後の遺骨は斎場保管してもらい、後日に両親が福祉事務所で遺骨引き渡し書を受け取った。斎場へ書類を提出して遺骨の引取りの際に埋葬許可書をもらい、新司さんは先祖代々のお墓に埋葬されることになり、ふる里で永住することになる。

ポイント

ホームレス状態で自暴自棄になっていた新司さんが医療ソーシャルワーカー等の支援者たちに出会うことが人生の転機となり、自己決定が尊重されたことにより自分らしい生活を取り戻すことができた。家族関係も修復できたことで最後は郷里に帰り人生の幕を閉じた。

図表 2-2 「物語のポイント解説」

要保護患者	救急車で搬送されて引取り者もなく治療費の支払いができない場合、生活保護で医療扶助を受けることができる
巡回相談シェルター	ホームレスの自立の支援等に関する特別措置法によるもので、2002年8月に成立し、2017年6月に10年間延長
無料低額診療事業施設	生活困窮者が無料または低額な料金で利用できる施設で、医療ソーシャルワーカーの設置基準があり安心して生活支援が受けられる。病院や老人保健施設、介護医療院などが社会福祉法第2条第3項9号で規定
居住支援法人	住宅確保要配慮者の入居を拒まない賃貸住宅をマッチングしてくれる住宅のセーフティネット
緊急援護資金	生活福祉資金等他の公的給付または公的貸付から支給決定を受けた人が、その支払日までに緊急に資金を必要とする場合に、その世帯の援護を目的として貸付を行う資金
対症療法	がんを治すといった根本的な治療ではなく、つらい症状に対応して痛みや不快な症状を取り除くことで、QOL（クオリティ・オブ・ライフ：生活の質）を維持することを目的とした医療的な行為
緩和ケア	WHO（世界保健機構）が「緩和ケアとは、生命を脅かす疾患による問題に直面している患者とその家族に対して、疾患の早期より痛み、身体的問題、心理社会的問題、スピリチュアルな問題に関してきちんとした評価をおこない、それが障害とならないように予防したり対処したりすることで、QOLを改善するためのアプローチである」と定義
戸籍の附票	住民票の氏名等の情報を戸籍の氏名等の情報と一致させるため、住民票と戸籍を連携させるものとして「戸籍の附票」があり、戸籍の附票には、これまでの住所の履歴が記載されているため家族の状況を知れる
死亡届	届け出義務者である1.同居の親族、2.同居の親族以外の同居者、3.家主、地主、家屋管理人、土地管理人の届け出の順序があり、死亡してから7日以内に届出人の所在地の市区町村の役場へ届ける
葬祭扶助申請	生活保護法に基づく扶助の1つで、葬祭するものが申請する。単身者で家族が葬祭する場合は、家族が居住している市区町村の福祉事務所へ葬祭申請する必要がある

図表 2-3 新司さんを支援するネットワーク

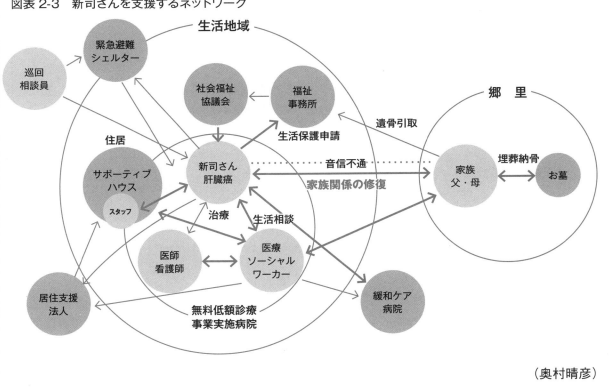

（奥村晴彦）

若年性認知症を発症した由紀美さんへの復職支援

［由紀美さん（52歳）　女性　若年性認知症　高血圧］

生活背景

　夫は5年前にがんで他界、30代の長男と2人暮らし。F会社に事務職として勤務し、真面目な仕事ぶりで会社からの信頼も厚い。10年前に健康診断で高血圧を指摘され、G内科クリニックへ定期通院している。

◆認知症疑いから治療開始まで

　半年ほど前から、書類の記入漏れなど、業務上の単純なミスを繰り返すようになる。上司が体調不良やストレスを気づかい、業務量の調整を提案するも「大丈夫です」と断った。同日、帰路で電車を乗り間違え、駅の改札で混乱しているところを保護された。長男が認知症専門医の受診を勧めるも拒否。かかりつけ医であるG内科クリニックの医師から、認知症治療の重要性を説明され由紀美さんも納得。認知症疾患医療センターを受診し、アルツハイマー型認知症の診断を受け、医師判断と本人希望にて通院による治療が開始された。

◆支援体制の構築と社会制度の活用

　治療開始にあたり、ソーシャルワーカー、保健師、作業療法士が自宅を訪問。自宅での生活が営めるよう、家事遂行能力の評価、生活圏域での買い物訓練、長男への指導を行うと同時に、地域包括支援センター（136頁）、認知症サポーター、民生委員と連携を取り、地域での見守り体制を構築した。治療に伴う休職期間の所得を確保するため傷病手当金（74頁）を申請し、治療費の自己負担額が軽減される自立支援医療制度（精神通院医療）（87頁）も利用した。また、認知症専門医と協議のうえ精神障害者保健福祉手帳（149頁）の申請も行った。

◆職場復帰と長期的な生活構築に向けて

　自宅での生活が安定したのち、由紀美さんから職場復帰の希望があり、ソーシャルワーカーは、若年性認知症支援コーディネーターとともに、F会社の労務担当者と面談。会社側の受け入れ体制を構築するため、認知症の中核症状である短期記憶障害と、周辺症状への対応方法を指導。会社側は業務の相互確認体制を作り現職復帰となった。その後も精神科訪問看護師（69頁）が定期的に自宅を訪問し、由紀美さんと長男から生活上の不都合が生じていないか聞き取りを行っている。ソーシャルワーカーは、F会社の労務管理担当者と復職後の様子について情報交換しつつ、必要に応じて地域の見守りメンバーと情報を共有し、長期的な地域生活を維持できるよう支援している。

●ポイント

①専門医受診の前に必要となる多職種チーム支援

　認知症と診断されることへの不安や、仕事を失う、家族に迷惑がかかるなど、社会生活にマイナス影響が出る恐れから、受診・治療の拒否がみられていた。医療・介護の専門職で構成される認知症初期集中支援チームが、由紀美さんと信頼関係にあるかかりつけ医と連携を取り、認知症専門医への受診勧奨を実施した。

　認知症疾患医療センターと認知症初期集中支援チームは、すべての精神科病院に設置されているわけではない。設置されている窓口と対応可能な地域の確認が必要である。

②治療形態の選択の留意点

通院だけでなく、病状によっては入院等による治療も行われている。任意入院、医療保護入院など、精神保健福祉法により数種類の入院形態がある。本人・家族等の意向をふまえ、人権に配慮し、適切な治療形態が選択されなければならない。

③福祉サービス申請の留意点

精神保健福祉手帳は初診日から6か月経過すると申請が可能。障害等級によって、住民税や所得税の控除、携帯電話の基本料金割引等を受けられる場合もある。自治体によって受けられるサービスに差があるため確認が必要である。

40歳以上であれば、認知症の診断を受けると、介護保険の第2号被保険者として、要介護認定申請が可能となる。ただし、利用中の障害福祉サービスから介護保険サービスへの移行を求められることがあり、サービスの変更が由紀美さんの混乱を招きかねないと判断し、申請を見合わせた。要介護認定の申請には慎重な判断が求められる。

④復職する会社への支援も必要

会社側も由紀美さんの復職を望んでいたが、どのように受け入れればよいかわからない状態だった。若年性認知症コーディネーターが、専門職による評価をふまえ、由紀美さんができることと、業務手順のすり合わせを行ったことから、労使双方の不安解消を図り、復職に結びつけることができた。

認知症は進行性疾患という特性があるため、専門職による認知症の定期的な評価と、会社側の継続的な情報共有により、状態の変化にあわせた対応の見直しが必要となる。

図表2-4　由紀美さんを支援するネットワーク

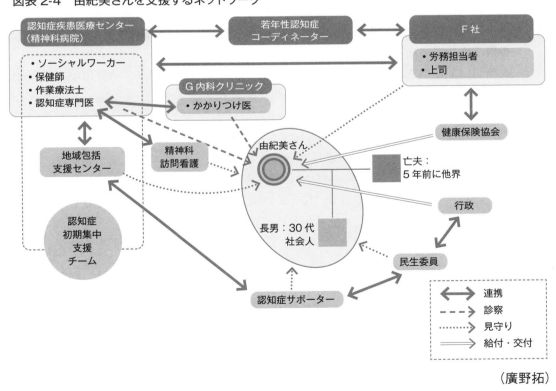

（廣野拓）

難病により長期的に介護が必要になった人の在宅支援

[武雄さん（60歳）　男性　進行性核上性麻痺（Progressive Supranuclear Palsy：PSP）]

生活背景

長年サラリーマンとして長男夫婦とともに生活。同居している長男夫婦は共働き。自宅近くには次男夫婦が住んでいる。武雄さんは仕事熱心で妻との仲も良く、とても温厚な性格で誰もが羨む家族のかたちがあった。妻も販売メーカーで働き、週末はどこかに遊びにいくことを欠かさない日々を送っていた。

◆症状出現から病の告知

異変があらわれたのは4年前の会社でのゴルフコンペのときだった。足に動かしにくさを感じたが、武雄さんは軽い気持ちでそのまま様子をみていた。

最初の症状から数か月後、病院の診察室で医師から告げられたのは聞いたことのない"進行性核上性麻痺"という病名だった。武雄さんと妻は、現状をうまく理解できない状況となった。

◆退職・要介護認定の申請

確定診断時から症状が進行したため、武雄さんから勤め先の会社に事情を説明したところ、「仕事に支障をきたすため会社としては責任をとれない」とのことで、定年間際で辞職することになってしまった。

仕事を辞めてから武雄さんの症状は悪化し、入浴や排泄、食事といった日々当たり前にしていたことが困難となり、要介護認定の申請（132頁）をしたところ、要介護2の認定だった。その後、食事も摂れない状況が続いていたため、精査目的で入院することになった。

◆胃ろう造設・在宅療養体制整備

入院時、武雄さんは運動障害をはじめとして、垂直性注視障害・構音障害・嚥下障害が出現していた。日常生活の動作は全介助であり、コミュニケーションもうまくできない状態になった。この時点で、「経口からの食事摂取が十分ではないため、経皮内視鏡的胃ろう造設術を行う必要がある」と医師から提案があった。武雄さんは言語的なコミュニケーションは難しい状況ではあるが、意識はしっかりしている。そこで、武雄さんは妻の力を借りながらコミュニケーションボードを用いて胃ろう造設に同意する旨の意思を表出した。妻は胃に直接穴を開けて栄養剤を流すことについて躊躇したが、夫のためとして胃ろうの造設を決意した。

Aさんの在宅療養体制を整えていくため、支援の方法などを検討するカンファレンスに妻も参加しながら話し合いを進めていくことになった。

◆院内外の専門職連携と社会資源の活用

退院の準備を進めていくなか、在宅療養体制をコーディネートしていくため、医療ソーシャルワーカーの呼びかけによって、退院前カンファレンスが家族を含め開催された。

地域にある24時間往診可能な在宅療養支援診療所（63頁）へ日常の医療的管理や薬剤の処方を依頼すること、合わせて訪問看護（63頁）を導入し、胃ろうの管理方法や日々のバイタルチェックなど、緊急時に対応できる体制が検討された。さらに、訪問リハビリテーション（65頁）へつないでいくこととして、院内の言語聴覚士からはゼリーなどを食べる際の姿勢やタイミング、スピードや量を、理学療養士や作業療法士には自宅でできるリハビリプログラムを計画・提案してもらった。あわせて在宅療養整備も進められた。

　ホームヘルパーは妻が不在のときに排泄や体位変換などを行えるように対応。自宅での入浴が困難なため、簡易式の浴槽を運び入れる訪問入浴を導入すること、自宅をバリアフリーにするための住宅改修、外出する際などに必要な車いすなどを貸与できるようにケアマネジャーへ依頼をし、ケアプランを家族とともに計画していった。あわせて、レスパイト目的で入院できる医療機関や施設も検討していった。

　また、支援をしていくなか、喀痰吸引の必要があるため、身体障害者手帳（148頁）を申請し、吸引機の給付（162頁）も受けられるよう手続きが進められた。

　ふたたび、武雄さんと家族の新しい生活がはじまろうとしている。難病の特徴的なこととして、「“難病”は一生涯消えることのない病名」ということがある。加えて治療法も確立していない。そのため、抱える不安はつきまとい、生活のしづらさは日々変化していく。

ポイント

- 介護保険制度は第2号被保険者であれば特定疾病に該当した場合、要介護認定の申請が可能。
- 在宅で喀痰吸引が必要な場合は吸引器も必要となる。その場合、身体障害者手帳による日常生活用具の給付（161頁）が対象となる。等級などの条件によって給付の有無が決まるため、医療・福祉関係者や行政へ相談することが必要。また、必要とする用具が介護保険制度では該当しない用具もあるため確認が必要。
- 障害等級が重度であれば重度心身障害者医療（89頁）が該当する。
- 訪問看護は厚生労働大臣が定める疾病等に該当するため、訪問看護は医療保険で対応していく（64頁）。
- 制度の活用だけでなく、家族等を含めたサポーターを評価しながらも、妻の介護負担を考慮してレスパイト（休息・息抜き）入院ができる医療機関・施設を探しておくとよい。
- 難病は症状が進行していく。そのため、生活のしづらさの変化に対応できるよう、家族にも在宅でできる療養環境のイメージを持ってもらうことや、数か月～1年後にどのような医療・介護が必要になるのか、医師へ確認するとともに将来を見据えた支援が求められる。

(田川雄一)

column

難病プロジェクト Mebia

　難病患者・家族等が抱える生活のしづらさに対して医療・福祉専門職とともに日常生活支援から、夢や希望を叶えるプロジェクトがあります。難病により、趣味や活動が制限されていることに対して、それらを取り戻すことを目標に独自のリハビリプログラムなどを取り入れて活動しています。

　生きがいであったことを取り戻す過程で、手足が動き、立ち上がりが可能になったこと、外出することから人とのつながりができたことなど、日常生活動作も向上し、日々の生活に変化がうまれています。　　　　　　　　　　　　　　(田川雄一)

Mebia 特設サイト（広島国際大学ホームページ：2024年1月7日アクセス）

人工透析を受けつつギリギリまで離島で生活を続けたい……

［花子さん（72歳）　女性　慢性腎臓病］

生活背景

花子さんは人口800人程の離島（H島）でひとり暮らし。ひとり娘は結婚し本島で生活。慢性腎臓病があり、毎月フェリーで本島の病院へ通院している。徐々に病状が悪化し主治医より透析治療について考えるように言われている。H島に透析施設はなく週3回フェリーで通うことが難しい。透析をうけるとは、つまり"島を離れる"ことになるため導入を見合わせていた。月日が経ち、徐々に全身がむくみ、食事も摂れなくなったため入院することに。人工透析をしなければ症状の改善が難しいと医師より言われ、本人は困って治療を決められない状況。そこで主治医は医療ソーシャルワーカーを紹介。

◆離島で生活を続けたい……

花子さんは産まれも育ちもH島。生まれ育った島を離れて生活をしたことがなく、「H島を離れることについて想像もできない」と話す。娘さんは治療のために同居を提案するも、花子さんはすぐに同意はできない。花子さんの気持ちを知った主治医より腹膜透析について提案があった。数日考えた後、花子さんは腹膜透析の導入を決意。看護師に指導を受け、自分で腹膜透析の処置ができるようになった。

◆医療費の負担が心配……

透析導入を決意したが、年金生活の花子さんは医療費が心配に。そこで透析導入後、特定疾病療養費（88頁）の申請を行い、医療費の自己負担が月1万円となった。さらに身体障害者手帳（腎機能障害）（148頁）の取得で自立支援医療（更生医療）（87頁）の利用も可能となり医療費の不安を軽減することができた。

◆緊急時に備えて準備を行い、いよいよ退院

退院後も月1回の通院を継続する予定だが、台風等の災害・緊急時に備えH島診療所の医師や看護師、保健師、地域包括支援センター（136頁）とカンファレンスを開催し、花子さんの療養生活を支えるための情報共有が行われた。

腹膜透析は電源の確保が必須となる。村役場へ掛け合い非常用電源としてバッテリーを貸し出してもらえることになり準備が整い、花子さんはH島の自宅へ退院することができた。

◆腹膜透析の自己管理が難しくなって……

腹膜透析を導入し数年が経過。少しずつ物忘れ等も出てくるようになり、腹膜透析の操作が不十分になってきた。H島には訪問看護ステーション等もなく診療所の看護師と保健師が時々サポートしていたが、いよいよ治療の継続が困難になってきた。そのような中、定期受診での採血で腎臓機能の検査値が悪化し、再入院。主治医より血液透析に切り替えるよう指示があった。

◆花子さんらしく療養生活を送るために

医療ソーシャルワーカーは花子さんが病気とどう向き合おうとしているのか、花子さんらしい療養生活のかたちを家族も交え話し合い（ACP：アドバンス・ケア・プランニング）、その結果、本島内の娘さんと同居し血液透析へ切り替えることになった。透析のない週末や用事のあるときはH島へ戻る。花子さんの二重生活が始まった。

◆介護が必要、透析通院が難しくなって……

体力が少しずつ低下し入浴や外出、着替えなどに介助が必要となってきた。同居の娘さんは仕事をしており常時花子さんを介助することは難しい。要介護認定を申請（132頁）し、要介護2の介護認定結果がおり、訪問介護（139頁）や福祉用具貸与（141頁）等のサービスが開始されることになった。

介護保険サービスを利用し日常生活の介助はサポートが受けられるようになったが、週3回の透析通院がひとりでは難しく、ケアマネジャーに相談し介護タクシーでの通院を開始。しかし、交通費の負担が大きくなったことから継続が困難に。

医療ソーシャルワーカーからリフト車での送迎対応可能なクリニックを紹介され、透析通院を継続している。

ポイント

①人工透析の種類

人工透析には大きく分けて血液透析と腹膜透析の2種類がある。血液透析は週3回程度病院へ通院し3〜5時間程度の治療を行うことが必要。腹膜透析は自宅などで1日3〜4回、1回30分程度の治療を自分で行い、病院には月1回通院し診療を受ける。腹膜透析にはCAPD（持続携帯式腹膜透析）とAPD（自動腹膜透析）、CCPD（CAPDとAPDの組み合わせ）等の方法がある。

②特定疾病療養費の活用

人工透析等長期にわたり高額な医療費負担が生じる治療が必要な場合、手続きをすることによって医療費が軽減される。

③身体障害者手帳、自立支援医療（更生医療）の活用

人工透析導入後は、腎臓機能障害の身体障害者手帳の申請を行う。自立支援医療の活用により医療費の自己負担が軽減される。

図表2-5　離島から本島への支援体制移行

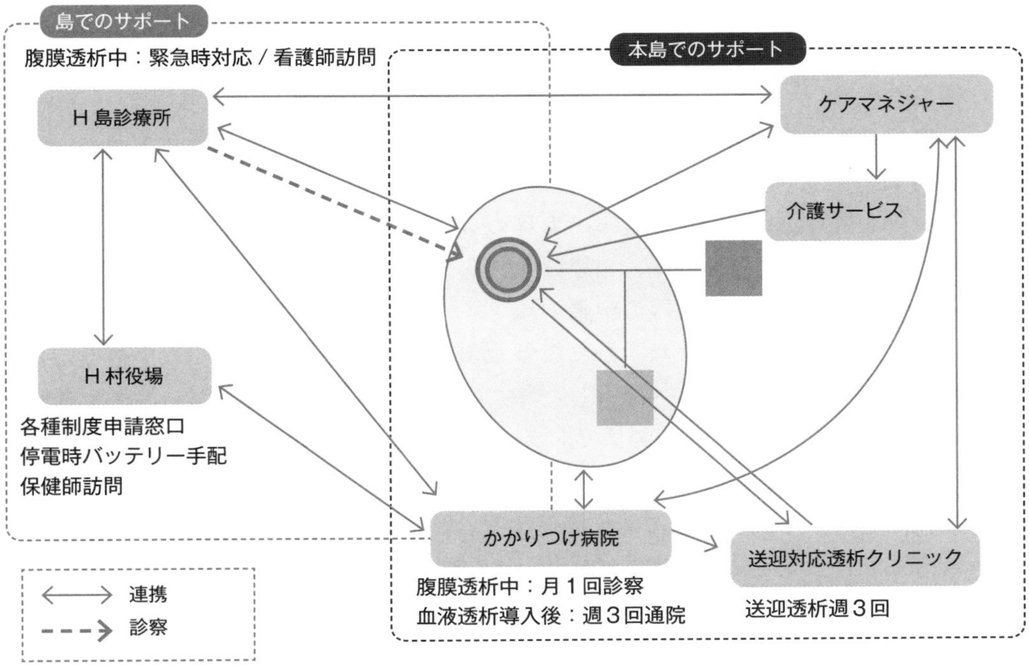

（當銘由香）

生きづらさを抱える人のひとり暮らしと就労支援

［浩二さん（43 歳）　男性　軽度知的障害　発達障害］

生活背景

　1 歳半検診で言葉の遅れを指摘され、3 歳で自閉症の診断を受けた浩二さん。しかし両親は障害が受容できず、厳しく育てた。小学校は通常級から開始した浩二さんは小学校 3 年時に情緒不安定になり、精神科病院を受診し通院した。

　小学校 4 年時から特別支援学級(186 頁)を利用し、中学卒業後は、特別支援学校高等部に通い、卒業時に療育手帳 B（149 頁）と精神障害者保健福祉手帳 2 級（149 頁）を取得。卒後は、障害者職業能力開発校(175 頁)に通った。

◆就労継続支援 A 型利用

　障害者職業能力開発校から障害福祉サービスの就労継続支援 A 型(158 頁)の利用を勧められ、セルフプラン(154 頁)で週 5 日、1 日 4 時間の勤務を開始。浩二さんは仕事に真面目に取り組んだが、自分の好きな本の話を始めると何十分でも話し続けることもしばしば。しばらくして、他者の言動が気になりはじめ、遅刻や休みが多くなり、連絡なく休みが続くようになった。就労継続支援 A 型のサービス管理責任者が自宅を訪問して訳を尋ねると、「仕事に行く気になれない。が、退職は考えていない」と話した。

◆障害基礎年金の申請、ひとり暮らしの支援と福祉サービス等の活用

　浩二さんは 20 歳を超えていたので、障害基礎年金(116 頁)の申請の手続きを行った。年金申請に必要な病歴状況報告書を記入する際の聞き取りの中で、浩二さんは、計算が苦手で同級生から馬鹿にされていたことやいじめを受けたこと、父親からいつも怒られて辛かったことを語った。「家を出たい。ひとり暮らしをしたい」と浩二さんから希望があり、相談支援事業所(150 頁)の相談支援専門員と一緒にアパートを探し、20 代でのひとり暮らしの開始と同時に、移動支援(161 頁)と居宅介護家事援助(156 頁)の利用を始めた。「人間関係の悩みを相談したい」と精神科訪問看護(69 頁)の利用を開始した。

◆就労支援

　浩二さんは「ひとり暮らしなので、収入を増やしたい」と、就労移行支援(158 頁)を利用し、障害者枠の採用で一般企業に就職した。少人数の職場で福利厚生も良く、ジョブコーチ(174 頁)の支援もあったが、就職して 3 年経った頃に「上司と合わない、辞めたい。ジョブコーチも皆も、自分が何を言っても辞めるなと言うのは理不尽」と、退職代行を利用して退職し、ヘルパー、訪問看護、相談員もシャットアウトした。

◆就労継続支援と生活保護の申請

　雇用保険(122 頁)が残りわずかになった頃に、「就職したい」と相談支援専門員に連絡あり、ハローワーク(127 頁)へ同行した。家事援助と訪問看護も再開し、就労継続支援 A 型(158 頁)も利用したが、人間関係でトラブルになり退職した。

　浩二さんから「生活保護がもらえるとネッ友(ネット友達)が言っていた」と連絡が入り、生活保護申請に同行し、雇用保険開始まで一時保護を受けた。雇用保険受給開始により障害基礎年金とを合わせると生活保護基準を超えるため保護は廃止になった。「雇用保険のある間はゆっくり働きたい」との希望があり、就労継続支援 B 型(159 頁)を利用開始した。

　現在は生活保護を受給しながら就労継続支援 B 型と家事援助と訪問看護と訪問リハビリテーション(65 頁)を利用している。働く体力をつけるために作業療法士と週に 1 回運動を

行っている。洋服に無頓着だったが、作業療法士にアドバイスを受けながら一緒に洋服を買いに出かけ、小綺麗になってきた。「カフェで働きたいな」というのが最新の浩二さんの希望。週末には屋台に行ったり、行きつけの飲み屋へ行ったり、インターネットで友人とオンライン飲み会や映画鑑賞会を開催して過ごしている。

ポイント

- 障害者職業能力開発校では、訓練給付金の収入を得ながら職業訓練を受ける。
- 福祉サービスの利用を開始する時には「サービス等利用計画」が必要。相談支援事業所に依頼するか、本人や家族で計画を立てる「セルフプラン」がある。
- 相談支援専門員の仕事は就労支援、生活支援、医療制度の利用など多岐にわたる。手順は「本人の希望やニーズ」のもと、「サービス等利用計画」を作成してサービス等関係機関で集まり、本人を含めた担当者会議でサービス内容を決定し、定期的なモニタリングを行い、相談員がサービスの調整や計画の変更を行う。
- 知的障害、発達障害の障害基礎年金の申請は幼少期からサポートファイルなどを作り、状況をまとめておいたり、通知表なども取っておくとよい。20歳前後3か月以内に病院受診歴があると、20歳まで遡って障害基礎年金が受給できる。浩二さんは20歳前後の受診歴が無かったため、申請した翌月から受給。申請後、受給まで半年はかかる。
- 療育手帳の等級によっては重度医療が利用できない。市町によっては自立支援医療の精神科利用が無料で、訪問看護も無料で利用できる場合がある。
- ひとり暮らしで金銭管理が難しい人は成年後見制度の利用が想定されるが、利用には費用がかかるので、ある程度判断能力のある人は、社会福祉協議会の日常生活自立支援事業を利用する場合が多い。しかし、決定には半年から1年以上を要する場合が多い。浩二さんの場合、訪問看護の訪問時にお金の使い方の確認をしたり、ヘルパーが移動支援で銀行に同行している。
- 移動支援は障害児者にとってニーズの高いサービスだが、報酬単価が低いことや、人手不足があり実施している居宅介護事業所が少なく、近年利用が難しいサービスになっている。

図表 2-6　浩二さんの支援エコマップ

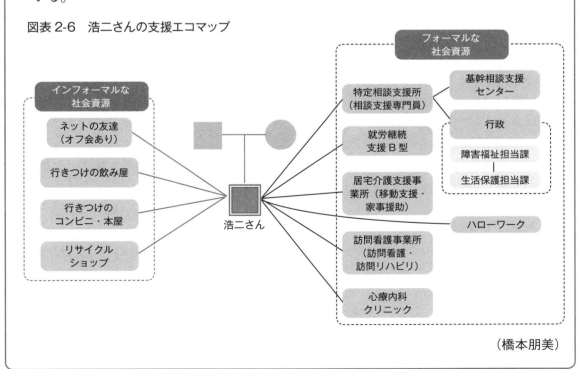

(橋本朋美)

27

医療的ケア児とその家庭の生活を支える

[華ちゃん（2歳）　極低出生体重児　染色体異常　医療的ケア児]

生活背景

　華ちゃんは、1,500グラム未満の極低出生体重児。さまざまな症状から検査にて染色体異常と診断、心臓疾患もあり、出生後に気管切開術を施行され人工呼吸器が装着となった。家族は両親と兄、姉との5人家族。同市内に祖母が住んでいるが支援をすることは難しい様子であった。華ちゃんは入院中に、未熟児養育医療給付（179頁）、育成医療（87頁）、小児慢性特定疾病医療費助成制度（86頁）、身体障害者手帳（148頁）を申請、日常生活用具給付（173頁）申請により吸引吸入器を受給、訪問看護（63頁）の手続きを行い退院となった。

◆「ちっとも休めません……」

　退院して3か月頃、I病院の受診時に主治医より医療ソーシャルワーカーに依頼が入った。「お母さんが疲れ切って休めていない様子。何か方法はないですか？」

　退院後は訪問看護ステーションによる訪問看護を週3回利用。「華ちゃんの在宅生活は落ち着いて過ごせており、母親の医療的ケアも慣れてきている」という報告が訪問看護師より寄せられていた。

　訪問看護師が訪問している時間帯に、母親は仮眠をとることもあった様子。母親は「3時間おきの吸引と栄養の注入、いつ具合が悪くなるかと心配で休めません。主人や子どもたち（姉10歳・兄7歳）は家にいるときは手伝ってくれる。でも休息が取れなくて……。この子の状態を考えると、休もうと思う方が間違っているのでしょうけど……」と。母親は自分が育児に疲れているというだけでなく、きょうだいたちの行事に参加できないことにも苦悩しているようであった。医療的ケア児コーディネーター（179頁）や地区担当保健師と相談し、週4回のデイサービス（2か所）の利用とI病院が行っているレスパイト2泊3日（月1回）のサービスを利用していくこととなった。

◆「預かってくれる保育所がない、仕事復帰は無理なようです……」

　母親は育児休業（191頁）が終わったら、仕事復帰を希望していた。医療的コーディネーターや市役所とともに、華ちゃんを受け入れてくれる保育所を探したが見つからなかった。保育所が断る理由として「医療的ケアができる看護師を毎日配置することができない」「すでに医療的ケア児をひとり受け入れているので複数人は難しい」とのことであった。母親は職場に勤務時間や勤務曜日などの調整を交渉した。しかし職場が提示する勤務時間帯ではデイサービスの送迎時間が間に合わず、デイサービス側からも利用時間延長は難しいと言われて、職場とサービス利用時間との調整が難しく、やむなく退職をした。特別児童扶養手当（183頁）は受給していた。母親は経済面の問題だけでなく、職場復帰できないことで、ますます社会と切り離されてしまうような思いになった様子で、ショックは強いようであった。

◆「この子はもう普通の学校には通えないんでしょうか……？」

　母親は「まだ先のことなんですけどね……」と言いながら、ぽつりぽつりと話し始めた。華ちゃんは話すことは難しいが、周囲の言葉に反応があり表情も豊かになっている。声も発するようになった。公園に連れて行くとほかの子ども達を嬉しそうに見て笑っている。お座りもできるようになり、成長が見えてきている、と。「この子の成長を伸ばすためにも、保育所に行ってほしいし、特別支援学校（186頁）ではなく市の小学校に行かせたいと

思っている。この子のためになることであればいろいろと取り入れてあげたい」。母親は華ちゃんの将来をそう語った。今回保育所に通えなかったことで心配になったようであった。また、華ちゃんの医療的ケアだけでなく、成長に合わせた育児やサービスの利用や、華ちゃんの将来にも視野を広げるようになっていた。今後も医療的ケア児支援センター（179頁）や保健師と連携し、保育所入園、リハビリの導入、入学前には通学相談など継続的に支援を行っていくことを約束した。

ポイント

①利用できる社会福祉制度の申請の留意点

- 小児慢性特定疾病医療費助成制度の申請は疾病ごとに意見書作成が必要である。
- 小児慢性特定疾病児日常生活用具給付事業は市町村によって事業を行っていない場合があり確認が必要。疾患によって申請できる対象品目が決まっている。
- 小児の身体障害者手帳の申請は障害固定認定時期の兼ね合いから、申請をしてから結果が出るまで期間を要するため市町村へ早めの問い合わせが必要である。
- 子どもの成長に合わせて、車いす作成や住宅改修などのサービス導入が必要であり、制度の紹介や申請時期など的確な情報提供が必要である。

②医療的ケア児を取り巻く支援について

- 医療的ケア児支援法が2021年9月に施行された。「医療的ケア児」を法律上で定義し、国や地方自治体が医療的ケア児とその家族の支援を行う「義務」を負うことを明文化した。しかしその支援も地域によってばらつきがあるのが現状である。子どもの成長に合わせたリハビリや療育、福祉制度の利用が必要である。医療的ケア児を抱える家族は社会的に孤立しやすい状況でもある。医療的ケア児とその家族が、その医療的ケアの度合いに応じた適切かつ継続的なサポートを受けながら、医療的ケア児の健やかな成長、保護者の離職の防止、充実した生活を送ることができる社会の実現が期待される。

図表 2-7　華ちゃんとその家族を取り巻く支援マップ

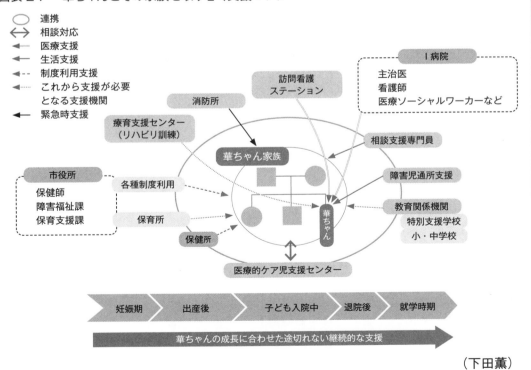

（下田薫）

ヤングケアラーを支援するということ

[宗太君（11歳）　小学校６年生]

生活背景

　宗太君は、80歳の祖母千代子さんと40歳の母和江さんの３人暮らし。サッカーが大好きな男の子。宗太君が小学校に上がる前に両親は離婚している。看護師をしている和江さんは回復期リハビリテーション病院で夜勤もしつつ、千代子さんの協力を得ながら宗太君を育てている。３人はそれぞれを大切に思い、尊重しあいながら生活している。

◆ある日千代子さんが脳梗塞で緊急搬送、急性期の治療が終わった

　後遺症が残った千代子さんは要介護３で身の回りのお世話が必要な状態になった。医療ソーシャルワーカーは家庭状況を確認し、同居しているひとり娘の和江さんが看護師で病状理解も良く、千代子さん自身の希望もあることから、自宅退院のための準備を進めた。地域では、ケアマネジャーがサービスを組み立てて、自宅退院の準備を進めていった。入院前は同居している宗太君の食事や世話を千代子さんがしていた。

◆千代子さんが自宅に退院

　自宅に帰り、デイケア（142頁）やヘルパー派遣のサービス（139頁）を利用しながら生活していた千代子さん。物忘れが気になるようになり、時々混乱しては和江さんにイライラをぶつけるようになっていった。ケアマネジャーからは和江さんに余裕を持って介護するようにアドバイスがあった。

　小学校では活発だった宗太君の元気がなくなり、放課後のサッカー練習にも姿をみせなくなった。そのうち、学校にも来なくなり、担任の先生は宗太君に「不登校」支援の必要性を感じた。担任の先生は「宗太君は母親と２人暮らし」と思っていた。そして、学校から女性相談支援員や子育て世代包括支援センター（178頁）の職員に自宅訪問が依頼された。

　千代子さんは退院したが、月に一度病院を受診する。受診の日はしっかり受け答えをする千代子さん。「家には孫も居て、手伝ってくれるから安心」と話す姿に、医療ソーシャルワーカーは千代子さんの自宅での生活が順調であり、介護力もあることを感じ、安心ていた。

　和江さんは回復期リハビリテーション病院の病棟勤務の看護師で月に数度の当直もこなしていたが、最近疲れているのか、ミスも多く、患者さんからのクレームも受けるようになっていた。同僚や上司が心配し声をかけるも、「わたしなんてまだまだ。ほかに大変な人はたくさんいるから」と、あまり多くを語らない。

◆家の中では……

　仕事と介護で疲れ切っている和江さん。一方、千代子さんは思うように動けず、喪失感も強くイライラを募らせ、和江さんに強く当たる日々。家族の間で諍いも絶えず、和江さんが家を飛び出してしまうことも。そんな中で自分にできることを探す宗太君。和江さんが居ない間の千代子さんの見守りや話し相手、食事の支度や掃除も宗太君がするようになった。夜は和江さんに寝てほしくて、宗太君が千代子さんのケアをかって出るようになっていった。そうすると宗太君は朝起きられず、学校に行けなくなった。以前のように友達と遊んだり、サッカーをする時間も元気もない宗太君。でも、大好きなお母さん、おばあちゃんのために自分にできることを頑張っている日々が続いている。

ポイント

①困りごとの背景に目を向ける

　「群盲象をなでる」という諺がある。たくさんの盲の方たちが、自分の手のふれたところでだけ「象」を表し、結果として「象」本来の姿を正しくとらえられなかったというたとえだ。

　デイケアの場面、学校、病院、勤務先。それぞれが見ている目の前の「人」がどのような状況に置かれ、課題を抱えているのかが見えてこないことがある。その人の課題の背景にはどのような「困りごと」が存在するのか。それを知ろうとすることがヤングケアラーの支援、ヤングケアラーが過ごす家族の課題の解決につながる。

②ヤングケアラーを知る

　ヤングケアラーといわれる子どもたちの中で、介護や家事を親や大人にいわれて「役割」として担っている子どもは少ない。多くは、家庭の中で大人が抱える「困りごと」に気づき、自分にできる役割を見つけていく。そしてその役割が果たせるように頑張る姿が、傍から見ると「ヤングケアラー」になっていく。子どもたち自らが自発的に、無自覚に「ヤングケアラー」になっている。子どもたちは時々苦しくなって助けを求めたとしても、大好きな家族が怒られたり、指導されて嫌な思いをするのではないかと、ドキドキしている。そして、「自分だけ自由を得ようとしている」と、支援自体に抵抗を感じたり、自分自身に嫌気がさしたり葛藤を抱えながら生活している。そのため「ヤングケアラー」の背景や心情を理解せずに、見つけ出して支援につなげようとしてもうまくはいかない。

図表 2-8　家族を見渡すエコマップ

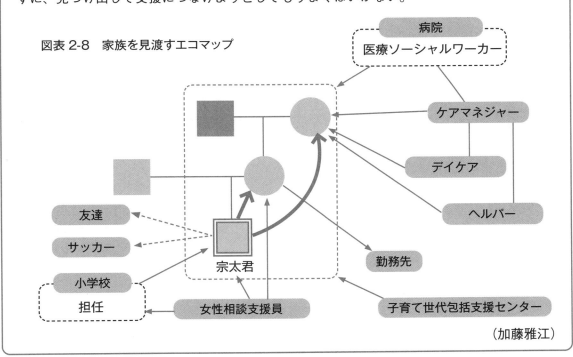

（加藤雅江）

父親が母親を殴り、子を叩いた。子どもの安全を保障するには

[空ちゃん（5か月）　頭部打撲]

生活背景

空ちゃんは母親・父親（会社員）と3人でくらしている。家事・育児はすべて母親が担う。母親の実家は遠方のX県、母方祖父の介護を母方祖母と叔母（母の妹）が担っており、実家のサポートを受けるのは難しい。父方祖父母はR県で会社を経営しており多忙。学生時代から成績が良く、大手企業に勤務する息子（空ちゃんの父親）への信頼は高い一方、嫁（空ちゃんの母親）のことは信頼していない。

母親の学生時代からの友人は自宅から1時間電車に乗れば会いにいける距離にいるが、父親は母親の交友を制限しており、母親は自由に外出できなくなっている。

◆子どものけがによる緊急受診

ある日の夜、「子どもが殴られて頭をぶつけました」と母親から救急要請の連絡が入った。高度急性期機能のJ病院へ搬送され、そのまま入院に。

大きなけがはないものの、前頭部に打撲の跡があったため母親へ受傷した原因について質問したところ、「泣きやまない子どもにイライラして夫がおでこの上の部分を叩きました」と。医師や看護師は父親による空ちゃんへの虐待を疑い、退院すれば父親からの虐待がエスカレートして大きなけがや生命に危険が及ぶ可能性があるとアセスメントし、病院内の「こども虐待対応組織」（Child Protection Team: CPT）へどのように対応すればよいかと相談した。

◆こども虐待対応組織（CPT）について

こども虐待対応組織（CPT）は、虐待の疑いがある子どもや親と関わるときに、ひとりの専門職で判断して関わるのではなく、児童虐待対応の経験がある医師・看護師・医療ソーシャルワーカー・事務などが組織的に介入を行い、起こりうるリスクと安全についてアセスメントを行い、子どもの安全を担保するためにチームで介入していくしくみだ。

空ちゃんの対応についてCPTのチームは、「医学的には自宅退院できるが、家族関係的な視点から自宅へ退院して、安全を保証できるか？児童相談所（178頁）への通告が必要か？」これらの判断を得るために、母親へ面接を実施した。面接には「空ちゃんのけがを繰り返さないためである」と母親の同意を得て行った。

◆母親の語り

母親は、これまで思い悩んでいたことを、ぽつり、ぽつりと語った。

「酒に酔って帰ってきた夫が、夕食を用意していなかったことに腹をたてて、私の脇腹を殴り、説教を始めました。空ちゃんが大声で泣いて、オムツが濡れていたこともあり、泣き止まなかったことにさらに腹をたてて、空ちゃんのおでこを叩いたんです。」「夫からの暴力は空ちゃんが産まれる前からありました。でも夫は悪くありません。悪いのは私です。仕事が忙しい夫への気配りがいつも足りなくて、夫がイライラしてしまうのです。空ちゃんに手をあげることは今までもありました。でも空ちゃんは男の子で活発に動いて、抱っこしないと泣いてしまう。私がきちんと育てられていないから、夫が怒るのは仕方ないのです。」

今後の育児生活は、「空ちゃんがおとなしくてお利口になるために、小学校を受験させようと思います。受験教室へ通えば、暴力はなくなると思います。」

「夫は暴力を振るった翌日には『悪かったな』と優しくしてくれます。夫のことは好きです。どうしたら、夫から嫌われないで、好きでいてもらえるのでしょうか？」

◆さまざまな社会資源の活用

母親の語りからCPTは、次のようにアセスメントした。①子どもの幸せがファーストになっていない。②子どもの安全対策が具体的に語られていない。③長年父親から母親がDVを受け、産後は面前DVとなっている可能性があり支援が必要と判断され、児童相談所へ虐待を疑う通告(195頁)が実施された。

即日、要保護児童対策地域協議会のメンバーの児童相談所の児童福祉司、保健センターの保健師、福祉事務所や女性相談支援センター（179頁）の女性相談支援員が来院、カンファレンスが開催された。保健師による新生児訪問のときも、父親が母親に暴言を浴びせていたことから、訪問を継続していたことが共有された。まずは子どもの安全担保のため、児童福祉法、児童虐待防止法(195頁)を活用することになり、空ちゃんは児童相談所の職権で一時保護が行われ、安全が担保されるまで乳児院(194頁)に措置入所となった。

母親は長年のDVから逃れ、空ちゃんと安全に幸せにくらす（親子再統合）準備をするために、家を出て、「困難な問題を抱える女性への支援に関する法律（女性支援新法）」（179頁）を活用し女性自立支援施設(184頁)へ入所し、空ちゃんとのくらしの再開をめざすことになった。父親には警察の介入があり、2年後には両親の離婚が成立。空ちゃんと母親は実家近くで新しい生活をスタートさせたのだった。

ポイント

①地域の専門職が病院へ虐待の疑いの相談する際は、CPTの医療ソーシャルワーカーへ連絡するとスムーズである。

②まずはこどもの安全のために児童福祉法・児童虐待防止法の活用をして、要保護児童対策地域協議会のネットワークにて解決を図る。パートナーとのDVに関しては、女性支援新法の活用を視野に入れる。

③虐待に関する支援は、親を責めることではないことに留意する。子どもと親が安全に幸福にくらすための支援が目的である。支持的に母親に関わり、ラポールを形成しながらも、児と母の安全について共有し、母子を支援することが大切である。

図表2-9　空ちゃんの家族機能

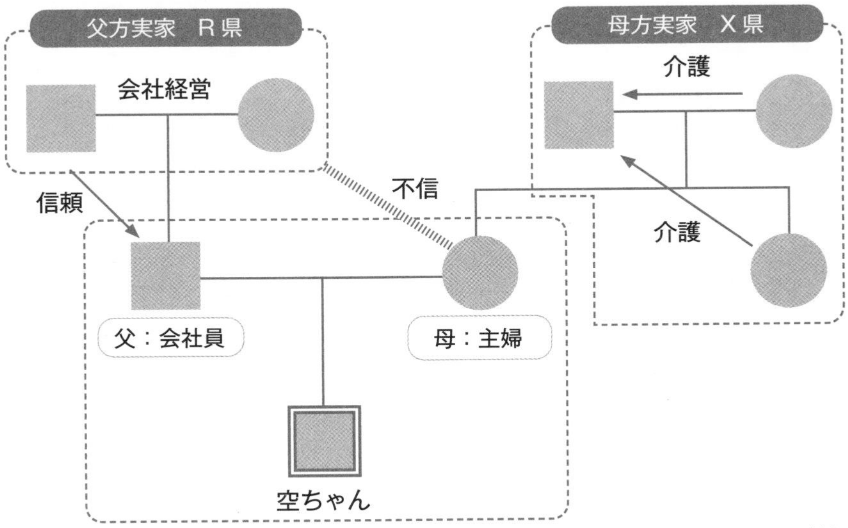

（鉾丸俊一）

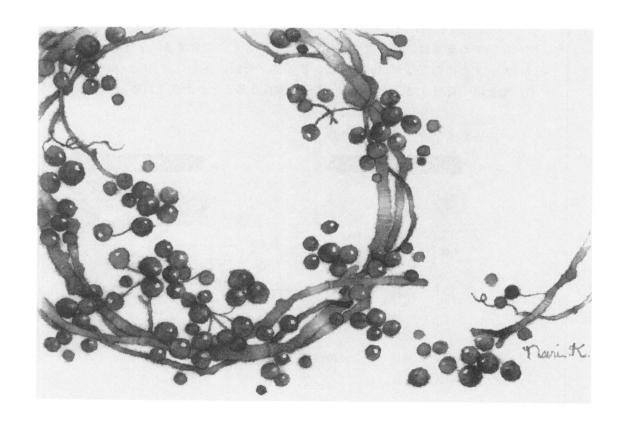

第3章

社会資源活用の基本と局面での対応

　社会保障制度など社会資源は、医療における薬にたとえられるでしょう。1つ1つの効能を知っていても、その使用のタイミング、組み合わせ方法を間違えると効果もなく、場合によってはマイナスとなる例もあります。

　ここでは社会資源の活用方法の原則と、よく出合う局面での「こんな時どうする？」に応えておきます。特に病院、施設から在宅に移行する際の、支え手である専門職や、地域の人々の連携の輪づくり、生活環境づくりの物のそろえ方なども示しました。

　また新たな課題として浮上してきた「身寄りがない状態」への支援の局面についても解説しています。

　活用の方法の底に貫かれているのは、本章の冒頭でふれている「利用者主体」の姿勢であることを強調しておきます。

（村上須賀子）

　①面接時のポイント（解決構築アプローチを中心に）

　②社会保障制度活用上の原則

　③制度活用上の留意点、活用時期、逆算の配慮

　④在宅・マンパワー・多職種協働

　⑤在宅・環境整備

　⑥身寄りがない状態・家族不在の状態での支援

　⑦生活保護の相談の場面と申請方法の状態での支援

　⑧障害年金の申請

①面接時のポイント（解決構築アプローチを中心に）

A 利用者の「望む生活」（ニーズ）を引き出すために

　　支援はいかなる場面でも、私たちの思考の枠組みでリードするのではなく、あくまでもクライエントの思考の枠組みで進めていきます。私たちは、相手から思考の枠組みを教えてもらうという立場になるのです。インス・キム・バーグは、これらを「知らない姿勢」、「一歩後ろからリードする」と説明しています。

　　ここでは、クライエントの思い（ニーズ）を引き出すための方法として、解決構築アプローチをソーシャルワークに取り入れた面接を紹介します。支援者が面接を行う際の大切なポイントは2つです。1つは、「クライエントの望む生活を尋ねること」、もう1つは、「クライエントの資源を引き出すこと」です。

1）望む生活とは

　　この望む生活は「現状の中で」、「実現可能な」ものでなければなりません。では、どのようにこの「望む生活」を考えるとよいでしょうか。

　　私たちが出会う人々の多くは、なんらかの病気や障害などを抱えています。言い換えれば、「望む生活」を考えてもらう場合の現状のなかには、病気や障害が含まれる、ということです。つまり私たちはクライエントと共に、病気や障害も含んだ「今の現状」で「どのようにくらしていきたいか」、「生きていきたいか」を具体的に探すことからはじめることになります。そのためには、まず、この病気や障害を含む「現状」をクライエントがどのように理解しているかを確認することが大切です。

　　では、もしも現実的でない「望む生活」を相手が語る場合には、どのように対応するとよいでしょうか。その場合には、再度病状説明の場を設定したり、クライエントに「どのようなことから実現できそうだと思いますか」と質問してみるといいでしょう。私たちがクライエントにこのように尋ねるときには、心から「相手には、その人なりの理由がある」と信じ、クライエントに教えてもらうという姿勢で臨むことが大切です。このクライエントを信じる姿勢は、面接を通してどの場面でも大切ですので、意識しておきましょう。

2）「望む生活」を具体的につくるとは

　　私たちが出会う人々は、病気や障害を抱え、今まで通りの生活を送ることが難しい人たちがほとんどです。ですから、いきなり「望むくらし」を尋ねられても、すぐに具体的に想像できる人は多くありません。そのような相手に対して、私たちは「困りごと」や「心配ごと」を聴くよりも、曖昧な言葉を使って「望む生活」を聴いていきます。例えば、「ほんのちょっと（ほんの少し）でも安心できる生活って、どんな生活ですか」と尋ねてみることです。ここでのポイントは、「ほんのちょっと（ほんの少し）」という曖昧な言葉を使うことです。私たちがこの言葉を使うことで、相手は自分の中で、可能性として、なんとかやれそうな「望むくらし」を考えやすくなるのです。この「どのようにくらしていくか」を具体的に聴いていき、「その生活の実現のために何が役にたちそうか」も丁寧に聴いていきます。また、クライエントの力や今までの工夫、持っている資源を引き出すことも忘れてはいけません。つい、私たちの今までの経験や価値観で、クライエントの「望むくらし」をわかったつもりで情報提供を行い、支援をしたつもりになることは避けたいものです。そのためには、クライエントの資源を引き出すためのコミュニケーションをいかに行うかが重要です。クライエントは、私たちが思っている以上に

解決の力や資源を持っています。

3）コミュニケーション

コミュニケーションには声かけだけでなく、「聴く（傾聴する）」ことも含まれます。真剣に相手の話を聴くということにあわせ、聴いたつもりにならないことも重要です。私たちは、自分の価値観や経験の枠に当てはめて、クライエントのことをわかったつもりになっていないか、という意識を持っておくことが大切です。例えば、退院支援で、退院先（療養先）の確認だけで、クライエントのニーズを聴いたつもりになっていないでしょうか。退院先で、クライエントがどのようにくらしていきたいかまでを丁寧に「聴く」ことが大切です。

人生は一人ひとり違います。私たちは、真摯に利用者の話に耳を傾け、クライエントから教えてもらうという姿勢を忘れずに、クライエントのニーズを引き出し、自己決定を可能にすることを応援する姿勢を忘れずに面接に臨むことが大切です。 （中川美幸）

B　対話のコツ

この項では、生活のニーズを引き出し、クライエント自身が持っている資源や社会資源につなぐために必要な対話のコツを説明します。

まず、解決構築の面接技法には、3つの哲学があります。

- 「うまくいっているなら、治そうとするな」
- 「うまくいっていることがわかったら、もっとそれをせよ」
- 「うまくいかないなら、二度と繰り返すな。何か違うことをせよ」

この哲学はあらゆる局面の支援に通じるものです。つまり、面接では、「否定的な感情に焦点をあて、深める質問をしたり、否定的なことを広げたりせず、その代わりに、問題が解決したあとの未来につながる道筋を探していこう」ということです。では、この3つの哲学を面接のコツとしてどのように考えていくかについて述べていきます。

コツ①　コンプリメント

クライエントの「いいところ」「頑張ったところ」「できているところ」に着目しましょう。クライエントの望む生活につながるいいところ、できているところをほめたり、労ったりしましょう。彼らが「生きていていいのだ」「自分はやれている」など肯定感を持てるよう対話をこころがけます。

「そのようなことがあったのですね。どうやって乗り越えてきたのですか？」「今までどのようなことを試されたのですか？」などの問いかけは、彼らの力に気づくきっかけになります。たとえ何も出てこなくても「そのようななか、よく相談に来てくださいました」と労うことで対話は未来につながっていきます。そのような対話を「コンプリメントする」といいます。

コンプリメントは来談者を笑顔にする効果があります。どのような局面の面接でも一度は笑顔がでるようにこころがけましょう。

コツ②　要約・言い換え

先述のコンプリメントすることで見えてきた力を、どうやったら続けることができるのかを明らかにします。クライエントの言葉（キーワード）をそのまま使っ

て話した内容を「言い換え」たり「要約」したりすることから対話は始まります。「言い換え」とは、例えば、来談者が多くのことを話すと、話した本人も何を話したかがわかりにくくなります。そこで、その内容の核心を彼らが使った言葉でシンプルに返すのです。否定的な感情はなるべく取り上げず、「そうだったのですね」や「言い足りないほど悔しかったのですね」とまとめ、「それで、どうやって今まで頑張ってきたのですか？」と問いかけます。そうすることで、クライエントは自分の話したことを「わかってくれている」と理解してくれるでしょうし、私たちが間違った理解をしているときは「そうではないのです」と私たちを訂正してくれる良い機会になるのです。「要約」は相手の短い話をそのまま言い直して返すことです。これらの対話から何を続けていけば良いのかがわかってきます。

コツ③　社会資源を使う

　生活支援では社会資源を道具として使うことがあります。私たちが自分の価値観でこの「社会資源がいい」と考える前に、何があれば、ほんの少しでも望む生活に近づくことができるかを明らかにします。ここで１つの事例を紹介します。

経済的な問題がうしろに隠されている事例

　とある家族が「夫が入院しているのですが、先生は病状の説明をしてくれないのです」と相談しに訪ねてきました。ソーシャルワーカーは、「病状の説明？　IC（インフォームドコンセント）が必要？」など、自分の思考の枠組みでそのようなことを浮かべます。しかし、ここでクライエントである家族の枠組みに戻して尋ねてみましょう。相談員は「ご心配な状況なのですね。お手伝いをしたいと思っているのですが、せめてここでどのようなことが話し合えれば、私に相談してよかった、と思っていただけるでしょうか？」と面接の共通目標を作りはじめます。

　「実は入院は４回目なのです。自営業なのでこれ以上の入院費は……」と言いにくそうに話しはじめました。家族は今までにしてきた努力や大変さを話しながらも「生活は何とかなるのです」「医療費だけでも」としっかりとした口調で答えたのです。この後、今までどのようにしてきたのか、入院費だけでなく生活はどうなのかなど、労いながら尋ねることで社会資源につなげていくことができました。
効果的な対話は、他にいくつもありますが、３つの哲学を支援のよりどころにして行動することがそれに代わるものとなるでしょう。
　　　　　　　　　　　　　　　　　　　　　　　　　　　　　（大垣京子）

②社会保障制度活用上の原則

1）申請主義の原則

　各種制度に該当していても、制度の利用は本人の申請が原則となっています。例えば手足が不自由と外観上も明らかな人でも、身体障害者手帳を取得していなければ、各種障害者サービスを手にすることができません。介護保険にしても要介護認定申請をしなければ介護サービスは始まりません。

2）各年度において、制度が改定されることがある

　新たに制限が加わったり、時には制度そのものが消失している場合があります。利用者をがっかりさせないように、利用の前に、確認しましょう。

3）制度間の優先順位の確認を（図表3-1）

　制度利用に際して諸制度間の優先順位があります。基本的な考え方は公平性の

原則といえます。まず優先されるのは、加害者がいる場合は加害者の責任に（自動車事故の場合など）、次に雇用者責任の範囲の場合（労災など）、3番目は保険料を出し合ってまかなっているもの（医療保険、介護保険など）の利用、さらに、国民の福祉のため税金でまかなわれているもの（障害者総合支援法など）、最後にすべてのセーフティネットである生活保護法の利用となります。　　　（村上須賀子）

図表 3-1　社会保障制度間の優先順位

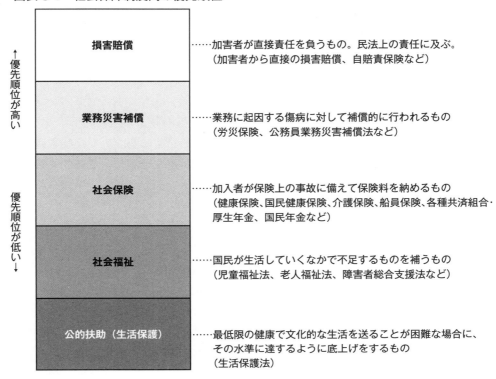

損害賠償	……加害者が直接責任を負うもの。民法上の責任に及ぶ。（加害者から直接の損害賠償、自賠責保険など）
業務災害補償	……業務に起因する傷病に対して補償的に行われるもの（労災保険、公務員業務災害補償法など）
社会保険	……加入者が保険上の事故に備えて保険料を納めるもの（健康保険、国民健康保険、介護保険、船員保険、各種共済組合・厚生年金、国民年金など）
社会福祉	……国民が生活していくなかで不足するものを補うもの（児童福祉法、老人福祉法、障害者総合支援法など）
公的扶助（生活保護）	……最低限の健康で文化的な生活を送ることが困難な場合に、その水準に達するように底上げをするもの（生活保護法）

（←優先順位が高い／優先順位が低い→）

③制度活用上の留意点、活用時期、逆算の配慮

　　社会資源の意味については、第1章に詳しく述べられています。本節では、社会資源のうち「制度」を活用する際に押さえておくべきポイントについて説明します。

A　フォーマルな社会資源

　　フォーマルな社会資源は、基本的に「申請主義」です。つまり制度を利用するには、利用したいと希望する人が自ら手続きをすることが求められます。

1）人（年齢、心身の状態）

　　制度を申請する際には、申請する人が制度に定められた条件を満たしていることが必要です。例えば介護保険制度を活用する際には加齢に伴う障害の状態にあること、生活保護や生活困窮者自立支援制度を利用する際には経済的困窮の状態にあること、社会保険であれば保険料の支払い期間などが条件となります。利用できる年齢や所得制限が定められている制度もあります。

2）時間（日、タイミング、予測、逆算、権利の時効）

　　フォーマルな社会資源を利用する際には、申請から実際のサービス利用までに時間がかかります。ほとんどの制度は申請日に遡って適用されるため、医療保険の加入や高額療養費、生活保護などのように、申請が1日遅れることで大きな影

響が生じることがあります。役所など申請窓口の執務時間にも注意します。

　身体障害者手帳の「障害固定日」や障害年金の「初診日」「障害認定日」、医療保険の加入日と脱退日など、多くの制度の利用条件には、「日」が設定されており、医師の診断書などを準備しておくことも必要です。

　申請から利用までの時間を見越した準備として、例えば障害福祉サービス利用者は65歳になると介護保険の第1号被保険者となるため、サービスが途切れることがないよう2つの制度を利用する準備が必要です。

　傷病手当金は、支給停止期間を除く通算1年6か月で支給が終わりますから、支給終了時期を見越して障害年金の申請手続きを開始するなど、収入が途絶えないように準備します。あらかじめ「高額療養費支給限度額認定証」の手続きをしておくことで高額な立て替えを避けられます。病気や障害によって退職する歳には、将来、稼働能力を回復した時に失業給付を受給できるよう雇用保険の「受給期間延長申請」手続きをする場合もあります。

　制度を利用する際には、医学的判断に基づいて疾病や障害の予後を見通し、疾病や障害の状態によって生じる問題を予測し、予防的・計画的な対応が求められます。今後利用する制度をシミュレーションし、手続き時期を逆算しておくことが重要です。

　制度を知らないなどの事情で利用していなければ遡って申請することが可能な場合もあります。高額療養費や療養費立替払いであれば2年間、障害年金であれば5年間など、権利の時効が定められています。

3）複数の制度を利用する（併給）

　雇用保険の失業給付は障害年金と同時に受給できますが、傷病手当金とは同時に受給できません。65歳以上であれば障害基礎年金と老齢厚生年金は併給可能ですが、障害厚生年金と老齢年金の併給はできないなど、特に年金の併給には複雑なルールがあります。原則として同様のサービスの重複利用はできませんが、状況に応じて併用できる制度もあります。利用者が不利にならないよう、担当窓口に相談するよう勧めます。

4）利用者を支えるための連携という社会資源

　利用者のニーズに応じた社会資源を確実につなぐためには、専門職がさまざまな社会資源について、最新・正確な情報を知っておかねばなりませんが、ひとりがすべての制度に精通することは不可能です。問い合わせ窓口を把握しておくことはもちろん、活用のコツなどに詳しい“人”を社会資源として確保しておきます。利用者の同意を得た上で必要な情報を伝え、他施設・他機関へつなぐ専門職ネットワークは、利用者の安心と安全につながります。

　地域共生社会の実現のためには、医療・福祉サービスに限定せず、地域に存在するあらゆる資源が切れ目なく利用者を支えることが求められます。例えば企業や学校、公共施設が、高齢者や障害者雇用の機会、資金やモノ、それぞれが持つ人脈や知恵を提供することで、地域に新たなつながりが生まれます。空き教室や空き店舗を活用して、イベントを開催するなど、新たな社会資源を創設するためにもこれら幅広い連携がちからを発揮します。利用者が住み慣れた地域で生活し続けるために、その時々の利用者のニーズを把握し適切なサービスにつなぐ「連携」は、利用者を支える重要な社会資源です。もし、利用者が不利益にさらされている時には、連携した専門職が声を上げ、利用者の権利を擁護することもあります。

B　インフォーマルな社会資源

　　家族や友人、地域で提供されるインフォーマルな社会資源は、書類作成などの手続きが不要なため、必要な時にすぐに利用できるという利点があります。しかしサービスの内容はサービス提供者によってさまざまで、またサービス提供者と利用者との人間関係が密であることが多く、両者の相性などが大きく影響します。手続きが必要ないインフォーマルな社会資源でも、活用するタイミングに配慮することが必要です。例えば当事者会は疾病や障害に向き合う準備ができている患者や家族にとっては、有効な社会資源ですが、受傷直後などの混乱している時期には、逆効果となることもあります。

C　社会資源を利用する際の留意事項

　　以上のように、社会資源を利用する際には、手続き上の留意点に注意するとともに、患者・家族と社会資源を適切につなげるためのアセスメント能力が求められます。前述のように、利用者が自分のニーズに応じた社会資源を利用できることが一番のポイントといえるでしょう。　　　　　　　　　　　（竹中麻由美）

④在宅・マンパワー・多職種協働

A　病気になっても、在宅で自分らしく過ごしたい

　　医療の進歩によってさまざまな病気や障害を抱えながら生活をする人が増えてきました。治療やリハビリテーションを続けていくための退院先も病院だけでなく、高齢者施設や障害者施設など多様化したため、地域の施設どうしの連携がこれまでにも増して大切になっています。

　　がんや慢性疾患、難病や医療的ケア児など根本的な回復が難しく、医療面での処置やケアが必要な場合、転院をする選択もありますが、住み慣れた家で生活をしたいと望む時、まずその気持ちを本人・家族等が医療スタッフ、相談員などと一緒に考えることが大切です。

　　地域によって医療資源の数や内容はことなりますが、地域包括ケアが進むにつれ、在宅診療や訪問看護ステーションは以前に比べるとかなり増えています。「家に帰りたいけれど、○○なので帰れない」と利用者が感じるとき、何があれば家に帰れるか、本人や家族等とともに考えながら、これからの生活への希望をつなぐための課題解決を図りましょう。

　　退院に向けては医療ソーシャルワーカーだけでなく、退院支援看護師と調整をすることも多く、院内スタッフに加え、地域の介護支援専門員（ケアマネジャー）、在宅診療、訪問看護などをはじめとした、あらゆる職種と必要な医療情報や、利用者、家族等の思いを共有しながら支援体制を整えていきます。

　がんのターミナル期や重度の障害、難病、医療的ケア児を抱える人などが在宅で安心して過ごすために、地域の在宅診療や訪問看護ステーションと連携を図ります。

1）在宅診療

　在宅診療では、入院中に行っていたさまざまな医療行為、例えば点滴や酸素療法、医療用麻薬を使用した緩和ケアなどを在宅で受けることができます。在宅医は定期的に自宅訪問を行う在宅診療と、急な診察が必要になった場合の往診に対応します。かかりつけの開業医が、往診へ切り替えることもあれば、新たに24時間体制の在宅支援診療所を利用する場合もあります。この時、これまで通院していた主治医との関係性を壊さないように、相談や報告をしながら進めていくことが大切です。

　急性期病院での積極的治療から、緩和ケアを中心とする在宅診療へ移るとき、利用者のなかには入院による治療への思いが断ち切れず、「見捨てられた」と感じたりする人もいます。相談員や在宅の支援者は、利用者が前向きな気持ちで在宅診療を活用することができるよう、病状や緩和ケアについての理解の促進ができる場面を設定するなどの支援を心がけたいものです。

　かかりつけ医や急性期病院の主治医との情報共有をしっかり行い、必要時は連絡を取り合うことを利用者に伝えておくことも大切なことです。

　在宅医の専門性、訪問エリアや在宅看取りの実績などにも留意すると、さらにクライエントの個別性に添った調整となるでしょう。

2）訪問看護

　訪問看護は医療的なケアや処置を続けることが必要な場合に利用します。病院や医院の外来通院中に開始される場合と、在宅診療と同時に開始される場合があります。利用者の病状や処置の内容、通院の難しさなどから、訪問の頻度やケアの内容を決めていきます。

　在宅診療と同時に利用を開始するときは、在宅医と日頃から連携をしている訪問看護ステーションであればスムーズな調整ができます。

　また病院からの往診の場合、同病院の訪問看護師が訪問することで、病状の報告や把握が速やかにでき、検査や主介護者が休息をとることなどを目的に、一時的に病院のベッドを活用し入院できることもあります。

　訪問看護師には、利用者を「患者」だけでなく「生活者」として捉えることが求められています。主治医との橋渡し役、家族等への介護の助言、ケアマネジャーとの情報共有など、在宅療養生活をしていくための要（かなめ）的存在といえます。多くの訪問看護ステーションが存在していますが、それぞれのステーションの緊急体制やマンパワー、病院や開業医との連携状況などを考慮し、つないでいくことが大切です。

C　福祉職・その他の連携

　障害者サービス利用時の相談支援専門員などの地域の相談職との連携は、退院支援において欠かせません。また訪問介護、通所介護、短期入所などの介護職員は、クライエントにとって関わる時間が長く、細やかな生活背景や普段の様子について必要な情報を共有できます。

　家族等の他に、近隣の住民や民生委員などサービス提供者以外の人たちとの協力も、その人らしい生活を送るための重要な人的資源となります。

D　多職種協働のめざすもの

　退院支援において、在宅診療、訪問看護などの医療的サービス、福祉サービスなどの導入は、クライエントにとって、新たな支援者たちとの信頼関係を作っていく大切な時間です。相手の価値観、人生観を大切にし、自己実現できるよう個別的な支援をしていきます。

　「顔の見える連携」、さらに「腕の見える連携」という言葉の通り、多職種が互いの専門性を尊重し、信頼関係を築くことで、糸のように重なり合い、1つの織物を編んでいくような協働が必要です。人と人とのつながりによる安心感、信頼感をもって利用者の生活を包み込むように支援することが多職種連携のめざすところといえます。

（澤近敦子）

⑤在宅・環境整備

　病気やけがにより障害が残ったり、介護が必要な状態になったとき、さまざまな福祉用具の活用や自宅の改修により環境整備をすることで「生活のしづらさ」を補います。

　福祉用具を入手したり住宅改修をしたりするために自己負担を軽減する方法は、その人のおかれている状況によって利用できる制度はさまざまです（図表3-2）。利用する制度には「社会保障制度間の優先順位（39頁、図表3-1）」に示すように優先順位があります。そのため、同じ福祉用具を入手したくても、その人の置かれている状況により、入手の方法や費用負担がことなります（図表3-3）。

　例えば、車いすを入手したいとき、その身体の不自由さの原因が業務上のけがによるものであれば、労災保険を利用することで、自己負担なしで入手することになります。原因が加齢によるもので介護保険の要介護認定に該当すれば介護保険を利用し、月々いくらかのレンタル料を支払い入手することになります。

　また、制度によって対象になる福祉用具の種類や利用方法がことなるので確認が必要です。住宅改修も同様です（図表3-4）。

図表 3-2　制度別福祉用具・住宅改修の比較

	医療保険等		介護保険		障害福祉	
福祉用具	療養費（73、76、79、93頁）		福祉用具貸与（141頁）		補装具給付・借受け（160頁）	
	治療上必要と判断され給付（医療保険、労災保険、自動車保険、生活保護）	例）義肢、装具など	自立の促進や介護者の負担軽減のために必要な用具のレンタル	例）松葉杖、歩行器、杖、車いす、ベッド、スロープ、据え置き手すりなど	身体の一部を補うものや、身体機能を補うために必要な用具の給付や修理費用の支給、場合によって借受け	例）義肢・装具・松葉杖・歩行器・車いすなど
	補装具（76頁）		福祉用具購入費（141頁）		日常生活用具（161頁）	
	症状固定されており、日常生活に必要な用具の支給（労災保険）	例）義肢、装具、車いす、歩行車、杖、松葉杖、ベッドなど	自立の促進や介護者の負担軽減のために必要な用具の購入費給付	例）シャワーチェア、ポータブルトイレ、杖、歩行器、スロープなど	在宅での生活をより快適にくらすために必要な用具の給付	例）ベッド、シャワーチェア、ポータブルトイレ、T字杖、スロープ、据え置き手すりなど
	損害賠償（79頁）					
	事故の後遺症により日常生活に必要な用具の購入費（自動車保険任意保険）	例）車いす、歩行器、杖、ベッドなど				
住宅改修	損害賠償（79頁）		住宅改修費（141頁）		日常生活用具（住宅改修費）（161頁）	
	事故の後遺症により日常生活に必要な改修の費用（自動車保険任意保険）		自立の促進や福祉用具利用のために必要な改修費用の助成		在宅での生活をより快適にくらすために必要な改修費用の助成	

column

さまざまな「杖」の種類と調達方法

　杖には「T字杖」「1本杖」「多点杖」「ロフストランドクラッチ」など、さまざまな種類があります。身体の状態に合わせた杖を選択し、どのような制度が利活用できるか検討が必要です。

　例えば、2024年の介護報酬の改定では「杖」の調達方法に貸与と販売との選択制が導入されました。自治体によっては「T字杖」を障害者総合支援法に基づき日常生活用具の「自立支援生活用具」として購入の助成をしていたり、民生委員が必要と判断した場合に自治体が杖を支給（いわゆる"敬老杖"や"交通安全杖"）する場合があります。

（髙石麗理湖）

図表 3-3　福祉用具の給付を受けるための制度や自己負担の例

福祉用具	利用できる人	利用する制度	自己負担額	備考・参照頁
義肢装具（義手、義足、装具など）	治療上装具が必要と医師に言われた人	医療保険	いったん全額を支払い、各保険者に申請後、7〜9割が払い戻される	73 頁（療養費）
		労災保険	労働基準監督署に申請する。いったん全額を支払った後に、請求すると全額が払い戻される	77 頁 [療養（補償）給付]
		生活保護	自己負担なし。福祉事務所の判断が必要	
	症状固定されており、日常生活に装具が必要な人	障害者総合支援法	1 割負担。福祉事務所に申請し、身体障害者更生相談所の判定を受ける	160 頁（補装具）
		労災保険	自己負担なし。労働基準監督署に申請する。いったん全額を支払った後に払い戻しを受けるか、受領委任払いの手続きを行う	77 頁（補装具の支給）
車いす	介護保険の要介護認定を受けている人	介護保険	1〜3割負担でレンタル。機種により 1 割負担でおおむね 500〜1,000 円 / 月	141 頁（福祉用具貸与）
	身体障害者手帳を持っている人	障害者総合支援法	基準額内であれば 1 割負担で購入。おおむね 15,000〜25,000 円	160 頁（補装具）
	難病により障害がある人			
	労災認定を受けた人	労災保険	自己負担なし。労働基準監督署に申請する。いったん全額を支払った後に払い戻しを受けるか、受領委任払いの手続きを行う	77 頁（補装具の支給）
	上記以外の人	社会福祉協議会レンタル	各社会福祉協議会の取り決めによるが、期間限定の無料レンタルの場合が多い	
		自費レンタル	各業者の設定による。おおむね 1,000〜10,000 円 / 月	
		自費購入	各業者の設定による。おおむね 20,000〜250,000 円	
電動ベッド	介護保険の要介護認定を受けている人	介護保険	1〜3割負担でレンタル。機種によるが、1 割負担でおおむね 1,000〜2,000 円 / 月	141 頁（福祉用具貸与）
	身体障害者手帳を持っている人	障害者総合支援法	基準額内であれば 1 割負担で購入。おおむね 15,000 円	161 頁（日常生活用具）
	難病により障害がある人			
	上記以外の人	社会福祉協議会レンタル	各社会福祉協議会の取り決めによるが、期間限定の無料レンタルの場合が多い	
		自費レンタル	各業者の設定による。おおむね 1,500〜10,000 円 / 月	
シャワーチェア	介護保険の要介護認定を受けている人	介護保険	1〜3割負担で購入。機種により 1 割負担でおおむね 2,000〜4,000 円	141 頁（福祉用具購入費）
	身体障害者手帳を持っている人	障害者総合支援法	基準額内であれば 1 割負担で購入。おおむね 1,000〜3,000 円	161 頁（日常生活用具）
	難病により障害がある人			
T 字杖	身体障害者手帳を持っている人	障害者総合支援法	基準額内であれば 1 割負担で購入。おおむね 400 円	161 頁（日常生活用具、入院・入所中も利用可）
	難病により障害がある人			
	労災認定を受けた人	労災保険	自己負担なし。労働基準監督署に申請する。いったん全額を支払った後に払い戻しを受けるか、受領委任払いの手続きを行う	77 頁（補装具の支給）
	生活保護を受けている人	生活保護	自己負担なし。福祉事務所の判断が必要	
固定型歩行器	介護保険の要介護認定を受けている人	介護保険	1〜3割負担でレンタルもしくは購入。機種により 1 割負担でおおむね 200〜400 円 / 月でレンタル。1,700〜4,000 円で購入	141 頁（福祉用具貸与）
	身体障害者手帳を持っている人	障害者総合支援法	基準額内であれば 1 割負担で購入。おおむね 1,700〜4,000 円	160 頁（補装具）
	難病により障害がある人			
	労災認定を受けた人	労災保険	自己負担なし。労働基準監督署に申請する。いったん全額を支払った後に払い戻しを受けるか、受領委任払いの手続きを行う	77 頁（補装具の支給）
重度障害者用意思伝達装置	身体障害者手帳を持っている人	障害者総合支援法	基準額内であれば 1 割負担で購入。おおむね 15,000〜45,000 円	160 頁（補装具）
	難病により障害がある人			

歩行器や重度障害者用意思伝達装置など一部補装具への補装具給付は、障害の進行などに対応するため借受けとなる場合がある。ただし、障害の程度や自治体によってことなる。

図表3-4　住宅改修が必要なときに利用できる制度

利用できる人	利用する制度	自己負担額	備考・参照頁
介護保険の要介護認定を受けている人	介護保険	対象工事の20万円までが1～3割負担	141頁（住宅改修費）
身体障害者手帳をもっている人	障害者総合支援法	対象工事の20万円までが1割負担	161頁（日常生活用具の居宅生活動作補助用具）
難病により障害がある人			

市区町村によって独自の制度を設けているところもある。

A　制度活用のポイント

1）介護保険と障害福祉制度両方が対象の人の場合

介護保険が原則優先なので、介護保険を利用し必要な環境整備をします。ただし、介護保険に対象品目がなく障害福祉にはある場合や、介護保険の対象品目ではあるが、その人の障害の状態に適切でない場合は、障害福祉制度による給付を受けます。

2）難病により障害がある人の場合

障害福祉制度で給付申請をします。障害者手帳を取得している人とは給付品目や障害・症状の程度基準がことなりますので確認してください。

3）交通事故被害者であり障害福祉制度対象の人の場合

交通事故の任意保険による賠償が優先なので、加害者の保険会社に必要な環境整備を伝えます。過失割合や賠償額、示談の状況等個々の事情により、障害福祉制度を利用する場合もあります。

B　制度利用の優先はあるがあきらめない

同じ福祉用具や住宅改修などの環境整備が必要でも、その人の年齢、その不自由さの原因、状態などにより環境整備の方法がことなります。制度の違いによって、申請方法や給付のタイミングも大きくことなるので注意が必要です。

また、複数の制度の対象になる人は、制度利用の優先順位で整理されます。

例えば、健康な65歳の人がある日、脊髄損傷で身体障害者手帳を取得する状態になり、車いすを入手しようと障害福祉担当課に相談しても、「65歳なので介護保険対象のためレンタルにしてください」と言われます。しかし、レンタルの車いすだと座位を保持し屋外の不整地を移動するには、車いすが重く自分では難しいです。そのまま「介護保険が優先だから」で進むと、車いすをレンタルし、屋外は誰かに介助をしてもらうサービスを考えるという事態になります。このような場合、障害福祉担当課に介護保険対象の車いすを複数機種試したが使用が難しいこと、その人の障害に適した車いすの機能についての意見を添えて相談し、更生相談所の判定を受けた結果、身体機能に適合した車いすの交付を受けることができた事例もあります。利用者にこのような煩雑さの負担を掛けないような運用上の改善が求められます。

環境整備は生活のしづらさを補う有効な手段で、適した福祉用具や住宅改修によって環境が整備されることにより、その人の「生活の質」を向上させることにつながります。

しかし、制度をまたぐ利用は簡単ではないので、支援者の適切な支援が必要です。その人に必要なことをあきらめずアプローチすることが大切です。

（佐渡裕紀）

⑥身寄りがない状態・家族不在の状態での支援

厚生労働省の国民生活基礎調査では、ひとり暮らし高齢者の増加は著しく、その中で身寄りがない状態の割合も増えています。昨日まで自立して普通にくらしていた人が、今日突然の病気などで判断能力が不十分、またはない状態に陥ってしまったときに、本人がしてきたことを代わりにする人がいない状態になります。特に、「入退院」「入退所」「死亡時」「死後」の対応は、家族等不在のために生じる課題がたくさんあります。こうしたときにどのように支援をしていけばよいのか、またどのような課題があるのかを考えてみます。

A　身寄りがない状態の定義

身寄りがない状態とは、家族や親族がいない人、家族や親族と連絡の取れない状態の人、家族がいても支援を受けられない人などになります。本書では、家族を配偶者、親権者、直系親族、兄弟姉妹、家庭裁判所で選任された扶養義務者とします。法律の中に「家族」という概念はないことから、私たちが実際に使う「家族」という言葉は実に曖昧ななかで、その役割を求めているともいえるのです。

B　支援の実際の留意点

「ひとり暮らしの高齢者が、突然入院をすることになった」とします。本人には配偶者も兄弟も子どももいません。先々このことを考えると自分の人生の最期については、家の処分、預貯金の管理など法律の専門家の人などと契約をして、第三者にお願いしていかなければならないと考えています。でもまだそのようなことを考えていただけで、実行に移していない中で入院しました。厚生労働省は、2019年に、「身寄りがない人の入院及び医療に係る意思決定が困難な人への支援に関するガイドライン」を発出し、判断能力がある場合、判断能力が不十分・ない場合で成年後見人がいる場合、成年後見人がいない場合のガイドラインを示しています。

1）本人に判断能力がある場合

本人に判断能力がある場合は、医療を受ける上での書類の記載や医療の同意、本人の身の回りの物の準備や支払い、退院後の支援をどのようにしたいかなど本人と相談をしていくことになります。経済的な問題がある場合は、行政に生活保護の相談もしていきます。このように本人の意向を中心に据えて、さまざまな課題を相談して決めていくことが可能です。一方、本人の判断能力が不十分、またはない状態の場合で成年後見人等の支援者がいる場合は、成年後見人等と相談をして、本人の意向の推察や、本人に代わって契約や支払いなどをお願いすることができます。しかしながら、成年後見人等がいない場合においては、本人以外に対応可能な家族や相談機関がない状態のため、医療機関でこの問題は顕在化するのです。入院前までの日常生活では、いずれ考えていかなくてはいけないと考えていたこと、つまり潜在化した課題が、病気を通して顕在化するということになります。医療機関はこうした地域課題が表面化しやすいところであり、それゆえに、医療ソーシャルワーカーの役割があるともいえます。

2）本人の判断能力が不十分な場合

判断能力が不十分、またはない状態で、成年後見人がいない場合は、本人の住

所地の行政に家族等がいないかどうかの相談をします。また預貯金等所持金の有無もわからない場合は生活保護の相談もすることになります。家族等がいるかどうかは、行政が親族調査を行うことができるため、その結果をふまえて家族がいない、またはいても本人の支援をすることができないかを判断し、行政が成年後見人の申し立てを行う「首長申し立て」の手続きをしていきます。この手続きをするまでに時間を要するため、できるだけ早期に調査や手続きができるよう行政側と話をしていく必要があります。成年後見制度の選任まで数か月がかかることが多くあり、この期間の間に亡くなると、本人の預貯金がある場合は、そのお金を本人のために活用することができず、入院前の生活の未払いや入院してからの支払いすべても未払いとなることがあります。このように、本人の資産を本人のために活用できない事態が生じることをふまえて、行政や医療機関等は協力をしてすみやかに本人の権利が守られるような手続きに進むことがポイントになります。

C　医療同意は一身専属性

　　医療を受ける上での同意書等は、本人以外の同意はできない「一身専属性(その人以外の人が行うことはできない、例えば結婚など、代理でできるものではないもの)」のものです。医療機関によっては、こうした医療同意の考え方が標準化されていないところもあり、本人以外に医療同意の署名を求めるところがありますが、本人以外が署名をしても効力がありません。本人以外の支援者等は、医療者側の説明を聞き、その医療行為の内容を理解したり、本人だったらどう希望するかを一緒に考える立場にはありますが、本人の代わりに決めることはできません。医療機関内では本人の意向が十分わからない場合は、医療・ケアチームで協議をしてどのような選択肢を選んでいくことがよいのかを検討する場をもつことがあります。こうした場に招聘された場合は、本人だったらどう考えるか、本人が日頃からどんな考え方の人だったのかなどを発言する場として参加するとよいです。最終決定は複数の専門職で構成された医療・ケアチームで決めることになります。これらは、厚生労働省の「人生の最終段階における医療・ケアの決定プロセスに関するガイドライン」を根拠として実践現場で活用されています。

D　転院・福祉施設等入所時における課題

　　その他、入院に必要な書類等の作成は、本人以外の記載が可能なものがありますが、記載すべき人がいない場合は医療機関側もその理由を踏まえて対応していきますので、本人の支援者側は医療機関の医療ソーシャルワーカー等へ相談をしましょう。本人の病状が落ち着いている場合は、急性期治療を提供する病院からは退院しなければなりません。医療機関側からみれば、退院先の選定に際して、本人と相談ができない状態の場合は受け入れ先が求める身元保証や身元引受人にあたる役割が準備できるかどうかが課題になります。成年後見人が選任されている場合は、未払いになることがないと確実視されるため、退院先が決定しやすいですが、選任前になると成年後見人決定後に受け入れるという意向を示すところが多く、治療の必要ない状態で入院継続をすることになりますので、急性期医療機関が社会的課題のある患者さんの受け皿になってしまいます。

　　また、福祉施設に入所する場合も同様の理由で受け入れが困難になることもあり、複数の身元保証人を求める姿勢があることにより、身元保証等高齢者サポー

ト事業が全国でも多数存在します。本人の支援上とても助かる面がある反面、判断能力が不十分で契約能力のない状態であったとしても、身元保証等サポート事業の契約を行政や専門職が安易に進めることには課題があります。

E　アドバンス・ケア・プランニング（ACP）

　　こうしたことをみていくと、入院前の生活の中で、身寄りのない状態になると予想される本人または本人を支援する人たちが、本人に判断能力がある状態のうちに、支援者としても権利擁護センターや地域包括支援センターと相談し、法律の専門家とつながり死後事務委任契約（死後に必要な事務手続きを法律の専門家に委ねること）をすることや、公正証書遺言（死後の自分の資産をどのようにしてほしいのかの意向を記す公的な証書）作成、死後の葬儀等の意向など、自分の資産を使ってどのようにしたいのか、できるのかを考えていく時間を持つことが大切になります。これは、アドバンス・ケア・プランニング（ACPという）として、もしものことを考える「人生会議」の必要性の啓発と同時に、これらを支援することが大切になります。特に医療の場に限って論じられることが多いACPですが、ACPは「もしもの時」を想定した狭い概念ではなく、どのようなケアを受けたいか、どのような生活を望むかといった広い意思決定を含みます。

　　このACPは、行政も含む地域全体で取り組むことであり、毎年11月30日を人生会議の日と定めて、国も啓発活動を行っていますので、一度調べてみるといいでしょう。また、ACPを推進する上で、意思決定支援の技術も支援する側には重要になります。共有意思決定支援（SDM）のプロセスの大切さが指摘されていますので、専門職をめざす人、専門職として支援に従事する人はこちらの技術も学ぶとよいでしょう。今後こうした本人の意向を知り、その意向の根拠を踏まえて連携する支援機関同士が本人の意向を情報連携するしくみがさらに重要になります。これらをふまえた地域包括ケアシステムの構築という視点が大切です。

F　社会・政策的課題

　　身寄りのない状態の問題は、身元保証を前提とした社会の課題から発生する問題です。これらは本人の意思決定支援の課題を含んでおり、厚生労働省はさまざまなガイドラインを発出しています。こうしたガイドラインを根拠に現場の実践を整理することができます。しかしながら、行政の対応については公的責任を伴うものですが、自治体任せになっていることから地域格差が生まれていることも事実です。行政、在宅支援機関、権利擁護支援センター、医療機関、福祉施設が地域の中でルールをつくり、判断能力が不十分、またはない状態で意思決定が困難な人への支援を成年後見制度につながるまでどうしていくべきか、話し合うことが大切になります。こうした地域レベルでの協議の中にソーシャルワーカーなどの専門職が「本人の不利益にならない地域づくりのため」に参画していくことは大切です。ソーシャルワーカーの倫理綱領や行動指針に基づき、この課題に取り組んでいくことが期待されます。
　　　　　　　　　　　　　　　　　　　　　　　　　　　　　　　　（野田智子）

⑦生活保護の相談の場面と申請方法の状態での支援

　　生活保護の申請については、本人またはその扶養義務者、その他の同居の親族による福祉事務所での窓口申請が原則となっています。また、担当地区の民生委員に相談して福祉事務所へ連絡票を書いてもらう方法もあります。

　　扶養義務者がいない、その他の同居の親族がいないような場合や、急迫した状態にあるとき、福祉事務所は職権で相談者を保護することができますので、まずは相談してみましょう。福祉事務所へ相談しただけでは生活保護の申請にはなりませんので、必ず書面で相談を行うことが重要です。

A　生活保護申請の際に準備するもの

　　申請時には、生活保護申立申請書の提出が必要になります。その申請書には記載が必要な事項として、以下のようなものがあります。①要保護者の氏名および住所または居所、②申請者が要保護者でない場合には、申請者の氏名および住所または居所ならびに要保護者との関係性、③保護を受けようとする理由、④要保護者の資産および収入の状況（就労状況や求職活動状況、扶養義務者の扶養の状況）などの記載があります。

　　申請の際に持参した方がよいものとして、年金手帳・年金証書・年金改定通知書、働いている人は源泉徴収票や給与明細書（最近3か月分）、賃貸借契約書、通帳（生活通帳・預金通帳含む）、国民健康保険証または健康保険証、生命保険証書、公共料金・電話代の領収書、運転免許証、外国人登録証、身体障害者手帳、親族（扶養義務者）の住所や連絡先のメモなどがあります。

B　生活保護申請の心構え

　　申請時の心構えとして、「生活に困窮している状況を具体的に伝えた上で、生活保護を申請したい（させたい）」といった明確な意思表示をして福祉事務所の面談・相談に臨んでください。福祉事務所の職員からは、順次聞き取りが行われますが不明な点などについては福祉事務所の権限で調べることが可能な事項もあります。

　　必要な書類が揃わないから申請できないと「あきらめない」ことが肝心です。

C　生活保護の適用範囲について

　　原則として、保護認定は個人ではなく、生計を同一にしている世帯を単位として行われます。しかし状況により、生活には困窮しているものの、生活保護受給になりにくい場合、例えば、世帯員のうちに働ける能力はあるものの働かない人がいる、また、寝たきりの高齢者・重度の心身障害者といった介護または見守りを要する状態の人がいる等の場合には、世帯分離の例外措置がとられることがあります。

D　生活保護について最低限知っておくこと

　　その世帯に収入がある場合は、生活保護基準（最低生活費）から収入を控除した額の生活保護費が支給されます。これは、国が定めた最低生活費に不足する金額が生活保護費として支給されるという意味です。

　　保護が認められた場合には、原則として申請日に遡って生活保護の適用（開始）となるので、生活に困れば早めに申請することが肝心です。また、「自動車の所持が認められない」「扶養義務者がいるので申請できない」「土地などの不動産を必ず処分しないといけない」と認識している人も多いと思いますが、あくまで扶養義務者が経済的側面から援助が可能かどうか、資産の処分価値や利用価値があるかどうかで判断されます。例えば、就業のために自動車の保持が必要であるなど、理由があれば保有が認められます。　　　　　　　　　　　　　（梶原順）

⑧障害年金の申請

　　障害年金を申請にするにあたり、まず「初診日」や「障害認定日」などを確認していくことになります。障害年金の申請は、その人のけがや病気の経過はどのような状況だったのかといった事柄を確認しながら進めていくことが大切です。

　　障害年金の申請にあたってのポイントは、以下の通りです。

A　「初診日」について

　　初診日とは、障害の原因となったけがや病気で初めて医師の診察を受けた日のことです。初診日を確認し、受け取れる要件を満たしているかを確認する必要があります。初診日によって年金が申請できるのか、また、受け取る年金額にも影響してきます。通常は「受診状況等証明書」を提出しますが、初診日から時間が経過している場合で、診療記録（カルテ）等が残っていないなど医療機関による証明が難しい場合があります。そのときはその人の状況によって、「初診日に関する第三者からの証明書（第三者証明書）」や「受診状況等証明書が添付できない申立書」を提出することで申請ができます。

B　「障害認定日」と「事後重症」について

　　障害認定日とは、初診日から1年6か月を経過した日のことです。1年6か月経過していなくても症状が固定した場合はその日が障害認定日となります（図表3-5）。

図表3-5　障害認定日の例

処置・障害状況等	認定日
心臓ペースメーカーや人工弁の装着	装着日
人工透析	透析を開始してから3か月経過した日
人工肛門・尿路変更	その状態になって6か月経過した日
脳卒中で麻痺が残った場合	医師が症状固定したと判断すれば、初診日から6か月経過した日

　　障害認定日が過ぎていても遡って申請はできます。このような場合は、5年分まで遡って受け取ることができます。

また、通常は、障害認定日の障害の状態で申請をしますが、その時点で障害の状態が軽くて該当しなかったが、その後障害の状態が重くなった場合も申請ができます。これを「事後重症」といいます。この場合は申請した翌月からの年金を受け取れることになりますので、該当することがわかれば、早めに申請をしていきましょう。

C　障害年金と障害者手帳の関係について

　障害年金の障害の基準は国民年金法施行令や厚生年金保険法施行令によって定められており、障害者手帳の基準とはことなります。そして、障害者手帳を取得していないと申請できないものではありません。

　例えば、糖尿病の人、がんの人や難病の人でも障害の状態によっては申請ができますので、病気によって日常生活の支援が必要な場合や、就労が困難な場合は、医療ソーシャルワーカーに相談してみましょう。

　障害年金の申請は、複雑で時間を要することがありますので、早めの相談をお勧めします。　　　　　　　　　　　　　　　　　　　　　　　　　（渡邊佳代子）

【参考文献】
インスー・キム・バーグ　磯貝希久子監訳(1997)『家族支援ハンドブック』金剛出版
ピーター・ディヤング / インスー・キム・バーグ　桐田弘江・玉真慎子・住谷祐子訳(2016)『解決のための面接技法第4版』金剛出版

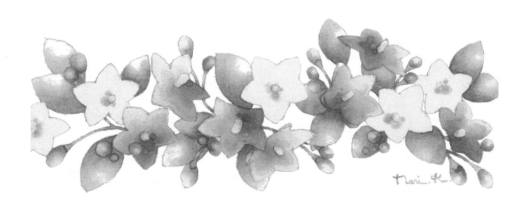

第4章

社会保障制度活用の実際

　生活問題の解決に向けて社会保障制度を活用するには、困りごとやニーズを正しく把握し、どのような支援が必要かを見極めることが大切です。加えて、社会保障制度をはじめとした社会資源そのものの理解を深めておくことも必要です。そのことが社会保障制度を知らないが故に生じる不幸を防ぐことにつながります。

　本章では各分野で用いることの多い社会保障制度を取り上げています。社会保障制度には所得制限のような制限や申請するタイミングによって利用できないものがあるため、知っておくべきルールなどもまとめました。

　また、社会保障制度の活用にいたらない要因の１つには「私は対象ではない」とあきらめてしまうことがあります。ベテランソーシャルワーカーや支援者の実践知をもとに、制度間の運用上のコツや活用に必要なミニ知識などを掲載しています。どこに相談すればよいのかを「相談するところ」で一覧にし、分野ごとに制度の内容、利用できる人、利用者負担を示しています。

　　　　　医療福祉に関わる主な相談窓口
　　　　　医療提供のしくみ
　　　　　生活と生活費
　　　　　高齢者サービスのガイド
　　　　　障害者・障害児サービスのガイド
　　　　　子ども・家庭のために
　　　　　権利擁護

医療福祉に関わる主な相談窓口

　私たちのくらしを保障する責任は行政にありますが、「官から民へ」という政策動向のなかで、さらに生活問題が複雑化するなかで、官民双方の相談窓口が多様化しています。

　制度やサービスを利用する場合には、これらの相談窓口があります（図表 4-1）。また、制度を利用するためにはその窓口を知ると同時にそこに働く支援者を知り、活用することも大切です。

図表 4-1　サービスの利用の窓口・支援する人

対象	相談窓口	内容・手続き・その他	支援する人
医療	病院等の患者支援センター・医療相談室	患者の相談・支援窓口	医療ソーシャルワーカー・看護師など
	がん相談支援センター	がんに関する治療や生活全般の相談	医療ソーシャルワーカー・看護師など
生活保護	市区町村・福祉事務所	生活保護などの申請・相談窓口	行政職員
生活困窮	生活困窮者自立相談支援機関	さまざまな課題を抱える生活困窮者などの相談窓口	相談支援員など
地域	社会福祉協議会	福祉のまちづくりへの推進活動　高齢・障害者・子どもの福祉、災害時の支援、ボランティア活動支援、福祉サービス第三者評価、福祉サービス利用援助事業、生活福祉資金貸付など	社会福祉士・福祉活動専門員など
	ひきこもり地域支援センター	ひきこもりに関する相談窓口	ひきこもり支援コーディネーターなど
高齢者	地域包括支援センター	介護・生活の相談など高齢者の地域生活に関する総合相談窓口	保健師（看護師）・社会福祉士・主任ケアマネジャー
	居宅介護支援事業所	介護サービス計画（案）の作成など	ケアマネジャー
	市区町村・福祉事務所	介護保険要介護認定申請窓口、福祉・保健等の相談・手続き	行政職員
障害者	市区町村・福祉事務所	各障害者福祉手帳およびサービスの利用申請、相談窓口	行政職員
	保健センター	健康相談・保健指導など	保健師など
	保健所（都道府県・政令指定都市・中核市）	精神障害者・難病患者・ひきこもり状態の方の相談窓口	保健師など
	基幹相談支援センター	身体・知的・精神障害者（児）・難病の包括的な相談支援窓口	社会福祉士・精神保健福祉士・保健師など
	相談支援事業所	サービス等利用計画（案）の作成、地域移行支援・地域定着支援など	相談支援専門員
	精神保健福祉センター（都道府県・政令指定都市）	精神障害者・依存症・ひきこもり状態の方などの総合的相談の窓口　退院請求・処遇改善など	医師・保健師・精神保健福祉士など
	難病相談支援センター	難病患者や家族に対する各種相談・支援窓口	難病相談支援員など
	発達障害者支援センター	発達障害者の専門的な相談窓口	社会福祉士など
	高次脳機能障害支援センター	高次脳機能障害者への相談窓口	社会福祉士など
家庭・子ども	市区町村・福祉事務所	福祉全般についての相談窓口	家庭相談員、母子・父子自立支援員など
	児童相談所	子どもに関する総合相談・支援の拠点、児童施設入所の判定など	児童福祉司、心理士など
	子育て世代包括支援センター	妊娠から子育て期の相談支援窓口	保健師・子育て支援員など
	女性相談支援センター	女性が抱えるさまざまな問題に関する相談業務	女性相談支援員など
	配偶者暴力相談支援センター	配偶者等からの暴力に悩んでいる人の相談窓口	女性相談支援員など

医療提供のしくみ──適切な医療を受けるために

医療サービスを利用するとき

　私たちは心身の具合が悪いと感じた際に医療機関を訪ねます。そして各種医療保険の被保険者証を保険医療機関の窓口で示し診療や治療（保険診療）をうけ、自己負担分のお金を支払います。このような医療サービス提供のしくみを示したものが図表4-2です。

図表4-2　保険医療サービス提供のしくみ

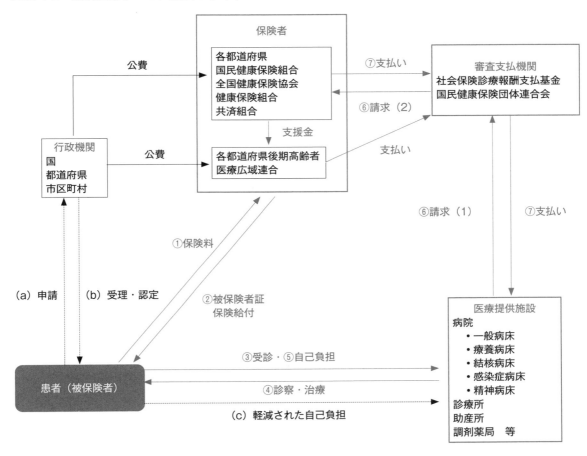

　また、医療費の自己負担分の支払いを軽減するための各種制度があります。

手続の手順は以下の通りです。

(a)患者は該当する各種制度の申請を行政機関に行います。

(b)申請を受理・認定した行政機関は、公費の受給者証を発行します。

(c)患者は受給者証を保険医療機関に提示することで、窓口の自己負担が軽減されます。

　80頁以降からさまざまな医療費自己負担の軽減制度について説明しています。

①医療提供施設を定める医療法

　　医療法は患者の利益の保護と、良質で適切な医療を効率的に提供する体制を確保し、国民の健康の保持に寄与することを目的に定められた法律です。医療法には、医療は医療従事者と医療を受ける患者との信頼関係に基づき提供されることが明記されています。

　　医療法全文（厚生労働省ホームページ：2023年10月16日アクセス）

　　それらの位置づけを整理したものが図表4-3です。私たちはこのような医療機関ごとの機能と必要としている医療の内容を擦りあわせて医療機関を選択していくことになります。

図表 4-3　医療機関の種類

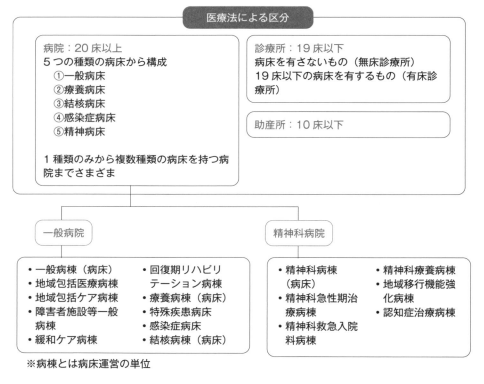

※病棟とは病床運営の単位

A　医療法による区分

　　医療法の第1条の2項では、医療サービスを提供する場所を病院、診療所、介護老人保健施設、介護医療院、調剤を実施する薬局などに分けて定義しています（図表4-4）。

図表 4-4　医療提供施設の種類と特徴

病院	20 床以上の病床を有し、患者が入院できる施設を持つところ
診療所	19 床以下の病床を有し、患者が入院できる施設を持つところ（有床診療所） 病床を有さずに、患者の診療や治療にあたるところ（無床診療所）
助産所	9 床以下の病床を有し、助産師が助産を行うところ。妊婦、褥婦、新生児の保健指導などを行うところ
介護老人保健施設	看護、医学的管理のもとで介護および機能訓練その他必要な医療並びに日常生活上のケアを提供することにより、入所者が有する能力に応じ自立した日常生活を営むことができるよう支援し、居宅における生活への復帰をめざすところ
介護医療院	長期にわたり療養が必要である人に対し、療養上の管理、看護、医学的管理の下における介護および機能訓練その他必要な医療並びに日常生活上のケアを行うところ

　　　　　病床の種類は精神病床、感染症病床、結核病床、療養病床、そしてこれらの病床以外の一般病床の 5 つに区分されています（図表 4-5）。

図表 4-5　病床の種類と特徴

精神病床	病院の病床のうち精神疾患を有する人が入院する病床
感染症病床	病院の病床のうち感染症の治療に必要な設備が整った病床で、1 類感染症、2 類感染症（結核を除く）、新型インフルエンザ等感染症または指定感染症や新感染症の所見がある人が入院する病床
結核病床	病院の病床のうち結核の人が入院する病床
療養病床	病院または診療所のうち精神病床、感染症病床、結核病床以外で長期にわたり療養を必要とする人が入院する病床
一般病床	病院または診療所のうち上記以外の病床

②病棟・病床の種類と特徴（診療報酬上の病棟・病床区分）

一般病棟（病床）

急性期に必要な入院治療を受けるところ

内容	●病気やけがをしたり、持病が悪化した人や、検査目的や確定診断を受けるために入院した患者に対して、集中的な治療やケアを提供します。
コメント	●急性期の治療を目的にしているため、病気や症状が完治するまでの長期間の入院を前提にしていません。

地域包括医療病棟

高齢者の救急患者が包括的な医療を受けられるところ

内容	●急性期治療、リハビリテーション、栄養管理、入退院支援、在宅復帰を包括的に提供する病棟。
コメント	●入院患者の平均在院日数が 21 日以内であることや、在宅などに退院する患者の割合が 8 割以上であることが求められます。

地域包括ケア病棟

在宅生活を続けるために一定期間の療養とリハビリテーションを受けるところ

内容	●在宅や施設での療養に不安がある人、病状が急性増悪した人、急性期治療を終え病状が安定した人に継続治療やリハビリテーションの提供を行い、住み慣れた地域でくらし続けることを支援するための病棟です。 ●リハビリテーションは 1 日 2 単位（1 単位は 20 分）以上の算定ができます。
コメント	●「地域包括ケア病棟入院基本料」が算定できる上限が 60 日とされているため、

入院期間の上限は 60 日までとされています。入院期間は病状や状況に応じて
医師が判断します。

回復期リハビリテーション病棟

リハビリテーションを集中的に受け、社会復帰をめざすところ

内容	●病気やけがの発症早期から、歩行や排泄など日常生活動作(ADL)の向上と社会復帰を目的とした集中的なリハビリテーションを提供するための病棟です。
利用できる人	●入院できる人の要件と算定上日数が定められています(図表 4-6)。
コメント	●リハビリテーションは 1 日最大 9 単位まで(運動器リハビリテーションは 1 日 6 単位まで)算定ができます(図表 4-7)。
	●疾患によっては疾患別リハビリテーションの分類による算定上限日を超えてリハビリテーションが受けられる場合がありますが(図表 4-8)、月 1 回以上の FIM(資料 10)の測定を行い、医師が治療上、リハビリテーションが有効であると判断した場合に限られます。
	●病棟単位で入院料区分が 1 〜 5 に設定されており、受け入れ患者の基準や FIM を利用した実績指数、職員の体制、在宅復帰率などがことなるため、病棟の特徴を事前に確認してみるとよいでしょう。

図表 4-6　回復期リハビリテーション病棟を利用できる人の要件と回復期リハビリテーション病棟入院基本料算定上限日数

要件	算定上限日数
脳血管疾患、脊髄損傷、頭部外傷、くも膜下出血のシャント術後、脳腫瘍、脳炎、急性脳症、脊髄炎、多発性神経炎、多発性硬化症、腕神経叢損傷等の発症後もしくは手術後、または義肢装着訓練を要する状態	150 日
高次脳機能障害を伴った重症脳血管障害、重度の頸髄損傷および頭部外傷を含む多部位外傷の場合	180 日
大腿骨、骨盤、脊椎、股関節もしくは膝関節の骨折、または 2 肢以上の多発骨折の発症後、または手術後の状態	90 日
外科手術または肺炎などの治療時の安静により廃用症候群を有しており、手術後または発症後の状態	90 日
大腿骨、骨盤、脊椎、股関節または膝関節の神経、筋または靭帯損傷後の状態	60 日
股関節または膝関節の置換術後の状態	60 日
急性心筋梗塞、狭心症発作その他急性発症した心大血管疾患または手術後の状態	60 日

ミニ知識

差額ベッド代

　入院環境の向上を図ることを目的に、保険医療機関では個室等の病室等を用意していることがあります。その利用にかかる費用がいわゆる「差額ベッド代」です。正式名称を「特別療養環境料」といいます。

　例えば、差額ベッド以外の病床が満床で、病院が差額ベッドに患者を入院させた場合や治療上の必要性があると判断した場合、そして、患者・家族等が差額ベッド代のかかる療養環境を希望していない場合には、病院はその費用を患者に請求することはできません。

厚生労働省通知「「療担規則及び薬担規則並びに療担基準に基づき厚生労働大臣が定める掲示事項等」及び「保険外併用療養費に係る厚生労働大臣が定める医薬品等」の実施上の留意事項について」

（平成 18 年 3 月 13 日付け保医発 0313003 号

（最終改正：令和 2 年 3 月 5 日付け保医発 0305 第 5 号））

2024 年 1 月 6 日アクセス：

図表 4-7　疾患別リハビリテーションの分類と算定上限日数

分類	心大血管疾患 リハビリテーション	脳血管疾患等 リハビリテーション	運動器 リハビリテーション	呼吸器 リハビリテーション	廃用症候群 リハビリテーション
主な対象疾患・患者	・急性心筋梗塞等、急性発症した心大血管疾患 ・慢性心不全等、慢性の心大血管疾患により一定程度以上の呼吸循環機能の低下をきたしている患者	・脳梗塞等の脳血管疾患 ・脳腫瘍等の中枢神経疾患 ・パーキンソン病等、慢性の神経筋疾患 ・高次脳機能障害	・上・下肢の複合損傷等、急性発症した運動器疾患 ・関節の変性疾患、糖尿病足病変等、慢性の運動器疾患により一定程度以上の運動機能等の低下をきたしている患者	・肺炎等の急性発症した呼吸器疾患 ・肺腫瘍等の呼吸器疾患 ・慢性閉塞性肺疾患等、慢性の呼吸器疾患により一定程度以上の重症の呼吸困難をきたしている患者 ・食道がん等手術前後の呼吸機能訓練を要する患者	・急性疾患等に伴う安静による廃用症候群であって、一定程度以上の基本動作能力・応用動作能力・言語聴覚能力の低下をきたしている患者
算定上限日数 （入院日数も含む）	治療開始日から150日	発症・手術または急性増悪から180日	発症・手術または急性増悪から150日	治療開始日から90日	廃用症候群の診断または急性増悪から120日

図表 4-8　算定上限日数を超えてリハビリテーションを受けられる疾患・患者

①失語症・失認および失行症	⑨外傷性肩関節腱盤損傷（受傷後180日以内）
②高次脳機能障害	⑩回復期リハビリテーション病棟入院患者
③重症の頸髄損傷	⑪回復期リハビリテーション病棟の退棟日から3か月以内の患者
④頭部外傷または多部位外傷	⑫難病患者リハビリテーション料に規定する患者
⑤慢性閉塞性肺疾患（COPD）	⑬障害児（者）リハビリテーション料に規定する患者
⑥心筋梗塞	⑭先天性または神経性の神経・筋疾患
⑦狭心症	⑮医学的に必要と認められる患者
⑧軸索断裂の状態にある抹消神経損傷（発症後1年以内）	

療養病棟（病床）

医学的管理のもとで介護や療養を長期に受けるところ

■医療療養病床

内容　●急性期治療が終了していて病状が安定している人で、継続した医学的管理・処置が必要な人に医療保険に基づき医療と看護、介護をあわせて提供します。

利用者負担　● 65歳以上の人は原則、医療費と食費に加え、居住費がかかります。

コメント　●診療報酬点数が低く設定されている医療区分1の人は入院できない場合があります。医療区分の詳細は図表4-12（61頁）を参照してください。

図表 4-9　長期療養を支える施設例

内容	利用できる人	保険	利用者負担
医療療養病床	病状は安定しているが、医学的管理・処置の継続や維持期のリハビリテーションが必要な人	医療保険	高額療養費の自己負担限度額（82、83頁）＋入院時生活療養費＋おむつ代など
介護医療院※1	容体が比較的安定している要介護1〜5の認定を受けている人	介護保険	介護保険の要介護度に応じた利用者負担額

※1　詳しくは137頁を参照してください。

図表 4-10　療養病棟入院料 1

	疾患・状態にかかる医療区分 3 & 処置等にかかる医療区分 3	疾患・状態にかかる医療区分 3 & 処置等にかかる医療区分 2	疾患・状態にかかる医療区分 3 & 処置等にかかる医療区分 1
ADL3	入院料 1　1,964 点	入院料 4　1,692 点	入院料 7　1,644 点
ADL2	入院料 2　1,909 点	入院料 5　1,637 点	入院料 8　1,589 点
ADL1	入院料 3　1,621 点	入院料 6　1,349 点	入院料 9　1,301 点

	疾患・状態にかかる医療区分 2 & 処置等にかかる医療区分 3	疾患・状態にかかる医療区分 2 & 処置等にかかる医療区分 2	疾患・状態にかかる医療区分 2 & 処置等にかかる医療区分 1
ADL3	入院料 10　1,831 点	入院料 13　1,455 点	入院料 16　1,371 点
ADL2	入院料 11　1,776 点	入院料 14　1,427 点	入院料 17　1,343 点
ADL1	入院料 12　1,488 点	入院料 15　1,273 点	入院料 18　1,189 点

	疾患・状態にかかる医療区分 1 & 処置等にかかる医療区分 3	疾患・状態にかかる医療区分 1 & 処置等にかかる医療区分 2	疾患・状態にかかる医療区分 1 & 処置等にかかる医療区分 1
ADL3	入院料 19　1,831 点	入院料 22　1,442 点	入院料 25　983 点
ADL2	入院料 20　1,776 点	入院料 23　1,414 点	入院料 26　935 点
ADL1	入院料 21　1,488 点	入院料 24　1,260 点	入院料 27　830 点

※スモンの場合は除く

図表 4-11　ADL 区分の状態

内容	自立	準備	観察	部分的 な援助	広範囲 な援助	最大限 の援助	全面 依存	合計得点による ADL 区分
ベッド上の可動性	0	1	2	3	4	5	6	合計点
移乗	0	1	2	3	4	5	6	0〜10 点：ADL 区分 1
食事	0	1	2	3	4	5	6	11〜22 点：ADL 区分 2
トイレの使用	0	1	2	3	4	5	6	23〜24 点：ADL 区分 3

column

医療依存度が低い患者の入院療養生活の課題

　　かつて、医療の必要性の低い高齢者による社会的入院が増加し、社会問題化したことがありました。そこで、この問題を是正するため、社会的入院の多かった医療療養病床に、2006 年から医療区分と ADL 区分による患者評価が導入され、これに対応した 9 分類の入院基本料が設定されました。2024 年の診療報酬改定では、患者の疾患・状態と処置内容、ADL 区分、そしてスモンに関する 30 分類の入院基本料に変更されました（図表4-10）。非常に複雑です。療養病棟入院基本料 1 には入院患者に占める医療区分 2、3 の人の割合が 80% 以上等といった要件があるため、医療の必要性が高い人を優先的に受けざるを得ないしくみとなっています。

　　要介護高齢者の長期療養・生活のための施設で、医療の必要性が低い人も利用できる施設には介護医療院などがあります（図表4-9）。しかし、介護医療院などは地域によって病床数が少なかったり、病床の空きもなかなかない状況があります。

　　これは高齢者に限られた課題ではありません。若年の患者さんは「若い」ということを理由に入院を断られたりする場合があるなど、医療の必要性が低い人の入院療養先の確保には課題が残されています。

（髙石麗理湖）

図表 4-12　療養病棟における医療区分

	態・疾病・処置	該当する入院料
医療区分1	医療区分2、3に該当しない人 ※入院料 27 について、1日2単位を超えるリハビリテーション料が包括される	25 ～ 27
医療区分2	【疾患・状態】 ・スモンを除く難病の人（筋ジストロフィー、多発性硬化症、筋萎縮性側索硬化症（ALS）、パーキンソン病関連疾患など） 　　※必ずしも特定疾患医療受給者証の交付を受けている必要はない ・脊髄損傷 (頸椎損傷により麻痺が4肢全てに認められる場合に限る) ・慢性閉塞性肺疾患（会話や着替えにも息切れがするため、外出できない状態） ・がんにかかり、疼痛コントロール（麻薬）が必要な人 ・消化管等の体内からの出血が反復継続している状態 ・他者に対する暴力が毎日認められる状態 【処置等】 ・中心静脈栄養が必要な疾患が発症してから 30 日以内 　　※療養病棟によっては、FIM の測定を行っていない場合、医療区分1の点数の算定になる場合がある ・肺炎に対する治療 ・尿路感染に対する治療 ・傷病等によりリハビリテーションが必要な状態 (発症から 30 日以内) の状態 ・脱水、かつ発熱を伴う状態の患者に対しする治療 ・頻回の嘔吐、かつ発熱を伴う状態に対する治療 ・褥瘡に対する治療（皮膚層の部分的喪失が認められる場合または褥瘡が2か所以上に認められる場合に実施する治療 ・抹消循環障害による下肢末端の解放創に対する治療 ・うつ状態に対する治療 ・せん妄に対する治療 ・経鼻胃管や胃瘻等の経腸栄養が行われており、かつ発熱または嘔吐を伴う状態の患者に対する治療 ・1日に8回以上の喀痰吸引 ・頻回の血糖検査 (1 日3回の検査＋インスリン注射) ・気管切開または気管内挿管 ・透析 ・手術創や感染創、皮膚科潰瘍または下腿もしくは足部の蜂巣炎、膿などの感染症に対する治療 ・酸素療法を実施している状態（2L ／分以下）	13 ～ 18、 22 ～ 24
医療区分3	【疾患・状態】 ・スモン ・常に医療的な管理を必要としている状態 【処置等】 ・中心静脈栄養の管理を必要としている状態 　　※摂食機能又は嚥下機能の回復に必要な体制を有している場合 ・人工呼吸器の使用 ・ドレーン法又は胸腔もしくは腹腔の洗浄 ・気管切開又は気管内挿管をしていて、かつ発熱を伴う状態の患者に対して行う治療 ・酸素療法を要する状態（3L ／分以上） ・感染症の治療の必要性から実施する隔離室での管理	1 ～ 12、 19 ～ 21、 28 ～ 30

参考：厚生労働省ホームページ「中央社会保険医療協議会総会 第 584 回資料」

緩和ケア病棟

身体や心の痛みを和らげるケアを受けるところ

内容	●身体的な痛みや精神的な不安を和らげるケアを提供します。 ●病気を治すことを目的とした積極的な治療は行いません。その人らしい療養生活を送ることができるよう支援します。
利用できる人	●主に悪性腫瘍患者(がん)、または後天性免疫不全症候群(エイズ)の人が対象です。家族なども支援の対象です。
コメント	●自分の病状を理解したうえで入院することが求められます。 ●入院期間は短くなる傾向があり、体調がよければ在宅療養に移行していく方針が取られています。

障害者施設等一般病棟

重度の障害や難病等の人が治療を受けるところ

内容 　●重度の障害や難病の人を対象に治療を行います。

利用できる人 　●重度の肢体不自由児（者）、脊髄損傷等の重度障害がある人。

　●重度の意識障害者：意識障害レベルがJCS（Japan Coma Scale（図表4-13））でⅡ-3（または30）以上、またはGCS（Glasgow Coma Scale（図表4-14））で8点以下の状態が2週以上持続している人など。

　●神経難病患者：筋ジストロフィー、多発性硬化症、重症筋無力症など。

コメント 　●この病棟は入院患者のうち、7割以上を上記対象患者で満たす必要があります。

図表4-13　ジャパン・コーマ・スケール（Japan Coma Scale：JCS、3-3-9度方式）

Ⅰ	刺激なしでも覚醒している	1	ほぼ意識清明だが、いまひとつはっきりしない
		2	見当識障害がある
		3	自分の名前、生年月日が言えない
Ⅱ	刺激すると覚醒する（刺激を止めると眠り込む）	10	呼びかけで用意に開眼する
		20	大声や身体の揺さぶりで開眼する
		30	痛み刺激を加え、呼びかけを繰り返すとかろうじて開眼する
Ⅲ	刺激しても覚醒しない	100	痛み刺激に対し、払いのけるような動作をする
		200	痛み刺激で少し手足を動かしたり顔をしかめる
		300	痛み刺激に反応しない

図表4-14　グラスゴー・コーマ・スケール（Glasgow Coma Scale：GCS）

開眼 eye opening	点数	最良言語反応 best verbal response	点数	最良運動反応 best motor response	点数
自発的に開眼する	4	見当識あり	5	命令に従う	6
呼びかけで開眼する	3	混乱した会話	4	痛み刺激で払いのける	5
痛み刺激で開眼する	2	混乱した言葉	3	痛み刺激で逃避行動	4
開眼しない	1	理解不能の音声	2	痛み刺激で異常屈曲	3
		発語しない	1	痛み刺激で伸展する	2
				全く動かない	1

感染症病床

感染症の治療を受けるところ

内容 　●感染症の予防および感染症の患者に対する医療に関する法律に規定されている1類感染症、2類感染症、新感染症の患者を対象に治療を行います。

コメント 　●国が法律で定めた感染症の治療は、感染症指定医療機関にて公費で受けることができます。

結核病棟（病床）

結核の治療を専門的に受けるところ

内容	●結核菌を他人へ感染させてしまう可能性が高い人（痰を顕微鏡でみて結核菌が確認される人（喀痰塗抹陽性）は勧告入院）、合併する他の病気に対して入院治療が必要な人、結核治療に伴う副作用などにより入院が必要な人を対象に治療を行います。
利用者負担	●結核治療には感染症法による公費負担制度があります。 ①喀痰塗抹陽性の人は各種医療保険を適応したうえ、治療費は公費負担でまかなわれます。世帯員の総所得額が 147 万円を超える人は、月額 2 万円を上限として一部負担します。 ②陰性の人でも結核指定医療機関で適切な医療を受けることができるよう、都道府県が費用の 95％を負担します。患者負担の 5％についても給付される場合があります。
コメント	●①②ともに申請窓口は保健所になります。 ●①は入院日から公費負担が開始されます。 ●②は保健所に申請を行い、受理された日から公費負担が開始されます。

③在宅生活を支える医療サービス

診療所（医院・クリニック）

医業を行う施設で病床を有さないもの、または 19 床以下の病床を有するもの

内容	●地域住民の身近に存在し、治療や保健指導、生活の相談に応じるなどのプライマリ・ヘルス・ケアを提供しています。 ●必要に応じて、適切にほかの医療機関と連携を行います。
コメント	●病気の予防・早期発見のために相談できるかかりつけの診療所を探しておくことが勧められています。 ●往診や訪問診療を行っている診療所もあります。往診は急変などの状況に応じて診療を行うことで、訪問診療は計画に基づいて定期診療を行うことを指します。

■在宅療養支援診療所
在宅療養をする人のために、その地域で主たる責任を持って診療にあたる診療所のこと

内容	●24 時間往診と訪問看護の提供が可能な体制を有し、住み慣れた自宅や施設での緩和ケアや看取りも行います。
利用できる人	●在宅療養しており、疾病や傷病により通院困難な人。

訪問看護

自宅等で看護師等により受ける看護サービス

内容	●主治医の指示により、看護師等が自宅等で療養上のケアや必要な診療の補助、リハビリテーションなどを行います。
利用できる人	●在宅療養している人で、医師が必要と認めた人。

●要介護認定を受けている人は介護保険が適用されます。厚生労働大臣が定める疾病等に該当する人は医療保険が適用されます（図表4-16）。

図表4-15　訪問看護における医療保険と介護保険適用の違い

	医療保険適用の訪問看護	介護保険適用の訪問看護
内容	①病状の観察（病気や障害・血圧・体温・脈拍測定などのチェック） ②医療器具（チューブ・ストーマ・カテーテルなど）の管理 ③褥瘡（床ずれ）防止や処置 ④療養上の世話（食事・排泄・入浴・洗髪・清拭などの介助や指導） ⑤リハビリテーション ⑥ターミナルケア ⑦相談援助・療養環境の整備（介護方法、医療機器の指導など家族等への支援） ⑧認知症ケア（認知症介護の相談や助言） ⑨介護予防 ⑩療育相談	
利用者	● 40歳未満の人 ● 40歳以上で介護保険非該当の人 ●要介護認定されているが構成労働大臣が定める疾病等（図表4-17）に該当する人 ●特別訪問看護指示書が交付された人※1 ●精神科訪問看護指示書が交付された認知症以外の精神疾患に罹患している人（69頁）	要支援、要介護認定された人（140頁）
頻度	●週3日が限度 ●下記の①〜③に該当する人は週4日以上の訪問と複数の訪問看護ステーションから訪問が可能 　①図表4-16の疾病等に該当する人 　②特別訪問看護指示書が交付された人※1 　③図表4-17の厚生労働大臣が定める状態の人	ケアプランで定める上限単位数内
費用負担目安	例）利用回数　週3日まで　　1割　560円／日 　　　　　　　週4日以降　　1割　660円／日	例）利用時間 20分未満　　1割　313円 　　　　　　　30分未満　　1割　470円 　　　　　　　30分〜60分　1割　821円 　　　　　　　60分〜1時間半 1割 1,125円

※1
・急性増悪時、退院直後、終末期など医師が頻回な訪問看護を必要とする状態と認めた場合は月1回交付、14日間まで
・気管カニューレを使用している状態にある、または真皮を超える褥瘡がある人に限り、月2回まで交付、28日間まで

図表4-16　厚生労働大臣が定める疾患等

・末期の悪性腫瘍　・多発性硬化症　・重症筋無力症
・スモン　・筋萎縮性側索硬化症　・脊髄小脳変性症
・ハンチントン病　・進行性筋ジストロフィー症
・パーキンソン病関連疾患　・多系統萎縮症
・プリオン病　・亜急性硬化性全脳炎
・ライソゾーム病　・副腎白質ジストロフィー
・脊髄性筋萎縮症　・球脊髄性筋萎縮症
・慢性炎症性脱髄性多発神経炎
・後天性免疫不全症候群　・頚髄損傷
・人工呼吸器を使用している状態

図表4-17　厚生労働大臣が定める状態の人

1. 在宅悪性腫瘍等患者指導管理もしくは在宅気管切開患者指導管理を受けている状態にある人または気管カニューレもしくは留置カテーテルを使用している状態にある人
2. 以下のいずれかを受けている状態にある人
・在宅自己腹膜還流指導管理
・在宅血液透析指導管理
・在宅酸素療法指導管理
・在宅中心静脈栄養法指導管理
・在宅成分栄養景観栄養法指導管理
・在宅自己導尿指導管理
・在宅人工呼吸器指導管理
・在宅持続陽圧呼吸療法指導管理
・在宅自己疼痛管理指導管理
・在宅肺高血圧症患者指導管理
3. 人工肛門または人工膀胱を設置している状態にある人
4. 真皮を超える褥瘡の状態にある人
5. 在宅患者訪問点滴注射管理指導料を算定している人

訪問リハビリテーション

自宅等でリハビリテーションを受けるサービス

内容	●病院／診療所の理学療法士・作業療法士・言語聴覚士が利用者の居宅を訪問し、心身の機能の維持・回復、日常生活の自立を支援するためにリハビリテーションを行います。

●20分1単位とし、原則週6単位まで算定可能です。

末期の悪性腫瘍患者(がん)は算定制限がありません。

退院日から起算して3か月以内の患者は週12単位まで算定可能です。

●主治医の指示を月1回受ける必要があります。

●リハビリテーションサービス

①歩行、寝返り、起き上がり、立ち上がり、座るなどの機能訓練

②麻痺や褥瘡解消のためのマッサージ

③食事、排泄、着替えなどの生活動作訓練

④福祉用具の活用方法のアドバイス

⑤住宅改修のアドバイス

⑥言語機能、嚥下機能の訓練

⑦介助方法の家族への指導

利用できる人　●65歳未満の人、および65歳以上で要介護認定を受けていない人。

●在宅療養している人で、かかりつけ医が必要と認めた人。

コメント　●各種医療費の助成制度により自己負担が軽減される場合があります。

●要介護認定を受けている人の急性増悪時は医療保険の対象になります(介護保険の対象は140頁参照)。

④精神科における医療サービス

A　精神科の相談、受診

■精神医療についての相談

2011年に厚生労働省は、がん、脳卒中、急性心筋梗塞、糖尿病に精神疾患を加え「5大疾病」に位置づけました。精神疾患を有する患者数は増え続け、2020年にはおおよそ614万8千人とされています。うつやストレス関連障害、認知症患者の増加に呼応して、精神科クリニックも身近になっています。

精神疾患についての情報も増えていますが、次の①〜⑤のような受診に対する抵抗感や迷いなどがある場合には、受診に先立って相談機関を利用することを勧めます。

①本人が受診をしたがらない、②精神科の治療に不安や不審なことがある、③受診や治療が必要かどうか迷いがある、④入院治療や費用について知りたい、⑤その他、心配事や知りたいことなどがある。

相談は電話等でも対応してもらえますが、できるだけ出向いて対応してもらいましょう。本人が訪れなくても、家族だけでも相談できます。また、継続して相談することもできます。

受診のための相談として、治療につながるための相談、入院治療や費用についての相談、必要に応じた精神科医との相談、連携もあります。

■精神科の受診

　図表 4-18 は相談から治療への一般的な流れを示しています。また、精神疾患の治療機関には図表 4-19 のようなところがあります。

図表 4-18　相談から治療までの流れ

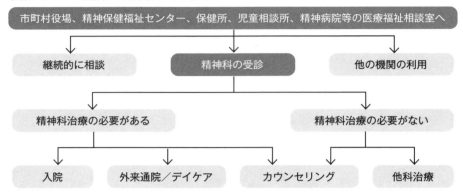

図表 4-19　精神疾患の治療機関

内容	精神科病院	精神科診療所	総合病院	
			神経科または精神科	心療内科
主に対象となる人	入院が必要な人通院する人	入院の必要がなく通院する人	通院する人	心身症（心理・社会的因子が関連した身体疾患）の人
受けられるサービスなど		治療・投薬、デイケア、訪問看護、カウンセリング		治療・投薬、カウンセリング
		入院施設がないところが多い	一般救急医療※1	内科的治療
メリット	・入院ができる ・リハビリテーションなどの専門的な治療が受けられる	・昼から夕方、夜間や土曜の診療を行っているところもあるので、仕事を休まずに通院できる ・自分の住んでいる地域で日常生活を送りながら治療を受けられる	・単科の精神科病院よりも気軽に足を運びやすい ・身体疾患もある場合、他科との連携がとりやすく、総合的治療に適する	

※1　ここでいう救急医療とは、精神科救急ではなく一般救急を指す。

B　入院形態

　精神科病院（病棟）への入院は、人権に配慮して適切な治療を行う目的で、精神保健福祉法（昭和 25 年法律第 123 号）により、形態が定められています（図表 4-20、図表 4-21）。

図表 4-20　精神保健福祉法による入院の流れ

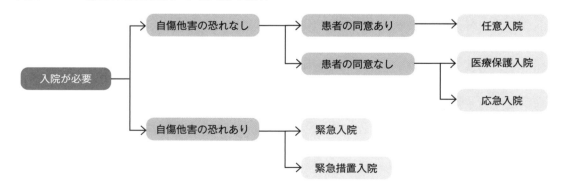

	任意入院	医療保護入院	応急入院	措置入院／緊急措置入院
根拠法	法第 22 条の 3	法第 33 条	法第 33 条の 4	法第 29 条／法第 29 条の 2
対象	入院を必要とする精神障害者で、入院について、本人の同意がある者	入院を必要とする精神障害者で、自傷他害のおそれはないが、任意入院を行う状態にない者	入院を必要とする精神障害者で、任意入院を行う状態になく、急速を要し、保護者の同意が得られない者	入院させなければ自傷他害のおそれのある精神障害者
要件等	精神保健指定医の診察は不要	精神保健指定医（または特定医師）の診察及び保護者（または扶養義務者）の同意が必要 （特定医師による診察の場合は12時間まで）	精神保健指定医（または特定医師）の診察が必要であり、入院期間は72時間以内に制限される。 （特定医師による診察の場合は12時間まで）	精神保健指定医2名の診断の結果が一致した場合に都道府県知事が措置 （緊急措置入院は、急速な入院の必要性があることが条件で、指定医の診察は1名で足りるが、入院期間は72時間以内に制限される。）

C　退院請求・処遇改善請求

内容
- 精神科医療機関は入院中の患者に対し、個人の尊厳を尊重し人権に配慮しながら、適切な精神医療の確保および社会復帰の促進に努めなければなりません。
- 治療内容や処遇、患者への行動の制限、または入院中の環境などにおいて、疑問や不満があるときには、入院中の患者、または、その家族等は医療機関に対して説明や改善を求めたり、退院の請求をすることができます。
- 請求が病院側に受け入れられなかったり、納得できない場合には、都道府県知事等に退院や処遇改善を求めることができます。
- 例えば、暴力や差別を受ける、無視をされる、治療計画について患者の意見が受け入れられない、または十分な説明がない、私物の所持制限、行動の制限、療養環境などの不満が考えられます。

利用方法
- 病棟内には必ず公衆電話を設置し、そのそばに請求に関する連絡先を示すことが義務づけられています。電話あるいは手紙などで知事または政令指定都市の市長、精神保健福祉センターなどに連絡をします。
- 請求を受けた都道府県知事は、精神医療審査会に審査を求め、担当委員が病院を訪問して、直接本人や家族等・病院職員等の関係者に話を聞き審査します。その際、審査会は必要に応じて請求者の同意のもと、委員による請求者の診察や病院関係者からの報告、診療録等の提出命令を行うことができます。
- 請求者の申し立てが受け入れられる場合、審査会の審査結果に基づき、病院管理者に退院させる、もしくは処遇改善のために必要な措置をとるよう命じます。
- 都道府県知事は審査の結果と措置について請求者に通知しなければなりません。

コメント
- これらの権利を行使できるようサポートを受ける権利や、これらの請求や申し立てによって不利に扱われない権利についても尊重されることが重要です。
- 入院患者本人の希望で外部との交流を促進する支援として入院者訪問支援事業がはじまります。

4. 社会保障制度活用の実際

医療

精神科の病棟・病床は病状や治療に合わせて次のように機能が分化しています（図表4-22）。

図表4-22 病棟・病床の機能

	精神科病棟（病床）	精神科急性期治療病棟	精神科救急入院料病棟	精神科療養病棟	地域移行機能強化病棟	認知症治療病棟
内容	精神疾患を治療するところ ・精神科病床のうち、急性期治療病棟や療養病棟など、特定の病棟を除いた精神科の病棟で、統合失調症やうつなどの気分障害、アルコール依存症などの治療を専門的に行う	急性期の精神疾患を集中的に治療するところ ・精神科救急医療体制が整い、症状が悪化した時に利用する病棟 ・入院期間は原則として3か月以内で、自宅などへの退院をめざす ・精神保健指定医（厚生労働大臣が指定）、看護師のほかに精神保健福祉士か心理技術者を配置し、チーム医療を提供することになっている	急性期の精神疾患を集中的に治療する「スーパー救急」 ・精神科病床のなかで最も高い施設基準を満たした「スーパー救急」と呼ばれる病棟 ・要件は ①病棟専従医師が入院患者16人に対して1人以上、②看護師が病棟の入院患者10人に対し常時1人以上配置されていること、③病棟専従の精神保健福祉士が2名以上配置されていること、④個室が病床数の半数以上を占めることなど	慢性期の精神疾患を治療するところ ・統合失調症やうつ病などの慢性期の治療を入院して行う ・本人や家族等の相談に対応する退院支援相談員が配置されている	地域生活に向け集中的に退院支援を行うところ ・地域で安定した日常生活が送れるように看護師、作業療法士、精神保健福祉士の職種を多く配置し、支援を集中的に行い退院につなげていく病棟	認知症などによる急性症状や行動に対して手厚いケアを行うところ ・認知症による厳格・妄想・夜間せん妄・徘徊などの症状や行動に対して、手厚い精神的医療とケアを集中的に行う
利用できる人	・精神障害で入院が必要な人の精神科への入院にはいくつかの形態がある（67頁）	・精神保健指定医が集中的な治療が必要と認めた人	・意識障害や昏迷状態など精神疾患の急性増悪のため、集中的な治療が必要と認められた人	・精神疾患の入院治療が必要な人 ・精神科の入院にはいくつかの形態がある	・1年以上入院している人、あるいは入院が1年以上に及ぶ可能性のある人で、医師が適当と判断した人	・急性症状のある認知症患者
利用方法	・直接受診するか、かかりつけ医による診療情報提供書（紹介状）を持って受診する	・直接受診するか、かかりつけ医による診療情報提供書（紹介状）をもって受診する ・いくつかの入院形態がある	・診療情報提供書（紹介状）をもって受診する	・直接受診するか、かかりつけ医による診療情報提供書（紹介状）を持って受診する	・この病棟はまだ多くない	・直接受診するか、かかりつけ医による診療情報提供書（紹介状）を持って受診する ・この病棟がある病院は少なく、入院までに日数がかかることが多いようである

E　退院に向けて

退院後生活環境相談員

医療保護入院と措置入院の人の退院に向けた支援を行う

内容　●医療保護入院、あるいは措置入院となった本人や家族等の相談に応じるほか、退院に向けた意欲を喚起し、治療に関わるものとの連携を図ります。希望により地域援助事業者を紹介します。また、地域資源の情報を把握・収集・整理し、退院後の生活環境または療養環境などの調整をします。

　　　　●医療保護入院者退院支援委員会を開催し、入院継続の必要の有無、入院が必要な場合の推定入院期間、退院に向けた取り組みなどを審議します。

利用できる人　●医療保護入院と措置入院をしている本人や家族など。

退院支援相談員

精神療養病棟に入院中の人の退院に向けた支援を行う人

内容　●精神療養病棟へ入院となった本人や家族等の相談に応じるほか、退院に向けた意欲の喚起に努めます。患者の退院へ向けて、住居の確保等の退院後の環境にかかる調整を行うとともに、必要に応じて相談支援事業所等と連携し、円滑な地域生活への移行を図ります。

　　　　●退院支援委員会を患者1人につき月1回以上開催し、退院に向けた支援を推進します。

F　地域生活

精神科訪問看護

自宅等で看護師や精神保健福祉士などにより受けるケア

内容　●精神科の病院、診療所、訪問看護ステーションから看護師、精神保健福祉士などの専門職が家庭を訪問して、次のような日常生活や療養の助言を行います。
　　　　①病気の再発防止に関する援助
　　　　②生活の支援
　　　　③家族などへの支援

利用できる人　●精神科の外来に通院し訪問看護を希望している人で、主治医が必要と認めた人。

利用者負担　●病院・診療所と訪問看護ステーション、自宅での利用とグループホームの利用では費用がことなります。また、スタッフが複数で訪問した場合は自己負担が増えます。

精神科デイケア、ナイトケア、デイ・ナイトケア、ショートケア

地域生活の維持と社会参加をめざした医療の場

内容　●生活リズムの維持、再入院・再発の予防、集団に慣れることなどを目的として、生活技能訓練(SST)や作業系のプログラム、レクリエーション、グループワークなどを行います。

●活動時間　　デイケア：1日6時間程度

　　　　　　ナイトケア：午後4時以降4時間程度

　　　　　　デイ・ナイトケア：1日10時間程度

　　　　　　ショートケア：1日3時間程度

利用できる人　●精神科の外来に通院し訪問看護を希望している人で、主治医が必要と認めた人。

利用者負担　●病院・診療所と訪問看護ステーション、自宅での利用とグループホームの利用では費用がことなります。

　　　　　　●スタッフが複数で訪問した場合は自己負担が増えます。

⑤医療提供を支える専門職

医療はさまざまな専門職により支えられています。図表4-23に一部を紹介します。

図表4-23　医療提供を支える専門職

資格名／名称	根拠法等	専門とする業務内容
医師	医師法	医療および保健指導により公衆衛生を向上増進させ、国民の健康な生活を確保する。（国家資格）
歯科医師	歯科医師法	歯科医療および保健指導により公衆衛生を向上増進させ、国民の健康な生活を確保する。（国家資格）
薬剤師	薬剤師法	調剤、医薬品の供給その他薬事衛生をつかさどることにより、公衆衛生を向上増進させ、国民の健康な生活を確保する。（国家資格）
保健師・助産師・看護師	保健師助産師看護師法	医療および公衆衛生の普及向上を図ることを目的に、保健指導に従事し、助産、または、傷病者やじょく婦、新生児に対する療養上の世話または診療の補助を行う。（国家資格）
診療放射線技師	診療放射線技師法	医療および公衆衛生の普及および向上させることを目的とし、医師の指示の下に、放射線を人体に対して照射する。（国家資格）
臨床検査技師	臨床検査技師等に関する法律	医療および公衆衛生の普及および向上させることを目的とし、医師の指示の下に、臨床検査技師の名称を用いて、医師または歯科医師の指示の下に、人体から排出され、または採取された検体の検査を行う。（国家資格）
理学療法士	理学療法士及び作業療法士法	医療および公衆衛生の普及および向上させることを目的とし、医師の指示の下に、身体に障害のある者に対し、主としてその基本的動作能力の回復を図るため、治療体操その他の運動を行わせ、及び電気刺激、マッサージ、温熱その他の物理的手段を加えることをいう。（国家資格）
作業療法士	理学療法士及び作業療法士法	医療および公衆衛生の普及および向上させることを目的とし、身体または精神に障害のある者に対し、医師の指示の下に、主としてその応用的動作能力または社会的適応能力の回復を図るため、手芸、工作その他の作業を行わせる。（国家資格）
言語聴覚士	言語聴覚士法	医療および公衆衛生の普及および向上させることを目的とし、医師の指示の下に、音声機能、言語機能または聴覚に障害のある者についてその機能の維持向上を図るため、言語訓練その他の訓練、これに必要な検査及び助言、指導その他の援助を行う。（国家資格）
視機能訓練士	視能訓練士法	医療および公衆衛生の普及および向上させることを目的とし、医師の指示の下に、両眼視機能に障害のある者に対するその両眼視機能の回復のための矯正訓練及びこれに必要な検査を行うことを業とする者をいう。（国家資格）
義肢装具士	義肢装具士法	医療および公衆衛生の普及および向上させることを目的とし、医師の指示の下に、義肢及び装具の装着部位の採型並びに義肢及び装具の製作及び身体への適合を行う。（国家資格）
管理栄養士	栄養士法	傷病者に対する療養のため必要な栄養の指導、個人の身体の状況、栄養状態等に応じた高度の専門的知識及び技術を要する健康の保持増進のための栄養の指導、ならびに特定多数人に対して継続的に食事を供給する施設における利用者の身体の状況、栄養状態、利用の状況等に応じた特別の配慮を必要とする給食管理及びこれらの施設に対する栄養改善上必要な指導などを行う。（国家資格）

社会福祉士	社会福祉士及び介護福祉士法	専門的知識および技術をもって、身体上若しくは精神上の障害があること、または環境上の理由により日常生活を営むのに支障がある者の福祉に関する相談に応じ、助言、指導、福祉サービスを提供する者または医師その他の保健医療サービスを提供する者その他の関係者との連絡および調整その他の援助を行う。（国家資格）
精神保健福祉士	精神保健福祉士法	精神障害者の保健および福祉に関する専門的知識および技術をもって、精神科病院その他の医療施設において精神障害の医療を受け、または精神障害者の社会復帰の促進を図ることを目的とする施設を利用している者の地域相談支援の利用に関する相談その他の社会復帰に関する相談に応じ、助言、指導、日常生活への適応のために必要な訓練その他の援助を行う。（国家資格）
医療ソーシャルワーカー	医療ソーシャルワーカー業務指針	病院等の保健医療の場において、社会福祉の立場から患者のかかえる経済的、心理的・社会的問題の解決、調整を援助し、社会復帰の促進を図る。
診療情報管理士	4病院団体協議会および（公財）医療研修推進財団の認定	診療記録および診療情報を適切に管理し、そこに含まれる情報を活用することにより、医療の安全管理、質の向上および病院の経営管理に関わる。

医療に関する諸制度

①医療保険制度や諸制度

わが国の公的医療保険には、3つの特徴があります。1つ目は、すべての人が公的医療保険に加入し、国民が保険料を支払いお互いの負担を軽減する国民皆保険であること。2つ目は、いつでもどの保険医療機関でも、治療などを受けることができるフリーアクセスであること。3つ目は、窓口で医療費の自己負担を支払って、医療サービスを受けることができる（現物給付）ということです。

国民健康保険

国民皆保険の基盤となる制度で、都道府県と市町村が運営する公的医療保険

内容	●保険証を保険医療機関へ提示することで、医療費の一部を支払うだけで療養の給付（診察、医療処置、薬の支給など）を受けることができます（図表4-26）。
利用できる人	●自営業の人、農業や漁業を営んでいる人、退職後やパートなどで被用者保険に加入できない人など。 ●75歳以上の人は、後期高齢者医療制度に加入します。
利用者負担	●0～6歳（小学校就学前）は2割、小学校就学後～69歳は3割、70歳～74歳は所得によって負担割合が2～3割になります（図表4-24）。
コメント	●災害や病気や失業などにより収入が減ったなどの場合、保険料が減免になることがありますので、市区町村の窓口へ相談しましょう。 ●保険料を滞納した場合、有効期限が短い保険証になったり、窓口で一旦、費用の10割負担分を支払わなくてはならなくなったりします。

ミニ知識

国民健康保険一部負担金減免制度

　災害や不作、廃業、失業などにより生活が著しく困難である場合や、保険医療機関などの窓口で支払いが困難となった場合は、申請により医療費の自己負担額の支払いが免除されることがあります。対象になる条件として、収入基準や預貯金の基準などが設けられています。ただし、自治体によっては、この制度を実施していないところがありますので、確認が必要です。

図表 4-24　医療保険別給付内容

制度			被用者保険	保険者	窓口	自己負担		
						自己負担（本人・家族）	高額療養費制度（81頁）	入院時食事療養費（89頁）
国民健康保険（71頁）			農林水産業者自営業者等	都道府県組合	市区町村組合事務所	0歳～小学校就学前：2割　小学校就学後～70歳未満：3割	①上位所得者（区分ア）252,600円＋（総医療費－842,000円）×1%　②上位所得者（区分イ）167,400円＋（総医療費－558,000円）×1%　③一般所得者（区分ウ）80,100円＋（総医療費－267,000円）×1%　④一般所得者（区分エ）57,600円　⑤住民税非課税の人（区分オ）35,400円	1食につき460円※　住民税非課税世帯は1食210円　過去12か月で90日を超えると1食160円
			65歳未満の被用者保険の退職者（2014年度までの退職者被保険者が65歳になるまで）	都道府県	市区町村			
被用者保険（73頁）	健康保険	組合管掌健康保険	主として大企業の会社員等	健康保険組合	健康保険組合			
		全国健康保険協会管掌健康保険	主として中小企業の会社員等	全国健康保険協会	全国健康保険協会都道府県支部			
	船員保険		船員	全国健康保険協会	全国健康保険協会都道府県支部			
	共済組合		国家公務員地方公務員私立学校教職員	共済組合	共済組合			
前期高齢者医療制度（65～74歳）（75頁）			高齢受給者証対象者（70～74歳までの人）	各医療保険者	各医療保険者	2割または3割	【外来と入院】（世帯単位）①現役並Ⅲ252,600円＋（総医療費－842,000円）×1%　②現役並Ⅱ167,400円＋（総医療費－558,000円）×1%　③現役並Ⅰ80,100円＋（総医療費－267,000円）×1%　④一般57,600円　⑤住民税非課税世帯区分Ⅱ24,600円　⑥住民税非課税世帯区分Ⅰ15,000円	1食につき460円※　住民税非課税世帯区分Ⅱは1食210円　過去12か月で90日を超えると1食160円　住民税非課税世帯区分Ⅰは1食100円
後期高齢者医療制度（75頁）			75歳以上の人　65歳以上で一定の障害を持つ人	（実施主体）後期高齢者医療広域連合会	市区町村	1～3割		

※460円が490円に上がります。

図表 4-25　医療保険の保険給付の概要

	法定給付				付加給付
	医療給付			現金給付	
	現物給付	療養費払い			
国民健康保険	療養の給付	家族療養費 入院時食事療養費 入院時生活療養費 訪問看護療養費 保険外併用療養費 高額療養費 高額介護合算療養費		出産育児一時金	国民健康保険組合のみ実施（傷病手当金等）
				葬祭費	
被用者保険				傷病手当金	保険組合のみ実施（一部負担金の軽減等）
				出産手当金	
				出産育児一時金	
				埋葬料	
				移送費	
後期高齢者医療制度				葬祭費	なし

図表 4-26　医療給付の主な内容

給付	内容
療養の給付	病気やけがをしたときに必要な医療を受けることができ、利用者の自己負担は、費用の1〜3割
家族療養費	家族（被扶養者）が病気やけがをしたときに被保険者と同様に一定の自己負担で医療を受けることができる
入院時食事療養	入院中の食事で、利用者に一定の自己負担がある（89頁）
入院時生活療養費	65歳以上の人の療養病床入院中の食費・居住費で、利用者に一定額の自己負担がある
訪問看護療養費	訪問看護を利用するときの費用で、利用者に一定額の自己負担がある（64頁）
保険外併用療養費	先進医療などの「評価療養」や差額ベッド代などの「選定療養」の保険外と保険診療を併用できる
高額療養費	1か月にかかった自己負担が限度額を超えた場合に、限度額を超えた金額が払い戻される（81頁）
高額介護合算療養費	1年間にかかった医療保険と介護保険の自己負担額が基準額を超えた場合、超えた金額が払い戻される（84頁）
療養費	治療用装具を購入した場合や、特別な理由で医療費を全額自己負担した場合、保険者負担分が後から払い戻される
移送費	保険者が認めた場合に限り、急な発病で入院、転院した場合の移送費が支払われる

その他「特別療養費」「葬祭費」などがあります。

被用者保険

会社員や公務員、船員その被扶養者を対象とした公的医療保険

内容　● 全国健康保険協会と組合健康保険、共済組合の運営主体の保険があります。健康保険証を保険医療機関へ提示することで、医療費の一部を支払うだけで療養の給付（診察、医療処置、薬の支給等）を受けることができます（図表 4-26）。

利用できる人　● 74歳までの会社員、船員、公務員、私立学校教職員やその被扶養者の人。

利用者負担　● 0〜6歳（小学校就学前）は2割、小学校就学後〜69歳は3割、70〜74歳は所得によって負担割合が2〜3割となります（図表 4-24）。

ミニ知識

包括払いと出来高払い

　2003年度から急性期入院医療を対象とした診療報酬の包括評価制度（DPC/PDPS）、いわゆる「包括払い」が導入されました。

　実際に行った検査や投薬料などに要した費用を患者に請求できる「出来高払い」に対して「包括払い」は、医療費を疾患ごとに一括して設定し、それぞれに定められた1日ごとの医療費に基づき、入院日数に応じた診療報酬が医療機関に支払われる制度です。過剰な医療行為を防ぐ効果がある反面、保険医療機関が提供する医療を抑制することによって利益を得ようとすると、本来必要な検査や投薬などを受けられないという不利益（過少診療）が患者に生じることが課題として指摘されています。

傷病手当金（健康保険法）

会社員や公務員、船員等が病気やけがで働けず、給与が出ないときに支給される手当金

内容　●病気やけがのために給与が支給されない場合に、連続して3日間仕事を休んだ後に、4日目以降に支給されます（図表4-27）。
- 支給日数は、仕事を休んだ実日数（通算）で合計された1年6か月までです。
- 支給金額は、給与の3分の2です。
- 健康保険に1年以上加入している場合は、退職後でも支給期間が満了するまで支給されます。

利用できる人　●被用者保険の被保険者で、以下に当てはまる人。
　　①病気やけがで（業務上や通勤災害の場合は除く）療養が必要なため、仕事につくことができない状態
　　②休業した期間に給与の支払いがない場合

利用方法　●「傷病手当金支給申請書」などで事業主と保険医療機関から証明をもらい、各保険者へ申請します。

コメント　●同一傷病による障害年金や労災保険の休業補償給付などを受けている場合は、原則、傷病手当金は支給されませんが、傷病手当金の方が多ければその差額分が支給されます。
- 傷病手当金、障害年金、雇用保険の関係については図表4-65（119頁）を参照してください。
- 国民健康保険と後期高齢者医療制度の傷病手当金は任意給付です。国民健康保険組合では実施している保険者もあります（図表4-25）。

図表4-27　傷病手当の支給開始日

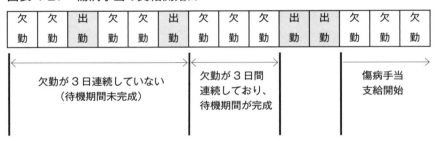

健康保険任意継続制度

会社を退職したあとの健康保険

内容　●会社などを退職し、被保険者の資格を喪失したときに、一定の条件のもと、最長2年間、退職前の健康保険を継続することができます。

利用できる人　●退職日（資格喪失日の前日）までに2か月以上の被保険者期間がある人。

利用方法　●退職日翌日（資格喪失日）から、20日以内に各保険者へ申請します。

コメント　●会社が負担していた保険料も全額自己負担（ただし上限額があり）となるため、国民健康保険の保険料と比較したうえで選択することをお勧めします。
- 高額療養費制度（多数該当）を継続することができます。
- 2022年1月1日より、希望により2年以内でも保険を脱退することができるようになりました。
- 保険料を納付期日までに納付しなかった場合は納付期限翌日に資格を喪失します。

前期高齢者医療制度（前期高齢者財政調整制度）

65 ～ 74 歳の人の医療費負担を調整するための制度

内容　●65 ～ 74 歳の人を対象とした被用者保険と国民健康保険の保険期間の医療費負担を調整するための制度です。被保険者が 65 歳になっても、75 歳になるまでは現在加入している医療保険を使います。70 ～ 74 歳の人には、加入している医療保険から「高齢受給者証」が交付されます。

利用者負担　●70 ～ 74 歳の一般、住民税非課税世帯区分Ⅱ、Ⅰの人は 2 割、現役並み所得者は 3 割負担となります（図表 4-24）。

後期高齢者医療制度

75 歳以上の人の公的医療保険

内容　●75 歳以上および一定の障害を有する 65 歳以上の人が加入する制度です。被保険者には「後期高齢者医療被保険者証」が交付されます。

利用できる人　●75 歳以上の人（75 歳の誕生日から加入）

●65 ～ 74 歳の人で一定の障害（障害年金 1、2 級、身体障害者手帳 1 ～ 3 級および 4 級の一部、精神障害者保健福祉手帳 1、2 級、療育手帳重度以上）があると認められた人。

利用者負担　●一般の人 1 割、一定以上の所得がある人は 2 割、現役並みの所得がある人は 3 割です（図表 4-24）。

●2 割負担の人の場合、外来医療費が 3,000 円までに抑える配慮措置があります（2025 年 9 月末まで）。

日雇特例健康保険

日雇い労働者のための健康保険

内容　●日雇い労働者が加入できる保険で、月ごとに資格が発生します。

利用できる人　①1 か月以内で雇用されている人

②2 か月以内で雇用されている人

③4 か月以内の季節業務で雇用されている人

④6 か月以内の臨時的事業の事業所で雇用されている人

利用者負担　●0 歳から小学校就学前は 2 割、小学校就学後から 70 歳未満は 3 割、70 歳以上は 3 割です（70 歳以上の人に高齢受給者証は交付されない）。

利用方法　●雇用された事業所に、この保険が利用できるか確認します。働き始めてから 5 日以内に住所地の管轄する年金事務所で手続きをし、「健康保険被保険者手帳」の交付を受けます。

無料低額診療事業

生活に困っている人のために、無料または低額な料金で診療を受けられる制度

内容　●社会福祉法人に基づく医療機関（無料低額診療施設）が、経済的に困っている人が必要な医療を受けられるように、無料または低額料金で診療を受けられるようにしています。

利用できる人　●低所得者、ホームレス状態にある人、社会的援護を要するなどの生活困窮者。

利用方法　●実施施設については、都道府県や市区町村へ確認し、直接無料低額診療施設へ相談してください。

労働者災害補償保険（労災保険）

業務上や通勤途上のけがや病気に対する治療費や休業中の賃金の補償

内容　●仕事中または通勤途上の労働者の負傷、疾病、障害、死亡等に関して保険給付や社会復帰促進等事業などが行われます。給付内容や給付の流れについては図表4-28、4-29を参照してください。

●正職員、非正規職員、日雇、アルバイト、パート等、名称および雇用形態にかかわらず、労働の対価として賃金を受けるすべての労働者が対象です。

●補償の対象となる疾病は「職業病リスト」で定めています。
職業病リスト

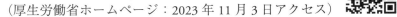

（厚生労働省ホームページ：2023年11月3日アクセス）

●症状が固定（治癒）した後も再発や後遺障害に付随する疾病の発症を防ぐために、必要に応じて「アフターケア」制度を実施しています（図表4-30）。

●義肢等補装具費の支給や、労災ホームヘルプサービス事業、労災特別介護施設への入所もあります（図表4-28）。

●業務災害は事業主に補償義務があり、労働基準監督署に報告する義務もあります。療養のための休業期間とその後30日間は解雇制限があります。通勤災害ではこのような義務はなく、解雇制限もありません。

●業務および通勤災害での診断や治療は、費用を自己負担せずに受けられますが、労災保険指定医療機関以外で治療を受けた場合は、一旦、全額を自己負担し、労災保険の請求手続き後に負担した費用が支給されます。

●複数の会社等で働いている人が被災したときの労働保険の給付は、すべての就業先の賃金額を合算した額を基礎として保険給付額が決定されます（2020年9月1日以降に被災した場合）。次の勤務先への移動は移動先の「通勤」として扱われ通勤災害となります。

利用方法　●被災労働者や遺族が労働基準監督署や労働局に必要書類を提出し給付請求を行います。事業主が労働災害と認めない、提出書類への署名を拒否する場合は、その旨の書類を添付して申請します。

コメント　●労災保険と健康保険では保険料の負担のしくみや給付の範囲がことなります（図表4-31）。また、自動車損害賠償責任保険（79頁）からの補償や、障害厚生年金（116頁）からの給付を受ける場合など、補償が重複するときは調整されます。

●労働災害発生率が低い事業所に対して一定の範囲内で低い保険料率を適用し、労働災害の防止努力を促進する「メリット制」があります。事業所が、保険料率が高くなることを回避しようと労災保険の利用を抑制することは「労災隠し」であり、違法です。おかしいと感じたら労働基準監督署に相談しましょう。

図表 4-28　労災保険の給付内容と主なサービス

給付内容

(1) 場合 療養を要する	療養（補償）給付	仕事中のけが・病気通勤途上のけがのためにかかった費用の支給。通院費の支給	
	休業（補償）給付	仕事中のけが・病気、通勤途上のけがのために仕事を休み、4日以上賃金を受けていないとき、休業4日目から休業1日につき給付基礎日額の6割相当額を支給	
	休業特別支給金	休業4日目から休業1日につき給付基礎日額の2割相当額を支給	
	休業補償特別援護金	会社が倒産などの理由により、休業の初日から3日間の休業給付（会社の支払い）を受けることができない場合、休業補償給付に相当する3日分を援護金として支給	
(2) 障害が残ったとき	障害（補償）年金	仕事中のけが・病気、通勤途上のけがは治ゆ（症状固定）したものの、障害等級第1～7級の障害が残ったときに支給（資料9）	
	障害（補償）一時金	仕事中のけが・病気、通勤途上のけがは治ゆ（症状固定）したものの、障害等級第8～14級の障害が残ったときに一時金を支給（資料9）	
	障害特別支給金	障害（補償）年金、障害（補償）一時金の受給権者に対して一時金を支給	
	傷病（補償）年金	療養開始後1年6か月を経過しても、治ゆ（症状固定）しておらず、障害が残っているとき（傷病等級第1～3級）に一時金を支給	
	傷病特別支給金	仕事中のけが。病気、通勤途上のけがが1年6か月を経過しても、治ゆ（症状固定）しておらず、障害が残っているとき（傷病等級第1～3級）に一時金を支給	
	介護（補償）給付	障害（補償）年金または傷病（補償）年金を受ける権利を有する者が、重度の身体性機能・高次脳機能障害のため。常時または随時介護を必要とする状態で、現に介護を受けているときに実費補てんとして支給	
(3) 死亡したとき	遺族（補償）年金	被災労働者の収入によって生計を維持されていた配偶者（内縁含む）・子等へ支給	
	遺族（補償）一時金	仕事中のけが・病気、通勤途上のけがのために死亡したが、遺族がいないときなどに支給	
	遺族特別支給金	遺族に対して支給	
	遺族（補償）年金前払一時金	仕事中のけが・病気、通勤途上のけがのために死亡したときに支給	
	葬祭料（葬祭給付）	仕事中のけが・病気、通勤途上のけがのために死亡した人の葬祭を行うときに支給	
(4) その他	二次健康診断等給付	事業主が行った直近の健康診断等において異常の所見があり、脳血管疾患または心臓疾患の発生の予防を目的とした、二次健康診断および特定保健指導に対する給付	
	労災就学援護金 被災就労保育援護費	被災労働者と生計を共にする子の保育費用・学費などの支払いが困難と認められる場合	
	外科後処置	治ゆ（症状固定）後に義肢装着のための断端部の再手術などを行う。障害（補償）給付を受けている者で、後遺障害を軽減する見込みのある者が対象	

義肢等補装具費支給制度

補装具の支給	障害（補償）給付を受けているとき、または受けることが決定したときに支給
補装具の修理	すでに受けている補装具を壊したとき、または耐用年数を超えたときに修理

労災ホームヘルプサービス事業

1～3級障害（補償）年金または傷病（補償）年金受給者で65歳未満の自宅で生活している人※に対して、以下の①～③を1週間に3回まで、1回につき3時間を限度に提供
①専門的サービス（褥瘡の予防・措置、排泄処置などに関するもの）
②一般的サービス（食事、入浴、排泄等生活の基本動作に関するもの）
③家事援助サービス（掃除、洗濯等家事に関するもの）
※65歳以上の人は介護保険サービスの利用となる

労災特別介護施設（ケアプラザ）

施設介護サービス	1～3級障害（補償）年金または傷病（補償）年金受給者で、在宅での介護が困難と認められる人、特例として60歳以上の障害等級4級に該当する人が、障害、傷病および健康状態に応じて健康管理、健康相談、機能訓練を受ける
短期滞在介護サービス	1～3級障害（補償）年金または傷病（補償）年金受給者の介護をしている家族等が、旅行、病気、介護疲れ、冠婚葬祭などのために一時的に介護ができなくなったときに、短期間利用できる
家族同伴短期滞在介護サービス	1～3級障害（補償）年金または傷病（補償）年金受給者と家族が一緒にケアプラザに滞在し、職員と介護を行いながら日常生活動作等に関することを習得する
日帰り介護サービス	1～3級障害（補償）年金または傷病（補償）年金受給者で日常的な介護を必要とする人が入浴、食事などの介護サービスを受ける

アフターケア制度

労災病院、医療リハビリテーションセンター、総合せき損センター、労災保険指定医療機関（労働者災害補償保険法施行規則第11条）もしくは薬局、訪問看護事業者が、被災労働者に対し、必要に応じて、診察や保健指導、検査などの「アフターケア」を実施する（対象傷病は図表4-30の通りで、対象傷病ごとに定められた範囲内に限られる）

図表 4-29　給付と年金の流れ

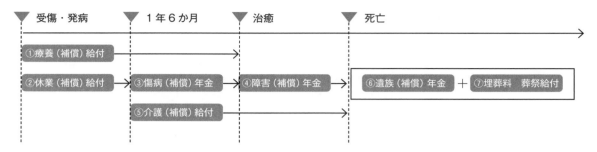

図表 4-30　労災保険「アフターケア」制度の対象傷病

①せき髄損傷	⑥振動障害	⑪尿路系腫瘍	⑯精神障害
②頭頸部外傷症候群等	⑦大腿骨頸部骨折および股関節脱臼・脱臼骨折	⑫脳の器質性障害	⑰循環器障害
③尿路系障害	⑧人工関節・人工骨頭置換	⑬外傷による末梢神経損傷	⑱呼吸機能障害
④慢性肝炎	⑨慢性化膿性骨髄炎	⑭熱傷	⑲消化器障害
⑤白内障等の眼疾患	⑩虚血性心疾患等	⑮サリン中毒	⑳炭鉱災害による一酸化炭素中毒

図表 4-31　健康保険と労働者災害補償保険の相違

内容	健康保険	労働者災害補償保険
保険者	全国健康保険協会 健康保険組合	国
対象者	常用労働者、 一定の常用的雇用関係のあるパートタイマー	常用、臨時雇用、日雇、アルバイト、パートタイマー等の雇用形態を問わない労働者
保険料	事業主と労働者との折半で負担（保険料率は 10％前後）	事業主のみが負担（保険料率は業種によってことなる）
休業補償	休業 4 日目以降に約 6 割の支給（傷病手当金）	休業の最初の 3 日間は約 6 割の支給、4 日目以降は 8 割（休業補償給付 6 割＋休業特別支給金 2 割）の支給

ミニ知識

労災保険で治療を受ける場合
　受診を考えている病院が労災指定病院であるかの確認や、治療する病院を変わるごとに労働基準監督署から転医届けを取り寄せて病院に提出する必要があります。
　その病気やけがが労災になるかどうかわからない場合でも、健康保険を使用して治療をうけたら、返金などの手続きが煩雑になりますので、もし労災の可能性があれば早めに病院に申し出をされることをお勧めします。

自動車損害賠償責任保険（自賠責保険）

自動車やバイク事故の被害者の救済制度

内容
- 交通事故の被害者救済のため、加害者が負うべき経済的な負担を補填する保険です。原付や電動キックボードを含む自動車の保有者は強制加入（車検制度と関連）です。無保険運転は違法です。
- 対象は人身事故による損害だけです。物損事故は対象になりません。被害者が複数存在する場合には、その全員が補償の対象となります。損害に応じて保険金が支払われます（図表 4-32）。
- 被害者に過失がある場合、過失割合などによって補償額がことなることがあります。
- 治療費など、さしあたり必要な費用を早く受け取れるようにする制度として、仮渡金制度があります。
- 被害者は、加害者が加入している損害保険会社に直接、保険金を請求できます。
- 交通事故には保険の優先順位があります（図表 4-33）。被害者の業務上または通勤途上の事故の場合には、自賠責保険、労災保険のどちらを使うかは被害者が自由に選べます。補償内容や金額がことなり、治療費や休業補償など重複する補償は、一方の制度からしか受けることができないため、事故の過失状況や加害者の保険等も考慮し選択します。
- 交通事故や暴力行為など自分以外の第三者による行為でけがをし、その治療で医療保険や労災保険を使う場合は、各保険に「第三者行為」の届けが必要です。

コメント
- 警察の現場検証後、自動車安全運転センターから「交通事故証明書」の交付を受けます。仮渡金の請求などで必要となります。「交通事故証明書」は事故発生から 5 年で受け取ることができなくなるため、事故直後には証明書が必要でなくても受け取っておきましょう。
- ひき逃げや無保険自動車による事故の被害者には、政府保障事業による保障金が支払われます。
- NASVA（ナスバ：独立行政法人自動車事故対策機構）交通事故被害者ホットラインでは、被害者の事情に応じて関連する法律や相談窓口を紹介しています。
  NASVA 交通事故被害者ホットライン（独立行政法人自動車事故対策機構ホームページ：2023 年 11 月 3 日アクセス）
- その他、都道府県および市の交通事故相談所、各保険会社・共済組合、日本損害保険協会、日弁連交通事故相談センター、自動車安全運転センター事務所などの相談窓口があります。

図表 4-32　自賠責保険の補償範囲

損害の内容	支払いの対象損害	限度額（被害者 1 名につき）
傷害による損害	治療費・看護料・諸雑費・通院交通費・義肢等・診断書等・文書料・休業損害・慰謝料	120 万円まで
後遺障害による損害	逸失利益、慰謝料等	75 万～ 4,000 万円
死亡による損害	葬儀費、逸失利益、慰謝料	3,000 万円まで

図表 4-33　交通事故における保険の優先順位

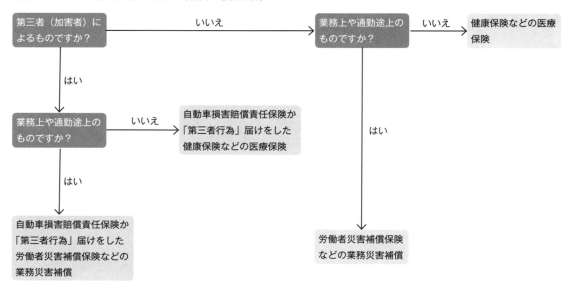

②医療費自己負担を軽くするために

　　医療費自己負担についての根幹制度は医療保険ですが、これ以外にも労災保険、自動車保険、それに福祉制度のさまざまな手立てがあります。図表 4-34 のようなフローチャートを使って点検してみましょう。

　　難病患者の場合、難病の治療は「特定医療費（指定難病）助成制度」を利用して軽減されます。しかし他の病気は対象外です。もし、身体障害者手帳の取得が出来れば「障害者医療」を活用して他の病気の医療費の軽減も出来ます。医療費軽減のために知恵を働かせ、ひとつの制度だけでなく複数の制度利用も考えてみましょう。

　　また、世帯単位で構成員それぞれの自己負担軽減策の点検作業を試みると複合的な困難に陥っている家族の救済に繋がる場合もあります。その際、個人、家族全体の特性を複眼的に捉えてみることがポイントとなります。

図表 4-34　医療費に関する制度の体系

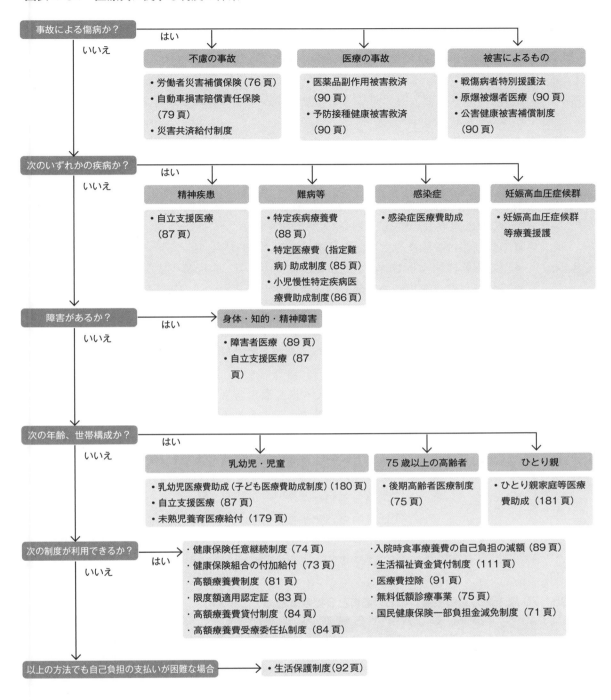

A　高額療養費制度

高額療養費制度

高額に支払った医療費が手続きにより戻ってくる制度

内容　● 1か月間（同じ月内）に支払った医療費が高額となった場合に、自己負担限度額
　　　　を超えた額の払い戻しを受けることができます。自己負担限度額は、年齢や所
　　　　得によってことなります（図表 4-35、4-36）。
　　　● 高額療養費の対象になるのは、医療保険が適用される診療費、治療費、薬代で
　　　　す。保険薬局、指定訪問看護事業でも利用できますが、柔道整復、鍼灸、あん

摩マッサージの施術や食事療養費、差額ベッド代、寝具代、おむつ代、診断書代など医療保険適用外のものは高額療養費の対象に含まれません。

●同じ月に複数の医療機関を受診した場合や、世帯内で同じ医療保険に加入している人が同じ月に受診した場合は、自己負担額を合算することができます(70歳未満の人は、1医療機関での1か月の自己負担額が21,000円以上の場合が合算の対象)。世帯内で同じ医療保険に加入している人も合算することができます(図表4-37)。

●加入する医療保険の変更や加入の状態(被保険者から被扶養者、被扶養者から被保険者)が変わった場合は、変更前の高額療養費の該当回数を継続することはできません。

●国民健康保険の人が住所変更した場合、同一都道府県内での住所変更であれば、高額療養費の該当回数は継続されます。

●申請期限は、診療を受けた翌月初日から2年以内です。

利用できる人 ●医療保険に加入している本人および被扶養者で、自己負担限度額を超えた人

●高額療養費支給申請書、銀行口座番号がわかるもの、健康保険証を揃えて医療保険の保険者へ申請します。

計算方法の考え方 ①「1か月」とは、その月の1日～末日までのことです。

②診療を受けた1人ごとに計算します。

③医療機関ごとに計算します。保険薬局での薬代は、処方した医療機関での医療費に含まれます。

④同じ医療機関であっても、入院と外来、医科と歯科は別々に計算します。

入院中に同一医療機関のほかの診療科(歯科を除く)で治療を受けた場合は合算します。高額療養費は月をまたいだ合算ができません。

⑤世帯内で、過去12か月以内に3回以上高額療養費に該当した場合は多数該当となり、4回目以降は自己負担額がさらに軽減されます(図表4-35、4-36)。

図表4-35　70歳未満の高額療養費における自己負担限度額

限度額適用認定証表示	所得区分	自己負担限度額(1か月)	多数該当
ア	上位所得者(年収約1,160万円超) 健保:標準報酬月額83万円以上の人 国保:年間所得901万円超の人	252,600円+(総医療費−842,000円)×1%	140,100円
イ	上位所得者(年収約770万～約1,160万円) 健保:標準報酬月額53万～79万円の人 国保:年間所得600万～901万円の人	167,400円+(総医療費−558,000円)×1%	93,000円
ウ	一般所得者(年収約370万～約770万円) 健保:標準報酬月額28万～50万円の人 国保:年間所得210万～600万円の人	80,100円+(総医療費−267,000円)×1%	44,400円
エ	一般所得者(年収約370万円以下) 健保:標準報酬月額26万円以下の人 国保:年間所得210万円以下の人	57,600円	44,400円
オ	住民税非課税の人	35,400円	24,600円

総医療費とは、保険適用される診療費用の総額(10割)です。

図表 4-36　70歳以上の高額医療費における自己負担限度額

所得区分		自己負担限度額（1か月）		多数該当
		外来（個人単位）	外来＋入院（世帯単位）	
現役並みⅢ	健保：標準報酬月額83万円以上 国保・後期：課税所得690万円以上	252,600円＋（総医療費−842,000円）×1％		140,100円
現役並みⅡ	健保：標準報酬月額53万〜79万円 国保・後期：課税所得380万円以上	167,400円＋（総医療費−558,000円）×1％		93,000円
現役並みⅠ	健保：標準報酬月額28万〜50万円 国保・後期：課税所得145万円以上	80,100円＋（総医療費−267,000円）×1％		44,400円
一般	健保：標準報酬月額26万円以下 国保・後期：課税所得145万円未満等	18,000円※	57,600円	44,400円
住民税非課税世帯区分Ⅱ		8,000円	24,600円	
住民税非課税世帯区分Ⅰ（年収80万円以下など）			15,000円	

※年間（8月1日から翌7月31日まで）の上限額は144,000円です。
・総医療費とは、保険適用される診療費用の総額（10割）です。
・後期高齢者医療2割負担の人の外来（個人単位）の自己負担限度額は、6,000円＋（総医療費−30,000円）×10％
　または18,000円のいずれか低いほうになります（2025年9月30日までの配慮措置）。

図表 4-37　世帯合算の例

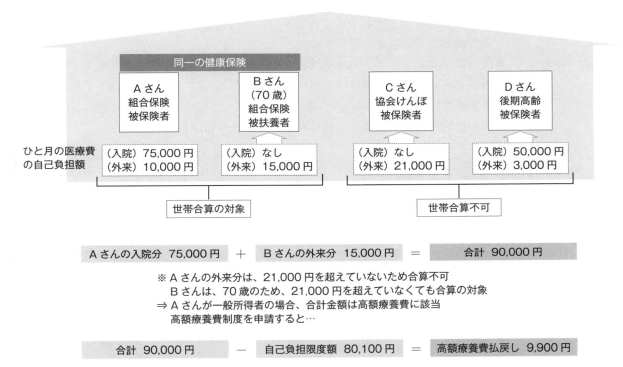

限度額適用認定証

あらかじめ手続きをすることで医療費の窓口負担が自己負担限度額までになる制度

　　内容　　●限度額適用認定証は、医療費の自己負担限度額を示すものです。医療費が高額
　　　　　　になると見込まれる場合に、医療保険の保険者より交付を受けます。申請書受
　　　　　　付月より前の月にさかのぼって交付を受けられないことがありますので、早め
　　　　　　に申請されることをお勧めします。
　　　　　●交付された限度額適用認定証を医療機関等の窓口へ提示することにより、1か
　　　　　　月の医療費の窓口負担が自己負担限度額までの支払いですみます（図表4-35、
　　　　　　4-36）。

利用できる人	●限度額適用認定証を医療機関等の窓口へ提示していても、1か月のうちに複数の医療機関で治療を受けた場合、それぞれの医療機関で自己負担限度額まで支払い、高額療養費の申請を行うことになります。
	●医療保険に加入している本人および被扶養者で、窓口負担が1か月の医療費の自己負担限度額を超える人。
利用方法	●医療保険の保険者へ申請します。
コメント	●オンラインで確認できる医療機関も増えています。
	●70歳以上で所得区分が「現役並みⅡ、Ⅰ」の人は「限度額適用認定証」を、住民税非課税世帯」の人は「限度額適用・標準負担額減額認定証」を医療機関の窓口に提示し、自己負担限度額を示すことが必要です。

高額療養費貸付制度

高額療養費分を無利子で貸し付ける制度

内容	●高額療養費支給見込み額の8～10割を無利子で貸付（融資）する制度です。1か月の医療費が自己負担限度額を超えない場合は利用できません。
	●高額療養費が戻るまでに3か月程度かかるため、医療費を支払うことが困難になる場合があります。そのような場合に、医療費の自己負担額の支払いに充てる資金として利用を検討します。
利用できる人	●医療保険に加入している本人または被扶養者で、高額療養費相当額の支払いが困難であり、限度額適用認定証が交付される前にすでに医療機関から医療費の請求を受けている人。
利用方法	●事前に医療機関へ相談し、医療保険の保険者へ申請します。

高額療養費受領委任払制度

高額療養費分を保険者が直接医療機関に支払う制度

内容	●高額療養費相当額が保険者から医療機関へ直接支払われる制度です。被保険者は、自己負担限度額を医療機関へ支払います。1か月の医療費が自己負担限度額を超えない場合は利用できません。
利用できる人	●国民健康保険に加入している本人または被扶養者で、高額療養費相当額の支払いが困難である人。
利用方法	●事前に医療機関へ相談し、市区町村の国民健康保険の窓口へ相談してください。

高額医療・高額介護合算療養費制度

高額療養費と高額介護サービス費の合算額が一定額を超えると、手続により戻ってくる制度

| 内容 | ●医療保険と介護保険の両方を利用している世帯の負担を軽減する制度です。両方の保険の1年間（8月1日～翌年7月31日）の自己負担を合計した額が「高額医療・高額介護合算療養費」の自己負担限度額を超えた場合、申請により超えた額の払い戻しを受けることができます（図表4-38）。この場合の自己負担額とは、医療保険の高額療養費および介護保険の高額介護サービス費の支給額を控除した額です。 |
| 利用できる人 | ●世帯内で同じ医療保険に加入しており、医療費と介護サービス費の両方とも自 |

利用方法　　　己負担額がある世帯。

● 住所地の市区町村で交付される自己負担額証明書と申請書を揃えて、基準日（毎年7月31日）時点に加入している医療保険の保険者へ申請します。

図表 4-38　高額医療・高額介護合算療養費の自己負担限度額

所得区分		70歳以上の人がいる世帯	70歳未満の人がいる世帯
現役並みⅢ	健保：標準報酬月額 83 万円以上の人 国保・後期：課税所得 690 万円以上の人 70 歳未満の国保・健保：年間所得 901 万円超の人	212 万円	212 万円
現役並みⅡ	健保：標準報酬月額 53 万～79 万円の人 国保・後期：課税所得 380 万円以上の人 70 歳未満の国保・健保：年間所得 600 万～901 万円の人	141 万円	141 万円
現役並みⅠ	健保：標準報酬月額 28 万～50 万円の人 国保・後期：課税所得 145 万円以上の人 70 歳未満の国保・健保：年間所得 210 万～600 万円の人	67 万円	67 万円
一般	健保：標準報酬月額 26 万円以下の人 国保・後期：課税所得 145 万円未満等の人 70 歳未満の国保・健保：年間所得 210 万円以下の人	56 万円	60 万円
住民税非課税世帯　　　区分Ⅱ		31 万円	34 万円
住民税非課税世帯　　　区分Ⅰ（年収 80 万円以下など）		19 万円※	34 万円

・対象となる世帯に 70～74 歳の人と 70 歳未満の人が混在する場合、まずは 70～74 歳の人の自己負担合算額に限度額を適用した後、残る負担額と、70 歳未満の人の自己負担合算額を合算した額に、限度額を適用する。
※世帯内に介護サービス利用者が複数いる場合は 31 万円となる。

B　医療費の軽減制度

特定医療費（指定難病）助成制度

難病治療費の負担を軽減する制度

内容　　　● 原因不明で治療方法が確立しておらず、生活面で長期に支障が生じる疾病（指定難病）に対して、治療にかかる医療費の一部が助成されます。厚生労働大臣が指定した 338 疾病が助成対象です。

指定難病牽引（難病情報センターホームページ：
2023 年 11 月 6 日アクセス）

利用できる人　● 次のいずれかを満たす人
①指定難病の診断を受けており、病状の程度が国の認定基準に該当する人
②指定難病の診断を受けているが、病状の程度が国の認定基準に該当しない人で、申請月以前の 12 か月以内に指定難病にかかる医療費の総額が 33,330 円を超える月が 3 か月以上あった人。

利用者負担　● 原則 2 割負担（後期高齢者は 1 割負担）です。所得に応じて自己負担上限額が設けられています（図表 4-39）。
● 同一世帯内（患者と同じ医療保険の人）に指定難病もしくは小児慢性特定疾病の人がいる場合は、それぞれの負担上限額が設定されます。

利用方法　● 申請には、所定の書類があります。詳しくは医療ソーシャルワーカーや保健所の窓口などに尋ねてください。
● 審査後、「特定医療費（指定難病）受給者証」が交付されます。受給者証に記載された病名で指定医療機関を受診する際は、医療機関の窓口に受給者証を提出してください。

●医療費助成開始時期は「申請日」ではなく、「重症度分類を満たしていることを診断した日等」になります。

コメント ● 2024年4月から、医療費助成を受けていない指定難病患者に「登録者証」が発行されます。

図表4-39　特定医療費（指定難病）助成における自己負担上限額

区分	区分の基準 （金額は夫婦2人世帯の場合における年収の目安）		患者負担割合2割		
			自己負担限度額（外来＋入院＋薬代＋訪問看護）		
			一般	高額かつ長期※1	人工呼吸器等装着※2
上位所得	市町村民税25.1万円以上 収入約810万円以上		30,000円	20,000円	1,000円
一般所得II	市町村民税7.1万円以上 25.1万円未満 収入約370万～約810万円		20,000円	10,000円	
一般所得I	市町村民税課税以上7.1万円未満 収入約160万～約370万円		10,000円	5,000円	
低所得II	市町村民税非課税	本人収入 80万円超	5,000円	5,000円	
低所得I		本人収入 80万円以下	2,500円	2,500円	
生活保護	―		0円	0円	0円

※1 「高額かつ長期」とは、月ごとの医療費総額が5万円を超える月が年間6回以上ある人を指す（例えば医療保険の2割負担の場合、医療費の自己負担が1万円を超える月が年間6回以上）。
※2 「人工呼吸器等装着者証明書」が必要です。

小児慢性特定疾病医療費助成制度

子どもの難病治療費の負担を軽減する制度

内容 ●小児慢性特定疾病にかかっている児童について、患児家庭の医療費の負担軽減を図るため、医療費の自己負担分の一部が助成されます。

利用できる人 ●小児慢性特定疾病にかかっており、以下のすべての要件を満たす状態の18歳未満の児童。
　①慢性に経過する疾病であること
　②生命を長期に脅かす疾病であること
　③症状や治療が長期にわたって生活の質を低下させる疾病であること
　④長期にわたって高額な医療費の負担が続く疾病であること

● 18歳到達時点において、本事業の対象となっている人で引き続き治療が必要な場合は20歳まで延長可能です。ただし、18歳到達以降、更新手続きを行わず期限が切れてしまった場合、その後の新規申請は認められないので注意してください。

小児慢性特定疾病医療費助成制度の対象となる16疾患群（788疾患）
（小児慢性特定疾病情報センター：2023年11月28日アクセス）

利用者負担 ● 原則2割負担です。所得に応じて自己負担上限額が設けられています（図表4-40）。

利用方法 ● 申請には所定の書類があります。ただし、必要書類は自治体によってことなる場合があるので、詳しくは医療ソーシャルワーカーや各保健所の窓口に尋ねてください。

- 審査後、「小児慢性特定疾病医療受給者証」が交付されます。受給者証に記載された病名で指定医療機関を受診する場合には、医療機関の窓口に受給者証を提出してください。
- 同月内に受診した複数の医療機関（外来・入院も区別せず）、薬局での保険調剤、訪問看護ステーションが行う訪問看護の自己負担を合算したうえ、自己負担上限額を適用します。

コメント
- 2023年10月1日から医療費助成開始時期が「申請日」から「疾病の状態の程度を満たしていることを診断した日等」になりました。

図表4-40　小児慢性特定疾病医療費助成における自己負担上限額

階層区分	区分の基準 （金額は夫婦2人子1人世帯の場合における年収の目安）		患者負担割合2割		
			自己負担限度額（外来＋入院）		
			一般	重症※1	人工呼吸器等装着※2
VI	上位所得	市町村民税25.1万円以上 収入約850万円以上	15,000円	10,000円	500円
V	一般所得II	市町村民税7.1万～25.1万円 収入約430万～約850万円	10,000円	5,000円	
IV	一般所得I	市町村民税課税以上7.1万円未満 収入約200万～約430万円	5,000円	2,500円	
III	低所得II	市町村民税 非課税　本人収入80万円超	2,500円	2,500円	
II	低所得I	本人収入80万円以下	1,250円	1,250円	
I	生活保護	－	0円	0円	0円

※1　重症：①高額な医療が長期的に継続する人（月ごとの医療費総額が5万円を超える月が年間6回以上ある人。例えば医療保険の2割負担の場合、医療費の自己負担が1万円を超える月が年間6回以上）、②現行の重症患者基準に適合する人、いずれかに該当する人を指す。
※2　「人工呼吸器等装着者証明書」が必要です。

自立支援医療

心身の障害を軽くするための医療にかかる費用を軽減する制度

内容
- 心身の障害の軽減、または重症化を防ぐための治療を行う場合に、世帯の所得に応じて医療費が軽減されます。また、治療が長期化する場合に、医療費がかさむことで治療を中断することを防ぎます。

利用できる人
- **精神通院医療**：統合失調症、双極性障害（躁うつ病）、うつ病、てんかん、認知症、薬物依存症、高次脳機能障害などを有する人。通院による精神医療を継続的に必要とする人。または精神医療に3年以上の経験を有する医師が必要と判断した人。
- **更生医療**：18歳以上で、身体障害者手帳を持ち、治療によってその疾病や障害の改善が見込まれる人。
- **育成医療**：18歳未満で、身体に障害、疾病があり、治療による改善が見込まれる人。

利用者負担
- 自己負担は原則1割負担です。ただし、世帯の所得（市町村民税額）や本人の収入額に応じて1か月あたりの自己負担上限額が設けられています（図表4-41）。
- 利用者負担を決める「世帯の範囲」に含まれるのは、同一の医療保険加入者、または税制上の扶養関係にある人です。税制上と医療保険で「被扶養者」でない場合は、別の世帯とみなすことが可能です（配偶者は除く）。
- 市町村民税課税世帯（中間所得層1、2、一定所得以上）の人でも、「重度かつ継続」して医療が必要な人は別途、上限があります。

- 同じ世帯で、ほかにも障害者福祉サービス、介護保険サービスを受けている人がいるときは、その合算額が上限を超えないように軽減されます。

利用方法 　●居住地により提出書類がことなるので、詳しくは医療ソーシャルワーカーや市区町村の窓口などに尋ねてください。

図表 4-41　自立支援医療における自己負担限度額

所得区分			精神通院医療	育成医療	重度かつ継続[※1]
一定所得以上		市町村民税 235,000 円以上の世帯	対象外	対象外	20,000 円[※2]
中間所得	中間所得 2	市町村民税 33,000 円以上 235,000 円未満の世帯	高額療養費と同様	10,000 円[※2]	10,000 円
	中間所得 1	市町村民税課税 33,000 円未満の世帯		5,000 円[※2]	5,000 円
低所得 2		市町村民税非課税世帯（本人収入が 80 万円超）	5,000 円	5,000 円	5,000 円
低所得 1		市町村民税非課税世帯（本人収入が 80 万円以下）	2,500 円	2,500 円	2,500 円
生活保護		生活保護世帯	0 円	0 円	0 円

※1　「重度かつ継続」の範囲
・疾病等から対象になる人
　　精神通院医療：①統合失調症、双極性障害（躁うつ病）、うつ病、てんかん、認知症などの脳機能障害、薬物関連障害（依存症等）の人、② 精神医療に一定以上の経験を有する医師が判断した人
　　更生・育成医療：腎臓機能障害、小腸機能障害、心臓機能障害（心臓移植後の抗免疫療法に限る）、肝臓機能障害（肝臓移植後の抗免疫療法に限る）、免疫機能障害（抗 HIV 療法）の人
・疾病等にかかわらず、高額な医療費負担が継続することから対象になる人
　　精神通院・更生・育成医療：医療保険の多数該当の人
※2　2024 年 3 月 11 日までの経過特例措置ですが、4 月 1 日以降も延長予定です（2024 年 1 月 9 日時点）

特定疾病療養費（高額長期疾病）

人工透析・血友病などの長期療養者の医療費の負担を軽減する制度

内容　　●高額療養費制度の特例で、対象となる治療法と疾病は次の 3 つに限ります。
　　　　①人工腎臓（透析）を実施している慢性腎不全
　　　　②血漿分画製剤を投与している先天性血液凝固第Ⅷ因子障害および先天性血液凝固第Ⅸ因子障害（血友病 A、血友病 B）
　　　　③抗ウイルス剤を投与している後天性免疫不全症候群（エイズ）で HIV 感染を含み厚生労働大臣が定める者（血液製剤の投与に起因する HIV 陽性者、2 次、3 次感染を含む）に限る
　　　●対象者は、自己負担限度額が月 1 万円になります。ただし、①の 70 歳未満の上位所得者は 2 万円になります。限度額超過分は高額療養費が現物給付で医療機関へ支給されます。

利用方法　●加入する医療保険の保険者に特定疾病療養申請書を提出すると、特定疾病療養受療証が交付されるので、医療機関へ健康保険証と一緒に提示します。

ミニ知識

その他の医療費助成制度
　他にも「肝炎治療医療費助成」や「未熟児養育医療給付」「感染症医療助成」などの医療費助成制度があります。

重度心身障害者医療費助成制度

重度の障害がある人の医療費の自己負担を軽減する制度

内容　●重度の身体障害者、知的障害、精神障害のある人が医療保険を使って医療機関にかかったとき、医療費の自己負担額の全額または一部が助成されます。

利用できる人　●医療保険に加入しており、重度の障害がある人。

利用方法　●市区町村の窓口に申請します。
　●毎年、受給者証の更新があります。

コメント　●市区町村によって、利用できる人の範囲や自己負担の金額がことなります。また、本人、扶養義務者の所得額によっても制限があります。
　●医療保険が適用される医療費が助成対象です。入院中の食事療養費や差額ベッド代、予防接種代、文書料など医療保険の対象にならない費用は対象になりません。

入院時食事療養費の自己負担の減額

入院中の食事代の自己負担額を軽減する制度

内容　●住民税非課税世帯の人や指定難病の人、および小児慢性特定疾病の人が入院したときに手続を行うと、入院中の食事代の自己負担額が軽減されます。（図表4-42）。一般病床と療養病床では自己負担額がことなるので注意してください。

利用方法　●各保険者に申請します。対象になると、「限度額適用・標準負担額減額認定証」が交付されるので、医療機関の窓口に提出します。

コメント　●基準額が1食あたり30円上がり460円が490円になります。住民税は非課税世帯の自己負担額については未定です。

図表 4-42　入院時食事療養費自己負担額（標準負担額）と居住費（水光熱費）

		医療療養病床				一般病床食費（1食）
		医療区分Ⅰ		医療区分Ⅱ・Ⅲ		
		食費（1食）	居住費(1日)	食費（1食）	居住費(1日)	
65歳未満	上位所得者、一般所得者	460円	0円	460円	0円	460円
	住民税非課税世帯	210円	0円	210円	0円	210円※
65歳以上	現役並み所得者、一般所得者	460円	370円	460円	370円	460円
	住民税非課税世帯区分Ⅱ　90日までの入院	210円	370円	210円	370円	210円
	90日を超える入院	210円	370円	210円	370円	210円
	住民税非課税世帯区分Ⅰ	130円	370円	130円	370円	100円
	老齢福祉年金受給者	100円	0円	100円	0円	
・特定医療費（指定難病）助成制度対象者・小児慢性特定疾病医療費助成制度対象者		260円	0円	260円	0円	260円

※90日を超えると160円

自治体によってことなる医療費助成
　各自治体は医療費助成制度として、自治体の条例で障害者医療費助成や乳幼児医療費助成、ひとり親家庭等医療費助成などを実施しています。助成の内容や対象者、年齢、所得制限など、各自治体によってことなります。そのため、住所地以外の都道府県の医療機関へ受診した場合は、医療費の自己負担を一旦支払い、その後、住所地の市区町村の窓口で払い戻しの手続きを行うことになります。

C　被害者救済医療

被害者救済のための自己負担を軽減する制度

図表 4-43　主な被害者救済医療の制度

制度	内容	参考
原爆被爆者医療	**被爆者の治療と健康のための制度** • 被爆者手帳の交付を受けた方が、都道府県知事指定の医療機関等で病気やけがの治療を受けた場合、健康保険等の自己負担分を負担しないで医療を受けることができます。また、健康管理手当（36,860円／日　2024年4月）等の各種手当を受給できます。 • 入院中の食事療養費の自己負担はありませんが、差額ベッド代、寝具代、おむつ代、診断書代など、医療保険適用外のものには別途支払いが必要です。 • 介護保険サービスのうち、訪問看護、訪問リハビリテーション、居宅療養管理指導、通所リハビリテーション、短期入所療養介護、介護老人保健施設、介護医療院への入所についても、自己負担はありません。ただし、居住費（滞在費）および食費は自己負担となります。 • 2021年7月に「黒い雨」訴訟の原告84人が被爆者と認定され、被爆者健康手帳が交付されました。	広島市原爆被害対策部
医薬品副作用被害救済制度	**医薬品の副作用に被害に対する救済制度** • 医薬品を正しく使ったにもかかわらず、副作用によって健康被害を受けた場合には経済給付を受けることができます。給付は、医療費、医療手当、障害年金（18歳以上）、障害児養育年金（副作用により障害の状態になった18歳未満の人を養育する人）、遺族年金、遺族一時金、葬祭料の7種類あります。給付の種類に応じて、請求の期限や必要な書類があります。 • 本人または遺族が、請求書、その他請求に必要な書類（診断書など）を医薬品医療機器総合機構（PMDA）に送ることで、医療費などの給付の請求を行います。	医薬品医療機器総合機構（PMDA）
予防接種健康被害救済制度	**予防接種による健康被害者への救済制度** • 予防接種法（昭和23年法律第68号）に基づき、市町村が主体となって実施する定期の予防接種によって健康被害が生じ、その健康被害を厚生労働大臣が予防接種によるものと認定したときは、医療費、医療手当、障害児養育年金、障害年金、死亡一時金、葬祭料、遺族年金、遺族一時金が支給されます。 • 予防接種によって健康被害を受けた人およびその遺族が予防接種をした市区町村へ申請をします。 • 新型コロナウイルスワクチンの接種によって、健康被害が生じたと認定された場合も救済を受けることができます。	厚労省 PDF
アスベスト（石綿）による健康被害救済給付	**アスベストによる健康被害者への救済制度** • 石綿による健康被害の救済に関する法律（平成18年法律第4号）に基づき、アスベスト（石綿）による中皮腫、肺がん、著しい呼吸機能障害を伴う石綿肺やびまん性胸膜肥厚などの健康被害を受けた人およびその遺族に対し、医療費、療養手当、葬祭料、救済給付調整金などが支給されます。 • 石綿を取り扱う業務に従事していた場合、労災保険（76頁）などから給付を受けられる可能性があります。労災保険などと救済制度は同時に申請できますが、両方の制度から給付を受けることはできません。 • 相談先は環境再生保全機構（ERCA）	環境再生保全機構（ERCA）
公害健康被害補償制度	**大気汚染や水質の汚濁の影響による公害健康被害への補償制度** • 公害健康被害の補償等に関する法律（昭和48年法律第111号）に基づき、公害健康被害の認定を受けている人（被認定者）およびその遺族などに対し、療養の給付および療養費、障害補償費、遺族補償費、遺族補償一時金、児童補償手当、療養手当、葬祭料が支給されます。 • 第1種地域（著しい大気の汚染が生じ、その影響により気管支ぜん息等の疾病が多発している地域）は、指定がすべて解除され、新たな患者の認定は行われていませんが、被認定者への補償給付などは継続されています。 • 第2種地域（水俣病やイタイイタイ病のように汚染原因物質との関係が一般的に明らかな疾病が多発している地域）に指定されているのは5地域で、疾病と汚染原因物質との因果関係を確認したうえで認定されます。 • 被認定者で、この制度の適用を引き続き受ける必要のある人は、認定有効期間が終了する前までに更新手続きを行う必要があります。	環境再生保全機構（ERCA）

（いずれのホームページも2023年11月28日アクセス）

D　税制上の軽減制度

医療費控除

1年間に支払った医療費・介護保険サービス利用料に対して所得税・住民税の一部が戻る制度

内容
- ●前年（1月1日〜12月31日）に支払った医療費（生命保険の入院給付金や高額療養費、出産一時金などで補てんされる金額は差し引く）や介護保険サービス利用料（福祉用具貸与や生活支援サービスなどを除く）、寝たきりの場合のおむつ代などの自己負担額の総額が10万円を超えた場合、最高200万円までの医療費控除を受けることができます。その年の総所得金額が200万円未満の場合は、総所得金額などの5％を超えた自己負担額の金額が医療費控除額となります。

    （国税庁「医療費控除とは」：2023年11月28日アクセス）

- ●対象となる12種類のほか、医師などによる診療や治療を受けるために支出した通院費や入院中の部屋代や食事代、医療用器具の購入代やレンタル料、義手・義足などの購入費、6か月以上寝たきりで医師が必要と認めた人のおむつ代。ストーマ用装具代も対象になります。

    （国税庁「医療費控除の対象の12種類」：2023年11月23日アクセス）

- ●通常の医療費控除とセルフメディケーション税制の両方を併せて受けることはできないため、いずれか一方を選択します。

    （国税庁「セルフメディケーション税制」：2023年11月28日アクセス）

コメント
- ●5年前までさかのぼり申告できます（確定申告の時期以外でも可）。
- ●「医療費の領収書」は、5年間、自宅などで保管する必要があります。
- ●医療用ウイッグは医療費控除の対象になりませんが、購入費を助成している自治体があります。

ミニ知識

セルフメディケーション税制とは？
　健康診断や予防接種などを受けている人が、ドラッグストアなどで風邪薬や湿布などの医薬品（スイッチOTC医薬品）を購入した際に、その購入費用が所得控除の対象になる医療費控除の特例です。
　従来の医療費控除とセルフメディケーション税制はどちらかしか受けられないので、どちらがよいか計算して選択してください。

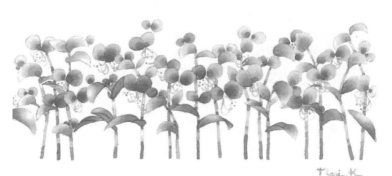

生活と生活費

①公的扶助

国民が生活に困窮したとき、国と地方自治体が最低限度の生活を保障するため、困窮の程度に応じて不足する生活需要を公的財源（租税）から支出する経済給付（現金または現物給付）を公的扶助といいます。ミーンズテスト（資力調査）を伴うのが特徴です。わが国では生活保護制度が公的扶助の中核をなしています。

生活保護制度（生活保護法）

内容
- この制度は憲法第25条（生存権）を具体化したもので、国が生活に困窮するすべての国民に対してその生活の困窮状態に応じた最低限度の生活を保障するとともに、その人らしい社会生活を実現させるものです。
- 生活保護は、原則として世帯単位で行われ、その世帯が住んでいる地域、世帯の構成や年齢等により、国が定めた生活保護基準によって最低生活費を算定し、その世帯に収入がある場合は、その収入を差し引いた額が扶助費として支給されます。

目的
- 生活保護法（昭和25年法律第144号（以下、「法」））第1条には、「この法律は、日本国憲法第25条に規定する理念に基き、国が生活に困窮するすべての国民に対し、その困窮の程度に応じ、必要な保護を行い、その最低限度の生活を保障するとともに、その自立を助長することを目的とする」とあります。生活に困窮したときに適切に利用することで、自立した生活を取り戻していくことを目的としています。
- 生活保護手帳には、生活保護業務に従事する者が留意すべき生活保護実施の態度が記載されています（図表4-44）。

図表 4-44　生活保護実施の態度

生活保護業務に従事される各位におかれては、保護の実施要領等を骨とし、これに肉をつけ、血を通わせ、あたたかい配慮のもとに生きた生活保護行政を行うよう、特に次の諸点に留意のうえ、実施されることを期待するものである。
1　生活保護法、実施要領等の遵守に留意すること
2　常に公平でなければならないこと
3　要保護者の資産、能力等の活用に配慮し、関係法令制度の適用に留意すること
4　被保護者の立場を理解し、そのよき相談相手となるようにつとめること
5　実態を把握し、事実に基づいて必要な保護を行うこと
6　被保護者の協力を得られるよう常に配慮すること
7　常に研さんにつとめ、確信を持って業務にあたること
（『生活保護実施の態度、生活保護手帳 2023 年度版』中央法規出版、pp.2-3 より）

生活保護法の
基本原理
- 生活保護法の第1条から4条までの規定は基本原理であり、法の解釈と運用はすべてこの原理に基づいて行われます。

①国家責任による最低生活保障の原理（法第1条）
国はその責任において、すべての国民の最低限度の生活を保障しなければなりません。

②**保護請求権無差別平等の原理**（法第2条）

　保護を要する状態に至った原因は問わず、現に困窮しているかどうかという経済状態だけに着目して生活保護が行われます。

③**健康で文化的な最低生活保障の原理**（法第3条）

　健康で文化的な最低限度の生活水準を保障しています。単にその日その日を生活できればよいというものではありません。

④**保護の補足性の原理**（法第4条）

- ●資産の活用：資産があれば、売却処分あるいは活用してまず生活費に充てます。不動産は住居用として活用する場合などに保有が認められます。
- ●能力の活用：ここでいう能力とは稼働能力のことであり、働く能力と意思があり、現に就労可能な仕事がある場合には、それを活用することが求められます。
- ●扶養義務者の扶養：民法上の扶養義務が保護に優先されますが、要件ではありません。
- ●他法他施策の優先：活用できる他の制度があれば、まずそれを活用します。

生活保護実施上の原則

生活保護法には、制度を具体的に実施する場合の原則が定められています。

①**申請保護の原則**（法第7条）

　保護を申請する権利は保障されています。要保護者、その扶養義務者またはその他の同居の親族による申請が原則です。ただし、要保護者が急迫した状況にあるときは、福祉事務所は職権で保護することができます。

②**基準および程度の原則**（法第8条）

　最低限度の生活を無差別平等に保障するため、厚生労働大臣が生活保護基準を定めています。また、生活保護は、生活保護基準に基づいて算定した最低生活費のうち、要保護者の金銭または物品で満たすことができない不足分を補う程度で行われます。

③**必要即応の原則**（法第9条）

　要保護者の年齢・健康状態など、その個人・世帯の実際の必要性に応じた保護を行います。

④**世帯単位の原則**（法第10条）

　生活保護は、個人ではなく、生計を同一にしている世帯を単位として行われます。ただし、状況により個人を単位として行われる場合もあります（世帯分離）。

生活保護の種類

生活保護には、8種類の扶助があります。

①生活扶助：衣食その他の日常生活に必要なものを購入するための生活費、光熱水費です

②教育扶助：義務教育に必要な費用（学用品・給食費・通学用品など）です。

③住宅扶助：家賃・地代や住宅を維持するのに必要な小規模な補修費です。

④医療扶助：健康保険に準じた治療の現物給付（福祉事務所から発行される「医療券」に基づき給付される）および通院のための移送費などです。原則として、生活保護法指定医療機関での受診に限られます。

⑤介護扶助：介護保険に準じた介護サービスの現物給付（福祉事務所から発行される「介護券」に基づき給付される）および福祉用具、住宅改修などです。

⑥出産扶助：分娩に必要な費用です。

⑦生業扶助：高等学校等での就学に必要な費用（高等学校等就学費）や就労に必要な費用（技能修得費、就職支度費、新規就労者の通勤費など）です。

⑧葬祭扶助：扶養義務者が生活困窮のため葬祭を行うことができない場合や、葬祭を行う扶養義務者がいないため第三者が行う場合の葬儀の費用です（読経料も含む）。

利用できる人 ①経済的に自立した生活が困難になったとき（医療費や介護費の支払いに困るときも含む）、国民であれば誰でも利用することができます（暴力団構成員は急迫状況にある場合を除き生活保護を受けることはできないが、申請を機会に脱会すれば受給は可能）。なお、外国人の場合は、在留カード（永住者、日本人の配偶者等、定住者などの在留資格を有する者に限られる）または特別永住者証明書を提示すれば、生活保護に準じた保護を受けることができます。

②生活費に困り生活していくことができない場合、その原因が何であっても利用できます。

利用方法 ●生活保護の申請から、決定・実施までの流れを図表4-45に示しました。

①生活保護を受けようとする人の居住地（住んでいる地域）または現在地（居住地がない場合にその人が所在している場所）の福祉事務所で申請します。生活課や保健福祉センターなどと呼ぶ市区町村もあります。福祉事務所が設置されていない町村の場合は役場を通して申請します。

②申請後7日以内に家庭訪問などによる調査が行われ、14日以内に生活保護開始か却下の決定が行われます。特別な事情がある場合には30日まで延長されることもあります。これを過ぎた場合は申請が却下されたものとみなすことができます。

③決定内容に不服がある場合は、都道府県知事に不服申立て（審査請求）ができます（108頁ミニ知識）。

生活保護の 申請 ●法第7条は申請主義をとっており、生活保護申請権が保障されています。申請の意思表示をすれば、福祉事務所は受理を拒むことはできません。

●福祉事務所に生活に困っていることを相談しただけでは生活保護の申請にはなりません。生活保護の申請は、口頭による申請も認められる余地がありますが、申請する意思や時期などを明らかにする必要があるため、書面で行うことが重要です。必ず申請したいと意思表示をして申請書を受け取り申請しましょう。

●原則として申請日から生活保護の適用（開始）となります。

●急病などのため福祉事務所の業務時間外や土・日・祝日に入院し、当日福祉事

図4-45 生活保護の申請から決定・実施までの流れ

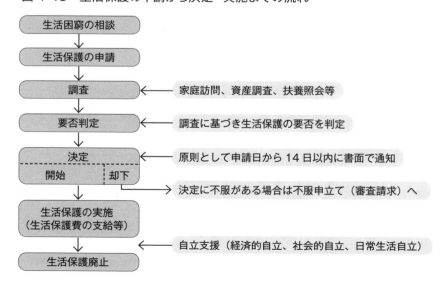

務所に生活保護の申請ができなかった場合の医療扶助は、そのことが立証されれば申請日から入院した日まで遡及して適用されます。医療機関のソーシャルワーカー等は、福祉事務所の業務時間になった後、すみやかに連絡をしておくことです。

●申請書には原則としてマイナンバーの記入が必要です。

申請にあたって

Q 申請書がもらえない場合はどうすれば良いのでしょうか？

A 生活保護の申請権は保障されているので、申請の意思を表示すれば、福祉事務所は申請の受理を拒むことはできません。また、生活保護を申請する際は、必ずしも福祉事務所に備えてある保護申請書を使用する必要はありません。申請書をもらえない場合は、紙に「保護申請書」と表題を付けて、申請日・申請者の氏名・生年月日・年齢・住所・生活保護が必要な理由を明記すれば有効な申請書となります。

また、窓口で申請書を受け取ってもらえない場合は、内容証明で送付すれば間違いないでしょう。

なお、生活保護を申請する際に資料を添付する必要はありませんが、福祉事務所は申請に基づいて生活保護の要否、種類、程度および方法を決定するため必要な調査を実施しますので、迅速な開始決定を得るためにも、可能な限り収入や資産などの状況がわかる資料（預金通帳、年金や各種手当の証書、給与明細書、賃貸借契約書など）を申請時に持参するほうが良いでしょう。

Q 申請者の病状が知りたいので診断書を持ってくるように言われた場合は？

A 傷病がある場合でも、申請に際して診断書を提出する必要はありません。申請後に福祉事務所が医療機関に病状を調査することになります。生活保護の申請前に受診していない場合は、申請後に検診命令に従って検診を受けるという方法もあり、この場合費用負担はありません。

なお、生活保護法指定医療機関は、生活保護に関する証明書または意見書などは無償で記入することになっています。

Q 家賃や収入を証明するものを持ってくるように言われた場合は？

A 申請後でもよいのですが、賃貸借契約書や給与明細書を持っていくことを勧めます。賃貸借契約書がない場合は、家主または不動産管理会社に家賃証明書を作成してもらい、賃貸借契約の内容を把握している福祉事務所もあります。

Q 親、子およびきょうだい等の親族に援助してもらうように言われた場合は？

A 生活保護の相談段階で、ケースワーカーから扶養義務者の状況を確認されますが、「扶養義務者と相談してからでないと申請を受け付けられない」など、扶養が生活保護の要件であるかのような説明は不適切とされています。

扶養援助については、民法上の扶養義務があるため、援助してもらえそうな場合は福祉事務所から扶養義務者へ扶養照会が行われますが、援助できないという意思表示があれば、原則として扶養義務者がそれ以上援助を求められることはありません。親族から援助を受ければ収入となり、その分だけ生活保護費が減額されます。

Q 年齢が若いから働きなさいと言われた場合は？

A 18歳以上65歳までを稼働年齢層といい、仕事ができる力（稼働能力）がある場合は活用する必要があります。稼働能力を活用しているか否かについては、①稼働能力があるか否か、②稼働能力を活用する意思があるか否か、③稼働能力を

活用する就労の場を得ることができるか否かにより判断されます。病気や障害、また家族の介護や保育などで働くことができない場合や、求職活動をしている場合は、それ以上稼働能力の活用を求められることはありません。

Q 家賃が高額だから引っ越してから申請するよう言われた場合は？

A 家賃が生活保護の基準額を超えているからといって申請できないことはありません。生活保護が決定された後に転居するよう指導されることがありますが、その場合は転居に必要な敷金等や移送費（引越代）が支給されます。

Q 資産（土地や家屋）があるから申請できないと言われた場合は？

A 実際に活用（居住）している土地や家屋については、原則保有が認められています。ただし、ローン返済中や処分価値が利用価値に比べて著しく大きい場合は、保有が認められません。また、65歳以上の高齢者で居住用不動産の資産価値が概ね500万円以上ある場合は、都道府県社会福祉協議会の要保護世帯向け不動産担保型生活資金の利用が原則となります（生活保護を受けてからでも可能）。

Q 所持金や預金があるから申請できないと言われた場合は？

A 所持金や預金の合計額が最低生活費の1か月分を超えている場合は、生活保護を申請しても適用されません。

なお、保護が決定となった場合、支給額を算定する際には、申請時の所持金のうち医療扶助と介護扶助を除く最低生活費の50％までの額は収入として認定されません。生活できなくなってからでは困るため、早めに相談してください。

Q 自動車を持っていると申請できないと言われた場合は？

A 原則的に保有は認められていません（維持費と賠償責任などの問題もある）。ただし、事業用として使用する場合、障害者が自動車により通勤・通院する場合、通勤にあたって公共交通機関の利用が著しく困難な場合および深夜勤務等のため自動車で通勤する場合などには、保有が認められる場合があります。

Q 生命保険があるから解約するように言われた場合は？

A 生命保険は、いったん解約すると同じ条件であらためて契約することが困難な場合があり、解約により、生活保護が廃止になった場合や近い将来に活用が見込まれる場合に自立を阻害する可能性があるので、契約内容、解約返戻金、保険料などが次のすべての条件を満たせば、保有を認められる場合があります。

● 貯蓄的性格が強いもの（養老保険など）以外

● 生活保護を受けている世帯員が保険金を受け取ることができる

● 解約返戻金が医療扶助を除く最低生活費のおおむね3か月程度以下

● 保険料の支払額が医療扶助を除く最低生活費の1割程度以下

Q 住民登録がないと申請できないと言われた場合は？

A 住民登録は必要ありません（住民票の異動ができない事情もある）。生活保護は原則として居住実態（今どこで生活しているか）に基づいて実施されることになっており、知人宅に身を寄せている場合でも申請できます。

Q 住所不定（ホームレス状態）では申請できないと言われた場合は？

A 「ホームレスに対する生活保護の適用について」という通知（平成15年7月31日社援保発0731001号、101頁ミニ知識）が国から出ており、住所不定であっても申請できます。

生活保護の実施は居宅を原則とするとなっていますが、住んでいる家がなければ保護できないわけではありません。居宅生活ができると認められた場合は敷金等が支給され、住居を確保できます。

生活保護を申請しようとする人の現在地（所在している場所）の福祉事務所が実

施機関としての窓口となります。ただし、住所不定者が救急搬送された場合は、搬送先の医療機関ではなく救急車に乗車した場所を管轄する福祉事務所が保護を実施します。

　なお、厚生労働省から各都道府県に、失業により生活に困窮する人々への支援の留意事項が示されています（図表4-46）。

Q **借金があるから申請できないと言われた場合は？**

A 生活保護の要否は、申請時に困窮しているかどうかによって判定され、借金の有無は問われません。また、生活保護費から借金を返済することは最低生活維持の点から適切でないため、法律扶助※（法テラス・日本司法支援センター）の活用などにより、自己破産などの債務整理をして早く生活再建を行うことが重要です。

※法律扶助制度：自分では弁護士や司法書士の報酬や裁判の費用を支払うことが困難な人のために公的な資金で援助を行う制度。

図表 4-46　失業等により生活に困窮する方々への支援の留意事項について

1　速やかな保護決定
　失業等により生活に困窮する方が、所持金がなく、日々の食費や求職のための交通費等も欠く場合には、申請後も日々の食費等に事欠く状態が放置されることのないようにする必要がある。そのため、臨時特例つなぎ資金貸付制度等の活用について積極的に支援し、保護の決定に当たっては、申請者の窮状にかんがみて、可能な限り速やかに行うよう努めること。

2　住まいを失った申請者等に対する居宅の確保支援
　失業等により住居を失ったか、または失うおそれのある者に対しては、まず安心してくらせる住居の確保を優先するという基本的な考え方に立ち「居宅生活可能と認められる者」については、可能な限り速やかに敷金等を支給し、安定的な住居の確保がなされるよう、支援すること。
　なお、居宅生活ができるか否かの判断に当たっては、「生活保護問答集」（平成21年3月31日保護課長事務連絡）問7－107において判断の視点を示しているところであるが、これは判断の視点であって、そのうちの一つの要件が満たされないことのみをもって居宅生活ができないと判断することのないよう、留意されたい。

3　適切な世帯の認定
　失業等により住居を失い、一時的に知人宅に身を寄せている方から保護の申請がなされた場合には、一時的に同居していることをもって、知人と申請者を同一世帯として機械的に認定することは適当ではないので、申請者の生活状況等を聴取した上、適切な世帯認定を行うこと。

4　他法他施策活用の考え方
　就職安定資金および総合支援資金等の公的貸付制度および住宅手当は、生活保護法第4条第1項のいう「その他あらゆるもの」には含まれず、本人の意に反して利用を強要するとことはできないものであること。
　保護の相談時には、相談者に誤解が生じないよう、適切な助言に努めること。

5　実施機関がことなる申請者の対応
　面接相談時に、相談を受けた福祉事務所と保護の実施責任を負う福祉事務所がことなることが判明した場合においても、相談者が保護の申請意思を示した場合には、相談を受けた福祉事務所から相談者の実施責任を負う福祉事務所に相談記録等を速やかに回付すること。

6　関係機関との連携強化等について
　保護の実施機関においては、住宅手当、総合支援資金および訓練・生活支援給付金等の各種関係施策について積極的な情報収集を行うとともに、特に失業等により生活に困窮する方々に対しては、生活保護の相談のみならず、これらの関係施策の活用なども含め生活全般の相談に対応するよう配慮すること。
　また、相談に対応した職員は、必要に応じてハローワークや社会福祉協議会等の関係機関の担当者と連絡を取り、個々の調整を行う等、関係機関との連携強化に努め、相談者に配慮した対応を行うこと。
　さらに、上記2の安定的な住居の確保に当たっては、ホームレス支援を行っているNPO法人等の民間団体や不動産業者等との連携に努めること。

（厚生労働省：失業等により生活に困窮する方々への支援の留意事項について　平成21年12月25日社援保発第1225第1号厚生労働省社会・援護局保護課長通知）

厚生労働省「緊急事態宣言の期間延長を踏まえた生活保護業務等における留意点について」　資料4「失業等により生活に困窮する方々への支援の留意事項について（平成21年12月25日社援護第1225第1号）」令和2年5月8日付け 社会・援護局保護課発：2024年2月3日アクセス」

Q 申請時に布団や炊事用具がない場合や、入院が必要になり寝巻を買うお金も ない場合は？

A 日常生活に必要なものについては、一時扶助費の対象になる場合があり、布 団や入院時の寝巻の費用は被服費として、炊事用具や食器等の費用は家具什器費 として支給を受けることができます。

ミニ知識

扶養援助
　生活保護では、扶養義務者（夫婦、直系血族、兄弟姉妹および特別の事情がある3親等内の親族）による扶養は保護に優先して行われる（法第4条第2項）とされています。これは、実際に扶養義務者による金銭的援助が行われたときに、生活保護受給者の収入として取り扱うことを意味し、扶養義務者による援助の有無は、保護の決定に影響しません。
　生活保護の申請が受理されると、次の方法により扶養義務者の有無の調査が行われます。
・申請者への聞き取り
・戸籍謄本等による確認（必要な時のみ）
　扶養義務者の存在が確認された場合は、申請者からの聞き取り等により、扶養援助が期待できるかどうかの調査が行われます。
・期待できる場合→扶養照会が行われる。
・期待できない場合→扶養照会は行われない（ただし、当該扶養義務者が生活保持義務関係にある者（夫婦間または親の中学3年以下の子に対する関係）の場合は関係機関等に照会が行われる）。
〔扶養援助が期待できないとする判断基準〕
①扶養義務者が生活保護受給者、社会福祉施設入所者、長期入院患者、主たる生計維持者ではない非稼働者（いわゆる専業主婦・主夫等）、未成年者、概ね70歳以上の高齢者など
②生活保護申請者の生活歴等から、特別な事情があり、明らかに扶養ができない者
　（例）扶養義務者に借金を重ねている、扶養義務者と相続をめぐり対立している、縁が切られている、などの著しい関係不良の場合。なお、扶養義務者と一定期間（例えば10年程度）音信不通であるなど、交流が断絶していると判断される場合は、著しい関係不良とみなされます。
③扶養義務者に扶養を求めることにより、明らかに保護申請者の自立を阻害することになる者
　（例）夫の暴力から逃れてきた母子、虐待等の経緯がある者
　上記①～③は例示であり、これらと同等と判断できる場合は、扶養援助が期待できないと判断されます。

要否判定
（保護申請時）
- 生活保護を申請した場合の要否判定（受けることができるかできないか）は図表4-47を参考にしてください。
- 世帯収入が最低生活費を下回る場合は、最低生活費と世帯収入の差額が生活保護費として支給されます（図表4-47の生活保護要の例）。
- 世帯収入が最低生活費を超えている場合は、生活保護を受けることはできません（図表4-47の生活保護否の例）。
- 生活保護は、生活状況に応じて、必要な扶助の組み合わせで実施されます。

生活保護基準
（最低生活費）
- 最低生活費は、生活扶助費（基準生活費＋各種の加算）＋住宅扶助費＋教育扶助費＋介護扶助費＋医療扶助費などが、世帯の状況に応じて算定されます。

生活扶助
①生活扶助費のうち、基準生活費は世帯を単位として算定し、生活扶助基準第1類（飲食物費や被服費などの個人単位の費用）と第2類（家具什器費や光熱費などの世帯単位の費用）を合算した額となります。
②基準生活費は、世帯構成員の年齢と人数に応じて算定されます。
③生活扶助基準額は、地域によってことなる物価などによる生活水準の差に対応するため、全国の市町村を1級地－1から3級地－2までの6つに区分して設定されています。各級地は、おおむね、1級地は大都市およびその周辺市町、2級地は県庁所在地をはじめとする中都市、3級地はその他の市町村が分類されます。

図表 4-47　生活保護の要否判定概念図

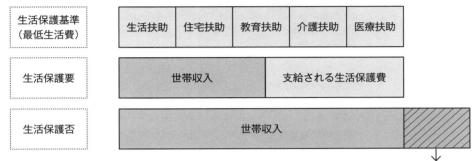

生活保護基準 （最低生活費）	生活扶助	住宅扶助	教育扶助	介護扶助	医療扶助
生活保護要	世帯収入		支給される生活保護費		
生活保護否	世帯収入				

世帯収入が最低生活費を上回るため、生活保護は受けられない。

図表 4-48　生活扶助の各種加算

加算の名称	加算の内容
妊産婦加算	妊産婦に対する栄養補給を目的とした加算です。
障害者加算	身体障害者障害程度等級表3級以上または国民年金法施行令別表2級以上に該当する障害者に対する加算です。
介護施設入所者加算	介護施設入所者基本生活費が算定されている者に対する加算です（障害者加算などが算定されている場合は算定されない）。
在宅患者加算	結核患者および3か月以上の治療を必要とし、かつ栄養の補給を必要とする者に対する加算です。
放射線障害者加算	原子爆弾被爆者に対する援護に関する法律第11条第1項の認定を受けた者に対する加算です。
児童養育加算	高等学校等終了前の児童の養育に当たる者に対する加算です。
介護保険料加算	介護保険の第1号被保険者のうち、普通徴収により保険料を納付する者に対する加算です。
母子加算	父母の一方もしくは両方が欠けているため、父母の他方または父母以外の者が児童（原則として18歳に達する日以降の最初の3月31日までにある者）を養育する場合の養育者に対する加算です（父子家庭にも算定される）。

④第2類では、冬季に増加する光熱費等に対応するため、全国の都道府県をⅠ区～Ⅵ区の6つに区分し、Ⅰ区およびⅡ区は10月～4月、Ⅲ区およびⅣ区は11月～4月、Ⅴ区およびⅥ区は11月～3月に、その地域に応じた額の冬季加算が加算されます。

⑤12月の基準生活費には、期末一時扶助費が加算されます。

⑥各種加算

例えば、障害者世帯やひとり親世帯などの場合は、最低生活を営むために通常より多くの生活費が必要になります。このように最低生活の維持に特別の需要がある人には、生活扶助に各種の加算が上積みされます（図表4-48）。

⑦入院した場合は、居宅での基準生活費が翌月から入院患者日用品費に変更され、月額23,110円〔冬季加算額は1,000円（Ⅵ区の場合）〕の支給となります。
退院して居宅に戻る場合には、退院した日の翌日から居宅での基準生活費に変更され、入院患者日用品費との差額が日割りで支給されます。

⑧生活保護費の使い方は本人の自由とされています。

住宅扶助　●国は、生活保護受給世帯の家賃（月額）の基準額を1級地および2級地では13,000円以内、3級地では8,000円以内と定めていますが、家賃の額は地域によって大きくことなります。このため、実際に生活保護を利用するときは、厚生労働大臣が都道府県、政令指定都市、中核市ごとに定めた限度額の範囲内で実額が算定されます（図表4-49）。車いすを使用しているため広い居室が必要な場合、高齢で転居が困難な場合、居住地域において限度額では借りられない場

生活

図表 4-49　住宅扶助における家賃の限度額の例（床面積が 15m² を超える場合）

世帯人員	1人	2人	3〜5人	6人	7人以上
東京 23 区	53,700 円	64,000 円	69,800 円	75,000 円	83,800 円
大阪市	40,000 円	48,000 円	52,000 円	56,000 円	62,000 円
広島市	38,000 円	46,000 円	49,000 円	53,000 円	59,000 円
福岡市	36,000 円	43,000 円	47,000 円	50,000 円	56,000 円

図表 4-50　住宅扶助における家賃の特別基準（1 人世帯の家賃の限度額×倍率）

世帯人員	1人	2人	3人	4人	5人	6人	7人以上
倍率	1.3	1.4	1.5	1.6	1.7	1.7	1.8

合には、家賃の特別基準の設定が認められています（図表 4-50）。また、転居の際に敷金等が必要な場合は、敷金等の特別基準の設定が認められており、その額は家賃の特別基準の 3 倍以内の額となっています（東京 23 区、横浜市、大阪市、広島市、福岡市などは家賃の特別基準の 4 倍以内の額）。

特別基準
●生活保護を受けている者や地域の状況はさまざまであり、生活保護基準額では健康で文化的な最低限度の生活が営めない場合が生じます。このため、冬季加算、被服費、家具什器費、家賃、住宅維持費、技能修得費などの項目について、必要に応じて通常の基準額に上乗せをした特別基準を設定することができます。

生活保護基準（最低生活費）の算定
●生活保護基準は、一般国民の消費水準の動向に即して改定を行う「水準均衡方式」の考え方に基づき、毎年度改定されています。また、5 年に 1 度は一般低所得世帯の消費実態とのバランスがとれているかが検証され、その結果が反映されています。

●生活保護基準（最低生活費）の算定方法は複雑なものとなっており、厚生労働大臣が告示した基準額表から個別に算定するのは煩雑であることから、世帯別、級地別の最低生活費の例を示しておきます（図表 4-51）。事例ごとの最低生活費をおよその参考にしてみてください。また、生活扶助の基準生活費以外の生活保護基準のうち、主なものを挙げておきます（図表 4-52、107 頁参照）。

保護施設
●生活保護施設には 5 種類の施設があり、要保護者が入所または利用して保護を受けることができます。
①救護施設：身体上、精神上に著しい障害があるため、本人ひとりでは日常生活が困難な場合に利用できます。
②更生施設：身体上、精神上に障害があるため療養・生活指導が必要な場合に利用できます。
③医療保護施設：医療が必要な場合に利用できます。
④授産施設：身体上、精神上または世帯の事情により就業能力の限られている人が、就労または技能の習得をしたい場合に利用できます。
⑤宿泊所提供施設：住居のない要保護者世帯が住宅扶助を受けることを目的として利用できます。

通知を活用
●生活保護を活用する場合は、生活保護法と保護の実施要領（生活保護手帳）を理解する必要があります。
●制度を利用・活用するときは根拠が必要です。厚生労働省の通知は状況に即した根拠であり、福祉事務所とやり取りするときに役立ちます。
●失業等により生活に困窮する人たちへの支援の留意事項についての通知は図表 4-46 に、またミニ知識「生活保護の相談・申請・適用に関する厚生労働省通知」

生活保護の相談・申請・適用に関する厚生労働省通知

- **保護の相談における開始申請の取り扱い（生活保護法による保護の実施要領について）**
  生活保護の相談があった場合には、相談者の状況を把握したうえで、他法他施策の活用等についての助言を適切に行うとともに生活保護制度のしくみについて十分な説明を行い、保護申請の意思を確認すること。また保護申請の意思が確認された者に対しては、速やかに保護申請書を交付し、申請手続きについての助言を行うこと。
  （昭和 38 年 4 月 1 日社発第 246 号／平成 20 年 4 月厚生労働省社会・援護局長通知）
- **保護の開始申請等（平成 20 年度生活保護基準・生活保護実施要領改正、生活保護法による保護の実施要領について）**
  生活保護は申請に基づき開始することを原則としており、保護の相談に当たっては、相談者の申請権を侵害しないことはもとより、申請権を侵害していると疑われるような行為も厳に慎むこと。
  （昭和 36 年 4 月 1 日厚生省発社第 123 号／平成 20 年 4 月厚生労働省事務次官通知）
- **ホームレスに対する生活保護の適用について**
  真に生活に困窮する者に対して最低限度の生活を保障するとともに、自立を助長することを目的とした制度であり、ホームレスに対する生活保護の適用に当たっては、居住地がないことや稼働能力があることのみをもって保護の要件に欠けるものでないことに留意し、生活保護を適正に実施する。
  （平成 15 年 7 月 31 日社援保発 0731001 号厚生労働省社会・援護局保護課長通知）

でも紹介しています（101 頁）。

不服申立て
（審査請求）

●生活保護の決定や実施に関する処分に不服がある場合は、都道府県知事に不服申立て（審査請求）を行うことができます（法第 64 条）。その裁決に不服がある場合は、厚生労働大臣に再審査請求を行うこともできます（法第 66 条）。また、都道府県知事の裁決を経た後は、処分の取消しの訴訟を提起することもできます（ミニ知識「不服申立て（審査請求）」、108 頁）。

生活保護の
廃止

●生活保護法では、生活保護が廃止になる場合について次の 4 つが規定されています。

①世帯の収入が最低生活費を上回った場合（法第 26 条）。世帯の定期収入の恒常的な増加や最低生活費の恒常的な減少等により、以後特別な事由が生じない限り、保護を再開する必要がないかどうかといった点から判断されます。

②生活保護を実施している福祉事務所の管轄外に転居等した場合（法第 19 条第 1 項）。転居前の福祉事務所での生活保護は廃止になりますが、引き続き生活保護が必要な状態にある場合は継続されます（転居先の福祉事務所に生活保護の申請が必要）。

③訪問調査を拒むなどした場合（法第 28 条第 5 項）。ただし、この場合は法第 27 条の指導・指示（④を参照）を経る必要があると考えられます。

④指導・指示違反による廃止（法第 27 条、法第 62 条第 3 項）。福祉事務所は、生活保護受給者に対して、就労、収入申告、生活状況が変わった場合の届出などに関する指導・指示をすることができます。指導・指示をする場合は、必要性や内容について十分検討が行われます。また、違反した場合でも、直ちに生活保護が廃止になるのではなく、弁明の機会が与えられ、実情に応じて保護の変更や停止が行われることもあります。

●また、生活保護法には規定されていませんが、本人からの生活保護辞退の申し出に基づいて廃止になる場合もあります。この場合、福祉事務所は、申し出が本人の任意かつ真摯な意思によるものか、廃止により直ちに急迫した状態にならないかなどを確認する必要があります。

4. 社会保障制度活用の実際

生活

図表4-51　世帯別、級地別の最低生活費の例（2023年10月改定額）

世帯構成に応じた最低生活費の例です。次の3点は全体に共通する内容です。
- 生活扶助基準額は、地域によってことなる物価などによる生活水準の差に対応するため、全国の市町村を1級地－1から3級地－2までの6つに区分して設定されています。このため、表の最低生活費は級地別に記載しています。
- 冬季に増加する光熱費等に対応するため、全国の都道府県をⅠ区～Ⅵ区の6つに区分し、Ⅰ区およびⅡ区は10月～4月、Ⅲ区およびⅣ区は11月～4月、Ⅴ区およびⅥ区は11月～3月に、その地域に応じた額の冬季加算が生活扶助基準額に加算されます。下記の例では全国47都道府県のうち29都府県が該当するⅥ区の額を記載しています。
- 住宅扶助（家賃）は、基準額を記載しています。**実際に生活保護を利用するときは、厚生労働大臣が都道府県、政令指定都市、中核市ごとに定めた額の範囲内で実費が算定されます**（図表4-49、4-50）。

1　夫婦と子1人世帯〔夫33歳、妻29歳、子4歳〕

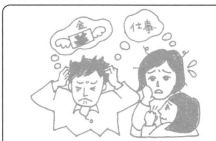

- 夫婦ともに失業し求職中
- 4歳の子を自宅で養育
〔1か月の収入〕
児童手当 10,000円（2023年度支給額）

- 夫婦ともに失業し求職中で、4歳の子を自宅で養育している世帯の例
- 4歳の子を養育しているため、児童養育加算が算定される
- この例で**1級地－1**に住んでいる世帯に支給される生活保護費は次の通り（冬季加算を除く）

最低生活費	176,090円
収入認定額	△10,000円（児童手当）
支給額	166,090円

（単位：円）

最低生活費	1級地－1	1級地－2	2級地－1	2級地－2	3級地－1	3級地－2
生活扶助基準額	149,900	145,440	141,290	137,130	136,090	130,910
特例加算	3,000	3,000	3,000	3,000	3,000	3,000
児童養育加算	10,190	10,190	10,190	10,190	10,190	10,190
冬季加算（Ⅵ区）（11月～3月に加算）	(4,240)	(4,240)	(4,240)	(4,240)	(4,240)	(4,240)
住宅扶助※	13,000	13,000	13,000	13,000	8,000	8,000
合計（冬季加算を除く）	176,090	171,630	167,480	163,320	157,280	152,100

※住宅扶助は基準額を記載しているが、例えば1級地－1に区分されている東京23区の3人世帯には、69,800円の範囲で実費が算定される。

column

医療扶助のオンライン資格確認が始まる！

「全世代対応型の社会保障制度を構築するための健康保険法等の一部を改正する法律」（令和3年法律第66号）に基づく関係法令が2023年11月29日に公布され、2024年3月より生活保護における医療扶助の資格確認がオンラインで行われることになり、医療情報が共有できるようになりました。このことにより受診の際に医療券を持参しなくてもマイナンバーカードがあれば受診できるようになります。

しかし、生活保護指定医療機関においてはオンラインの資格確認は義務ではないため、混乱が生じることが予想されます。また、マイナンバーカードがなければ従来どおり福祉事務所で医療券を発行してもらう必要があります。

全国民にマイナンバーカードが普及しておらず、オンライン資格確認についても不具合が報告されているなかで、個人情報の漏洩などの心配がなく、誰もが安心して平等に受診できるシステムの構築が望まれます。　　　　　　　　　　　　　　（奥村晴彦）

2　夫婦と子2人世帯〔夫35歳、妻30歳、子（小学生）9歳、子4歳〕

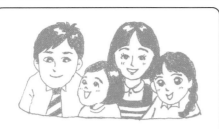

・夫は就労中
・妻は4歳の子を自宅で養育
〔1か月の収入〕
夫の給料 150,000円
児童手当 20,000円（2023年度支給額）

・夫は就労中、妻は4歳の子が保育園の入所待ちのため就労できず自宅で養育している世帯の例
・9歳と4歳の子を養育しているため、児童養育加算が算定される
・小学生には教育扶助が算定される
・この例で**1級地−2**に住んでいる世帯に支給される生活保護費は次の通り（冬季加算を除く）

最低生活費　　　209,430円
収入認定額 △ 141,600円　｢給料150,000円−基礎控除28,400円
　　　　　　　　　　　　　 ｜児童手当20,000円
支給額　　　　　 67,830円

※給料からは、基礎控除のほか所得税や通勤に必要な交通費なども控除される

（単位：円）

最低生活費	1級地−1	1級地−2	2級地−1	2級地−2	3級地−1	3級地−2
生活扶助基準額	175,420	169,450	162,860	157,510	156,280	150,190
特例加算	4,000	4,000	4,000	4,000	4,000	4,000
児童養育加算	20,380	20,380	20,380	20,380	20,380	20,380
冬季加算（Ⅵ区）（11月～3月に加算）	(4,580)	(4,580)	(4,580)	(4,580)	(4,580)	(4,580)
住宅扶助※	13,000	13,000	13,000	13,000	8,000	8,000
教育扶助	2,600	2,600	2,600	2,600	2,600	2,600
合計（冬季加算を除く）	215,400	209,430	202,840	197,490	191,260	185,170

※住宅扶助は基準額を記載しているが、例えば1級地−2に区分されている広島市の4人世帯には、49,000円の範囲で実費が算定される。

3　母子世帯〔母30歳、子4歳〕

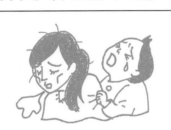

・母が4歳の子を自宅で養育
〔1か月の収入〕
児童扶養手当 44,140円（全部支給）、児童手当 10,000円（いずれも2023年度支給額）

・母が病気療養のため就労できず、4歳の子を自宅で養育している世帯の例
・4歳の子を養育しているため、児童養育加算が算定される
・ひとり親家庭のため、母子加算が算定される
・この例で**2級地−1**に住んでいる世帯に支給される生活保護費は次の通り（冬季加算を除く）

最低生活費　　　154,690円
収入認定額 △ 54,140円　｢児童扶養手当44,140円
　　　　　　　　　　　　　｜児童手当10,000円
支給額　　　　　100,550円

（単位：円）

最低生活費	1級地−1	1級地−2	2級地−1	2級地−2	3級地−1	3級地−2
生活扶助基準額	119,120	115,340	112,100	111,290	108,120	104,140
特例加算	2,000	2,000	2,000	2,000	2,000	2,000
児童養育加算	10,190	10,190	10,190	10,190	10,190	10,190
母子加算	18,800	18,800	17,400	17,400	16,100	16,100
冬季加算（Ⅵ区）（11月～3月に加算）	(3,730)	(3,730)	(3,730)	(3,730)	(3,730)	(3,730)
住宅扶助※	13,000	13,000	13,000	13,000	8,000	8,000
医療扶助	現物給付	現物給付	現物給付	現物給付	現物給付	現物給付
合計（冬季加算を除く）	163,110	159,330	154,690	153,880	144,410	140,430

※住宅扶助は基準額を記載しているが、例えば2級地−1に区分されている愛媛県松山市の2人世帯には、38,000円の範囲内で実費が算定される。

4　母子世帯〔母 40 歳、子（高校生）17 歳、子（中学生）14 歳〕

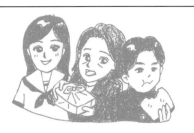

- 母および 17 歳と 14 歳の子が自宅で生活
〔1 か月の収入〕
児童扶養手当 54,560 円（全部支給）、児童手当 10,000 円（いずれも 2023 年度支給額）

- 母は求職中で、高校生と中学生の子がいる世帯の例
- 17 歳と 14 歳の子を養育しているため、児童養育加算が算定される
- ひとり親家庭のため、母子加算が算定される
- 中学生には教育扶助が算定される
- 高校生には生業扶助（高等学校等就学費）が算定される
- この例で **2 級地－2** に住んでいる世帯に支給される生活保護費は次の通り（冬季加算を除く）
最低生活費　210,410 円
収入認定額　△64,560 円 ┤児童扶養手当 54,560 円
　　　　　　　　　　　　　└児童手当 10,000 円
支給額　　　145,850 円

（単位：円）

最低生活費	1 級地－1	1 級地－2	2 級地－1	2 級地－2	3 級地－1	3 級地－2
生活扶助基準額	155,570	150,560	146,190	141,830	140,740	135,300
特例加算	3,000	3,000	3,000	3,000	3,000	3,000
児童養育加算	20,380	20,380	20,380	20,380	20,380	20,380
母子加算	23,600	23,600	21,800	21,800	20,200	20,200
冬季加算（Ⅵ区）（11 月～3 月に加算）	(4,240)	(4,240)	(4,240)	(4,240)	(4,240)	(4,240)
住宅扶助※	13,000	13,000	13,000	13,000	8,000	8,000
教育扶助	5,100	5,100	5,100	5,100	5,100	5,100
生業扶助	5,300	5,300	5,300	5,300	5,300	5,300
合計（冬季加算を除く）	225,950	220,940	214,770	210,410	202,720	197,280

※住宅扶助は基準額を記載しているが、例えば 2 級地－2 に区分されている広島県尾道市の 3 人世帯には、46,000 円の範囲内で実費が算定される。

5　障害者世帯〔35 歳〕

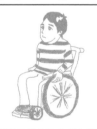

- 体幹機能障害がある人が自宅で療養
〔1 か月の収入〕
障害基礎年金 66,250 円、年金生活者支援給付金 5,140 円（いずれも 2023 年度支給額）

- 身体障害者手帳（体幹機能障害 2 級）を所持し、通院治療を受けている世帯の例
- 身体障害者手帳（2 級）を所持しているため、障害者加算が算定される
- この例で **3 級地－1** に住んでいる世帯に支給される生活保護費は次の通り（冬季加算を除く）
最低生活費　101,140 円
収入認定額　△71,390 円 ┤障害基礎年金 66,250 円
　　　　　　　　　　　　　└年金生活者支援給付金 5,140 円
支給額　　　 29,750 円

※居宅介護（ホームヘルプ）などの居宅サービスが必要となる場合は、障害者の日常生活および社会生活を総合的に支援するための法律に基づく自立支援給付を利用する

（単位：円）

最低生活費	1 級地－1	1 級地－2	2 級地－1	2 級地－2	3 級地－1	3 級地－2
生活扶助基準額	75,420	73,310	71,430	70,460	69,080	66,740
特例加算	1,000	1,000	1,000	1,000	1,000	1,000
障害者加算	26,810	26,810	24,940	24,940	23,060	23,060
冬季加算（Ⅵ区）（11 月～3 月に加算）	(2,630)	(2,630)	(2,630)	(2,630)	(2,630)	(2,630)
住宅扶助※	13,000	13,000	13,000	13,000	8,000	8,000
医療扶助	現物給付	現物給付	現物給付	現物給付	現物給付	現物給付
合計（冬季加算を除く）	116,230	114,120	110,370	109,400	101,140	98,800

※住宅扶助は基準額を記載しているが、例えば 3 級地－1 に区分されている広島県江田島市の単身世帯には、33,000 円の範囲内で実費が算定される。

6 傷病者世帯〔35歳〕

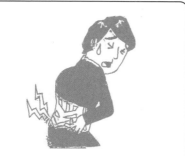

- 傷病者が自宅で療養
〔1か月の収入〕
傷病手当金 80,000円（金額は仮定）

- 傷病のため就労できず、通院治療を受けている世帯の例
- この例で**3級地－2**に住んでいる世帯に支給される生活保護費は次の通り（冬季加算を除く）
  最低生活費　　75,740円
  収入認定額　△80,000円（傷病手当金80,000円）
  支給額　　　△4,260円

※この例の場合、4,260円を医療機関に医療費自己負担額として支払う必要がある

（単位：円）

最低生活費	1級地－1	1級地－2	2級地－1	2級地－2	3級地－1	3級地－2
生活扶助基準額	75,420	73,310	71,430	70,460	69,080	66,740
特例加算	1,000	1,000	1,000	1,000	1,000	1,000
冬季加算（Ⅵ区）（11月～3月に加算）	(2,630)	(2,630)	(2,630)	(2,630)	(2,630)	(2,630)
住宅扶助※	13,000	13,000	13,000	13,000	8,000	8,000
医療扶助	現物給付	現物給付	現物給付	現物給付	現物給付	現物給付
合計（冬季加算を除く）	89,420	87,310	85,430	84,460	78,080	75,740

※住宅扶助は基準額を記載しているが、例えば3級地－2に区分されている広島県世羅町の単身世帯には、33,000円の範囲内で実費が算定される。

7 高齢者世帯〔72歳〕

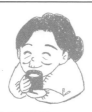

- 高齢者が自宅で生活
〔1か月の収入〕
老齢基礎年金 45,000円（介護保険料特別徴収後）
年金生活者支援給付金 3,000円（金額はいずれも仮定）

- 単身の高齢者世帯の例
- 介護保険料は老齢基礎年金から特別徴収されているため、介護保険料加算は算定されない
- この例で**1級地－1**に住んでいる世帯に支給される生活保護費は次の通り（冬季加算を除く）
  最低生活費　　88,250円
  収入認定額　△48,000円 ─［老齢基礎年金45,000円／年金生活者支援給付金3,000円］
  支給額　　　40,250円

（単位：円）

最低生活費	1級地－1	1級地－2	2級地－1	2級地－2	3級地－1	3級地－2
生活扶助基準額	74,250	72,850	70,990	69,140	68,670	66,350
特例加算	1,000	1,000	1,000	1,000	1,000	1,000
冬季加算（Ⅵ区）（11月～3月に加算）	(2,630)	(2,630)	(2,630)	(2,630)	(2,630)	(2,630)
住宅扶助※	13,000	13,000	13,000	13,000	8,000	8,000
合計（冬季加算を除く）	88,250	86,850	84,990	83,140	77,670	75,350

※住宅扶助は基準額を記載しているが、例えば1級地－1に区分されている大阪市の単身世帯には、40,000円の範囲で実費が算定される。

8 高齢者世帯〔夫 72 歳、妻 67 歳〕

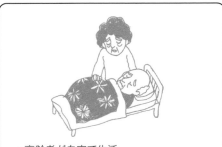

- 高齢者が自宅で生活
- 妻が夫を介護

〔1 か月の収入〕
なし（老齢年金は受給していない）

- 高齢の夫と妻の 2 人世帯で、夫は通院治療を継続しながら、要介護認定を受けて自宅で介護ベッドの貸与と訪問介護サービスを利用している世帯の例
- この例で **1 級地－2** に住んでいる世帯に支給される生活保護費は次の通り（冬季加算を除く）

最低生活費	131,470 円
収入認定額	△0 円
支給額	131,470 円

（単位：円）

最低生活費	1 級地－1	1 級地－2	2 級地－1	2 級地－2	3 級地－1	3 級地－2
生活扶助基準額	118,900	116,470	113,230	110,190	109,200	105,160
特例加算	2,000	2,000	2,000	2,000	2,000	2,000
介護保険料加算	普通徴収の方法で介護保険料を納付するため、保険料の実費を加算する。					
冬季加算（Ⅵ区） （11 月〜3 月に加算）	(3,730)	(3,730)	(3,730)	(3,730)	(3,730)	(3,730)
住宅扶助※	13,000	13,000	13,000	13,000	8,000	8,000
医療扶助	現物給付	現物給付	現物給付	現物給付	現物給付	現物給付
介護扶助	現物給付	現物給付	現物給付	現物給付	現物給付	現物給付
合計（冬季加算を除く）	133,900	131,470	128,230	125,190	119,200	115,160

※住宅扶助は基準額を記載しているが、例えば 1 級地－2 に区分されている広島県呉市の 2 人世帯には、42,000 円の範囲で実費が算定される。
※上記の合計額に介護保険料加算を加算

column

生活保護基準が変わりました

　生活保護基準は、生活保護制度によって保障される生活水準を表しているだけでなく、国が国民にどの程度の生活レベルを保障していくのかというナショナル・ミニマム機能を有しています。また、就学援助における学用品費などの支給、保育料の免除に係る階層区分、市民税非課税限度額の基準、最低賃金など、他の多くの制度に影響を及ぼす重要な基準となっています。

　生活保護基準は、毎年度、国民の消費動向や社会経済情勢を総合的に勘案して改定されています（水準均衡方式）。また、5 年に 1 度、一般低所得世帯の消費実態との均衡が適切に図られているか否かの検証が行われており、前回の検証は 2022 年に行われました。

　2023 年度の生活扶助基準（同年 10 月から実施）は、上記の検証結果を反映させた上で、2019 年以降の新型コロナウイルス感染症の影響やエネルギー・食料品を中心とした物価上昇の影響等を勘案し、2023 年度および 2024 年度の臨時的・特例的な対応として、次の 2 点を行うこととされました。

- 世帯人員 1 人当たり月額 1,000 円を加算
- この加算を行っても 2022 年度の基準額から減額となる世帯には、2022 年度の基準額を保障

（下手忠）

図表 4-52　生活保護基準表（1 級地―1、金額は 2023 年度）

入院患者日用品費

基準額	冬季加算額（11 月～3 月）
23,110 円以内	1,000 円（V区およびVI区）

介護施設入所者基本生活費

基準額	冬季加算額（11 月～3 月）
9,880 円以内	1,000 円（V区およびVI区）

生活扶助加算

区分		金額	
障害者	身障 1・2 級または国民年金 1 級	在宅 26,810 円	入院・入所 22,310 円
	身障 3 級または国民年金 2 級	在宅 17,870 円	入院・入所 14,870 円
	重度障害者加算	14,850 円／ R5.7 ～ 15,220 円	
	重度障害者　家族介護料	12,450 円／ R5.7 ～ 12,760 円	
	重度障害者　他人介護料	70,520 円以内	
妊婦	6 か月未満	9,130 円	
	6 か月以上	13,790 円	
産婦		8,480 円	
在宅患者		13,270 円	
児童養育	18 歳の 3 月 31 日まで	10,190 円	
	経過的加算	該当する子 1 人：4,330 円	
放射線障害者（被爆者援護法）		法 24 条：44,620 円、法 25 条：22,310 円	
介護施設入所者		9,880 円	
介護保険料		介護保険料の実費	
母子	児童 1 人	在宅 18,800 円	入院・入所 19,350 円
	児童 2 人	在宅 23,600 円	入院・入所 20,910 円
	3 人以上 1 人増すごとに加える額	在宅 2,900 円	入院・入所 770 円
	基準改定による減額幅を縮小するため経過的加算が算定される場合あり		

保護施設入所者の基準生活費

区分	1 級地	2 級地
救護施設	64,140 円	60,940 円
更生施設	67,950 円	64,550 円
冬季加算（VI区）	2,050 円	2,050 円
期末一時扶助費	5,070 円	4,610 円

一時的扶助

区分		金額
住宅維持費（年額）	一般基準	128,000 円以内
	特別基準	192,000 円以内
家具什器費	一般基準	32,200 円以内
	特別基準	51,500 円以内
	暖房器具	24,000 円以内
		真にやむを得ない場合 62,000 円以内
被服費	布団類　再生 1 組	14,200 円以内
	布団類　新規 1 組	20,800 円以内
	被服（平常着・学童服）　1 人	14,600 円以内
	入院時の寝巻等　1 人	4,500 円以内
	紙おむつ　月額	21,700 円以内
	新生児の寝具等	53,500 円以内
移送費		必要最小限
入学準備金	小学校入学時	64,300 円以内
	中学校入学時	81,000 円以内
家財保管料	月額	14,000 円以内（1 年以内）
就労活動促進費	月額	5,000 円（原則 6 か月以内）

住宅扶助特別基準（1 人世帯の一般基準の限度額×倍率）

世帯人員	1 人	2 人	3 人	4 人	5 人	6 人	7 人以上
倍率	1.3	1.4	1.5	1.6	1.7	1.7	1.8

床面積別基準上限額例（1 人世帯かつ床面積 15㎡以下の基準）（単位：円）

床面積	11 ～ 15㎡	7 ～ 10㎡	6㎡以下
東京 23 区	48,000	43,000	38,000
大阪市	36,000	32,000	28,000

住宅扶助一般基準の上限額例（床面積 15m² 超の基準）（単位：円）

世帯人員	1 人	2 人	3 ～ 5 人	6 人	7 人以上
東京 23 区	53,700	64,000	69,800	75,000	83,800
大阪市	40,000	48,000	52,000	56,000	62,000

生業扶助（高等学校等就学費）

区分	金額
基本額	5,300 円
教材費	正規の授業で使用する教材の購入または利用に必要な額
授業料	高等学校等就学支援金の支給に関する法律第 2 条各号に掲げるものに在学する場合を除き、高等学校等が所在する都道府県の条例に定める都道府県立の高等学校における額以内の額
入学料	高等学校等が所在する都道府県の条例に定める都道府県立の高等学校等における額以内の額（市町村立の高等学校等の場合は、当該市町村の条例に定める市町村立高等学校等における額以内の額）
入学考査料	30,000 円以内
交通費	通学に必要な最小限度の額
学級費等	2,330 円以内
入学準備金	87,900 円以内
学習支援費（クラブ活動）	84,600 円（年額）以内

生業扶助（高等学校等就学費以外）

区分	一般基準	特別基準
生業費	47,000 円以内	78,000 円以内
技能修得費	年 87,000 円以内（必要に応じ交通費実費を加算）	年 146,000 円（自立支援プログラム）年 233,000 円以内
就職支度費	33,000 円以内	

出産扶助

	一般基準	特別基準
出産費	311,000 円以内	361,000 円以内（急変等の場合）
衛生材料費	6,000 円以内	
産科医療補償制度対象出産	30,000 円以内	

教育扶助

区分	小学校	中学校
基準額（学級費を含む）	3,680 円	6,100 円
教材費	正規の教材として学校長または教育委員会が指定するものの購入または利用に必要な額	
学校給食費	保護者が負担すべき給食費の額	
交通費	通学に必要な最小限度の額	
学習支援費	16,000 円（年額）以内	59,800 円（年額）以内

葬祭扶助

区分	級地	大小人別	火葬料・運搬費・葬祭料等一式
一般基準	1・2	大人	212,000 円以内
		小人	169,600 円以内
特別基準		火葬料	〔葬祭地の市町村条例の額－ 600 円（大人）または 500 円（小人）〕の額を加算
		運搬費 1・2 級地	15,580 円を超える場合、7,480 円以内を加算
		死亡診断書	（実費－ 5,350 円）の額を加算
		扶養義務者以外の申請	1,000 円を加算
		死体保存料	必要最小限度の実費

期末一時扶助

区分	1 級地―1	1 級地―2	2 級地―1	2 級地―2	3 級地―1	3 級地―2
1 人	14,160	13,520	12,880	12,250	11,610	10,970
2 人	23,080	22,030	21,000	19,970	18,920	17,880
3 人	23,790	22,720	21,640	20,580	19,510	18,430
4 人	26,760	25,550	24,340	23,160	21,940	20,730
5 人	27,890	26,630	25,370	24,130	22,870	21,620
6 人	31,720	30,280	28,850	27,440	26,010	24,570
7 人	33,690	32,170	30,660	29,160	27,630	26,100
8 人	35,680	34,060	32,460	30,860	29,260	27,640
9 人	37,370	35,690	34,000	32,340	30,650	28,950
1 人増	1,710	1,620	1,540	1,480	1,390	1,320

検診命令

検診料		原則として法による診療方針および診療報酬の例による
文書料	施行細則準則に定める様式以外の診断書	4,720 円以内
	障害認定に係る診断書	6,090 円以内

ミニ知識

不服申立て（審査請求）

　行政処分に不服がある場合、不服申立てするか直ちに訴訟を提起するかという判断は国民の自由選択によることが原則ですが、生活保護は審査請求前置主義（まず行政機関に審査請求を行い、その裁決を経た後でなければ、処分の取消しの訴訟を提起することができない）をとっているため、都道府県知事に審査請求を行い、その裁決を経た後でなければ訴訟を提起することができません（法第69条）。

　決定や処分に不服がある場合には、処分があったことを知った日の翌日から起算して3か月以内に、都道府県知事に審査請求を行うことができます（50日以内に裁決）。裁決に不服がある場合には、裁決を知った日の翌日から起算して1か月以内に厚生労働大臣に再審査請求を行うことができます（70日以内に裁決）。都道府県知事の裁決を経た後であれば、裁決があったことを知った日の翌日から起算して6か月以内に処分の取消しの訴訟を提起することもできます。

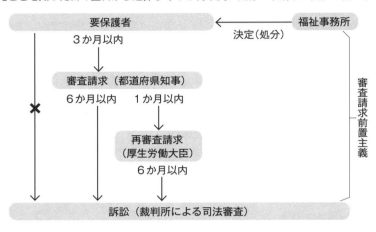

 ミニ知識

生活保護手帳と別冊問答集

　年度版として毎年、厚生労働省から出された通知を整理した『生活保護手帳』（中央法規出版）が発刊されています。福祉事務所の生活保護担当者の教科書的存在で、生活保護制度のことがわかるマニュアルです。担当者もこれに基づいて仕事をしていますので、生活保護を活用する際にぜひ手元に置いておきたい1冊です。

　『生活保護手帳別冊問答集』は、保護の実施機関が判断し決定を下す際の考え方を示しています。具体的事例を引用しているものもありますが、一般化して問答設定されているため、疑問に思ったことの答えが導き出せるかもしれません。2冊とも市販されており、誰でも購入することができます。

 ミニ知識

民生委員

　民生委員は、民生委員法（昭和23年法律第198号）により、厚生労働大臣から委嘱された非常勤の特別職の地方公務員で児童委員を兼ねています。住民が抱えるさまざまな問題の相談に応じ、必要な指導、助言を行う一方で、関係する行政機関に協力する活動を無報酬で行っています。生活福祉資金制度も民生委員が中心になって創設された制度です。生活保護申請等の相談窓口にもなっているので、地域の民生委員にまず相談して、福祉事務所へ連絡票を書いてもらうこともできます。

ミニ知識

生活保護の内容で知っておきたいこと

〔住宅扶助〕

入院の場合は6か月を限度に家賃が支給されます（6か月を超えてもその時から3か月以内に退院が確実な場合は9か月を限度として支給される）。

長期入院が必要な場合は6か月以内に住居を引き払い、退院時に敷金等の支給を受け住居を確保します。

・住宅扶助の代理納付：家賃を滞納するなど、金銭の管理ができない場合は、福祉事務所が直接家主へ家賃を支払うことができます。住宅セーフティネット制度と連携して実施される場合もあります。

〔勤労控除〕

就労している場合には、勤労収入に対して次のような控除があります。このことにより消費できる生活費は就労していないときよりも多くなります。

・基礎控除：勤労に伴う生活需要の増加に対応し、勤労意欲の助長を図る。

15,000円以下の収入は全額基礎控除の対象になる。

・新規就労控除：中学校、高等学校等を卒業した人などが継続性のある職業に従事する場合の特別の経費に対応する。

・20歳未満控除：20歳未満の人の需要に対応し、本人および世帯員の自立を助長する。

・不安定就労控除：少額不安定な定額収入に対応する（月額15,000円まで）。

・実費控除：通勤費、所得税、社会保険料等、勤労に伴い必要な経費の実費を控除する。

〔生活保護受給中の預貯金〕

保護費を原資とした生活保護の目的にかなう預貯金は保有を認められています。

目的のない一般的な蓄財は認められないとされていますが、洗濯機などの耐久消費財を買い換えるための預貯金は、保護の目的にかなうとして保有を認められています。

〔日常生活用品の保有〕

洗濯機、冷蔵庫、掃除機、電子レンジ、エアコンなどの家電製品の保有は認められているため、生活保護の申請時に処分する必要はありませんが、生活保護受給中は、購入資金は支給されないので注意してください。

生活保護開始時に、最低生活に必要な家具什器を保有していないときは、家具什器費の支給が可能です。

なお、熱中症予防が特に必要とされる場合は、冷房器具の購入費用が支給されます（2023年度の基準額は62,000円で、不足分には、生活福祉資金の貸付が可能です）。

〔生活保護と個人情報について〕

生活保護の決定・実施のため、福祉事務所から生活保護法指定医療機関に、生活保護受給者の受診状況や病状等の個人情報の照会が行われることがあります。

この照会は、生活保護法第50条および指定医療機関医療担当規程第7条に基づくものであり、個人情報の保護に関する法律（平成15年法律第57号）第23条第1項に規定する第三者提供の例外規定のうち、第1号の「法令に基づく場合」に該当しますので、指定医療機関は、生活保護受給者の同意を得ずに回答することが可能です。

〔通院に要する移送費（交通費）の支給〕

通院（入院、転院、退院、検診命令による受診なども含む）に要する最小限度の日数で、傷病等の状態に応じた経済的かつ合理的な経路および交通手段を利用した場合の交通費が支給されます。

申請に基づき、医療機関に記載してもらう給付要否意見書等により給付の可否が判断されます。

受診する医療機関は、原則として生活保護受給者の居住地に比較的近い医療機関とされていますが、専門的治療の必要性や主治医との信頼関係などによっては、適切な医療機関への受診が認められることもあります。

電車・バス等で受診する場合の交通費のほか、傷病・障害等の状況によりやむを得ずタクシーで受診する場合のタクシー代が支給されます。

なお、断酒会やダルク（薬物依存自助グループ）などを活用する場合の交通費は、生活扶助の移送費から支給されます。

〔入院した場合の被服費の支給〕

ホームレス状態にある人などが入院し、衣類の持ち合わせがない場合には、寝巻や下着などを購入するための被服費の支給を受けられます。

〔葬祭扶助〕

葬祭扶助は、死亡した生活保護受給者に対する扶助ではなく、葬祭を行う者に対する扶助です。

扶養義務者が葬祭を行う場合は、扶養義務者の居住地の福祉事務所へ葬祭扶助の申請を行います（扶養義務者に対して要否判定が行われる）。

民生委員等が葬祭を行う場合は、死亡者に生活保護を決定していた福祉事務所へ葬祭扶助の申請を行います（申請者に対して要否判定は行われず、資力の有無にかかわらず葬祭扶助が行われる）。単身の生活保護受給者が病院で死亡し、葬祭を行う者がいない場合は、病院長が葬祭扶助の申請を行うことも可能です。

なお、市区町村への死亡届出人は次の通りとされています。

・死亡届の届出義務者（順序）

①同居の親族、②同居の親族以外の同居者、③家主、地主、家屋管理人、土地管理人

・届出資格者（義務はないが届出できる）

同居していない親族、後見人、保佐人、補助人、任意後見人、任意後見受任者

②生活困窮者自立支援制度

生活困窮者が自立をしていくために自治体が相談窓口を設置して支援する制度

内容　●生活困窮者自立支援制度では、さまざまな理由により経済的な問題などを抱えて生活に困っており、最低限度の生活を維持することができなくなるおそれのある生活困窮者を対象に、自立に向けた支援を行います。単に経済的な問題を抱えている人だけではなく、日常生活や社会生活に課題がある人など、多様な困難を抱えた人も対象です。福祉事務所設置自治体（以下、自治体）が設置している生活困窮者自立相談支援機関に相談するところから始まり、相談支援員が問題解決に向けて相談者と一緒に個別支援計画を作成して支援していきます（図表4-53）。

●具体的な支援には自治体が必ず実施しなければならない必須事業（自立相談支援事業、住居確保給付金支給）と、地域の実情に応じて実施する任意事業（就労準備支援事業、一時生活支援事業、家計改善支援事業、子どもの学習・生活支援事業）があります。

●この制度は、生活困窮者に対する新たな第2のセーフティネットとして個々の事情や想いに寄り添った個別的な支援を早期に対応し、また包括的な支援が期待されており、制度の狭間に置かれ、生活に困窮している人に対して、「本人中心」の相談支援を中核に据え、就労支援や家計改善、居住支援などを包括的に実施することをめざしています。

図表4-53　生活困窮者自立支援制度の概要

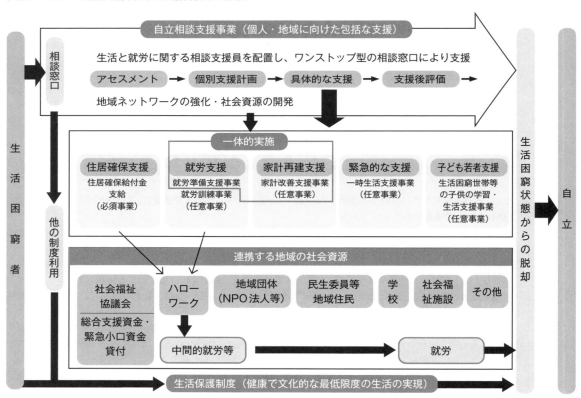

③住宅セーフティネット制度

住居を確保することが困難な人に対して情報提供や入居支援等を行う制度

内容 ●高齢者、低額所得者、被災者、障害者、子育て世帯など住宅の確保に特に配慮
を要する人(住宅確保要配慮者)を対象に、空き家などを活用して住宅セーフ
ティネット機能を強化するために、①賃貸人が住宅確保要配慮者の入居を拒ま
ない賃貸住宅として登録する。②登録住宅のバリアフリー工事や耐震改修工事
などの改修補助をする。③低所得者の入居負担軽減のため、家賃や入居保証料
を補助する。④都道府県の指定を受けた、居住支援を行う住居支援法人が、情
報提供や入居相談を行う。⑤生活保護受給者の住宅扶助費について代理納付を
推進する。

利用 ●国土交通省の「セーフティネット住宅情報システム」から対象の住宅を探す。

④生活福祉資金貸付制度

金融機関などからの借入が困難な世帯に対する貸付制度

内容 ●金融機関や公的貸付制度からの借入が困難な世帯に対する貸付制度で、その世
帯の生活の安定と経済的自立を図ることを目的にしています。
●生活福祉資金は図表4-54のように、具体的な利用目的がある場合に該当の資
金種類の貸付を行います。それぞれの資金には、貸付の条件や基準が定められ
ています(貸付の収入基準や要件などは都道府県ごとにことなる場合もありま
す)。また、すでに支払いを終えている経費については貸付対象になりません。

利用 ●市区町村の社会福祉協議会に相談してください。

緊急小口資金

緊急かつ一時的に生計の維持が困難となった場合に貸付ける少額の費用

内容 ●低所得世帯で傷病や賃金の未払いなどにより生活困窮に陥った際にその世帯に
対し生活の改善・自立のために必要な資金を貸付けます。
●貸付額は10万円以内で、無利子、連帯保証人は不要です。償還期間は据置期
間経過後12か月以内です。
●原則として、生活困窮者自立支援法に基づく自立相談支援事業を利用すること
が貸付の条件です。

利用 ●民生委員や市区町村の社会福祉協議会に相談してください。

図表 4-54　生活福祉資金貸付条件等一覧

資金の種類		貸付条件				
		貸付限度額	据置期間	償還期限	貸付利子	保証人
総合支援資金	生活支援費	・生活再建までの間に必要な生活費用	（二人以上）月20万円以内 （単身）月15万円以内 ・貸付期間：原則3月（最長12月）	最終貸付日から6月以内	据置期間経過後10年以内	保証人あり 無利子 保証人なし 年1.5%	原則必要 ただし、保証人なしでも貸付可
	住宅入居費	・敷金、礼金等住宅の賃貸契約を結ぶために必要な費用	40万円以内	貸付けの日（生活支援費とあわせて貸し付けている場合は、生活支援費の最終貸付日）から6月以内			
	一時生活再建費	・生活を再建するために一時的に必要かつ日常生活費で賄うことが困難である費用 　就職・転職を前提とした技能習得に要する経費、滞納している公共料金等の立て替え費用、債務整理をするために必要な経費等	60万円以内				
福祉資金	福祉費	・生業を営むために必要な経費	460万円以内	貸付けの日（分割による交付の場合には最終貸付日）から6月以内	20年	保証人あり 無利子 保証人なし年1.5%	原則必要 ただし、保証人なしでも貸付可
		・技能習得に必要な経費およびその期間中の生計を維持するために必要な経費	130万円～580万円		8年		
		・住宅の増改築、補修等および公営住宅の譲り受けに必要な経費	250万円		7年		
		・福祉用具等の購入に必要な経費	170万円		8年		
		・障害者用の自動車の購入に必要な経費	250万円		8年		
		・中国残留邦人等に係る国民年金保険料の追納に必要な経費	513.6万円		10年		
		・負傷または疾病の療養に必要な経費およびその療養期間中の生計を維持するために必要な経費	170万円～230万円		5年		
		・介護サービス、障害者サービス等を受けるのに必要な経費およびその期間中の生計を維持するために必要な経費	170万円～230万円		5年		
		・災害を受けたことにより臨時に必要となる経費	150万円		7年		
		・冠婚葬祭に必要な経費	50万円		3年		
		・住居の移転等、給排水設備等の設置に必要な経費	50万円		3年		
		・就職、技能習得等の支度に必要な経費	50万円		3年		
		・その他日常生活上一時的に必要な経費	50万円		3年		
	緊急小口資金	・緊急かつ一時的に生計の維持が困難となった場合に貸し付ける少額の費用	10万円以内	貸付けの日から2月以内	据置期間経過後12月以内	無利子	不要
教育支援資金	教育支援費	・低所得世帯に属する者が高等学校、大学または高等専門学校に修学するために必要な経費	〈高校〉月3.5万円以内 〈高専〉月6万円以内 〈短大〉月6万円以内 〈大学〉月6.5万円以内	卒業後6月以内	据置期間経過後20年以内	無利子	不要 （世帯内で連帯借受人が必要）
	就学支度費	・低所得世帯に属する者が高等学校、大学または高等専門学校への入学に際し必要な経費	50万円以内				
不動産担保型生活資金	不動産担保型生活資金	・低所得の高齢者世帯に対し、一定の居住用不動産を担保として生活資金を貸し付ける資金	・土地の評価額の70％程度 ・月30万円以内 ・貸付期間 借受人の死亡時までの期間または貸付元利金が貸付限度額に達するまでの期間	契約終了後3月以内	据置期間終了時	年3％、または長期プライムレートのいずれか低い利率	必要（推定相続人の中から選任）
	要保護世帯向け不動産担保型生活資金	・要保護の高齢者世帯に対し、一定の居住用不動産を担保として生活資金を貸し付ける資金	・土地および建物の評価額の70％程度（集合住宅の場合は50％） ・生活扶助額の1.5倍以内 ・貸付期間 借受人の死亡時までの期間または貸付元利金が貸付限度額に達するまでの期間				不要

※貸付の決定に当たっては、これらの貸付条件に加え、償還可能性の有無が考慮されることとなります。
※詳細はお住まいの社会福祉協議会にお問い合わせください。

⑤最低賃金制度

国が働く人（労働者）すべてにおける賃金の最低額を定めた制度

内容　最低賃金法に基づき国が賃金の最低額を定め、使用者はその最低限度額以上の賃金を労働者に支払わなくてはなりません。

①地域別最低賃金：産業や職種、年齢、性別、雇用形態（臨時、パート、アルバイト、嘱託、派遣スタッフ等）を問わず、すべての労働者とその使用者に適用される各都道府県別に定められた最低賃金（図表4-54）

②特定（産業別）最低賃金：地域別最低賃金よりも金額水準の高い最低賃金を定めることが必要な特定の産業の基幹的労働者に適用される最低賃金

図表4-55　都道府県最低賃金一覧

都道府県	賃金	都道府県	賃金	都道府県	賃金	都道府県	賃金
北海道	960円	東京	1,113円	滋賀	967円	香川	918円
青森	898円	神奈川	1,112円	京都	1,008円	愛媛	897円
岩手	893円	新潟	931円	大阪	1,064円	高知	897円
宮城	923円	富山	948円	兵庫	1,001円	福岡	941円
秋田	897円	石川	933円	奈良	936円	佐賀	900円
山形	900円	福井	931円	和歌山	929円	長崎	898円
福島	900円	山梨	938円	鳥取	900円	熊本	898円
茨城	953円	長野	948円	島根	904円	大分	899円
栃木	954円	岐阜	950円	岡山	932円	宮﨑	897円
群馬	935円	静岡	984円	広島	970円	鹿児島	897円
埼玉	1,028円	愛知	1,027円	山口	928円	沖縄	896円
千葉	1,026円	三重	973円	徳島	896円	全国加重平均	1,004円

column

最低賃金の減額の特例許可制度があります

　一般の労働者より著しく労働能力が低いなどの場合に、最低賃金を一律に適用するとかえって雇用の機会を狭めるおそれなどがあるため、特定の労働者については、使用者が都道府県労働局長の許可を受けることを条件として個別に最低賃金の減額の特例が認められています。

　ただし、減額対象となっている労働の質や量が社会的に適正かつ妥当な水準であることが強く要請されています。減額対象の労働者が不当な低賃金で働くことのないように注視する必要があります。

　対象は以下の①〜⑤の人です。

　①精神または身体の障害により著しく労働能力の低い人、②試の使用期間中の人、③基礎的な技能および知識を習得させるための職業訓練を受ける人、④軽易な業務に従事する人、⑤断続的労働に従事する人　　　　　　　　　　　　　　　　　　（奥村晴彦）

⑥年金保険制度

高齢や障害が残った時、生計者が亡くなった時に年金を受け、生活を安定させるためのもの

図表 4-56 のように、公的年金は、20 歳以上 60 歳未満のすべての人（学生も強制加入）が加入する「国民年金（基礎年金）」と会社などに勤務している人が加入する「厚生年金」の 2 階建てになっています（図表 4-56）。年金の概要は図表 4-57 になります。

図表 4-56　年金のしくみ

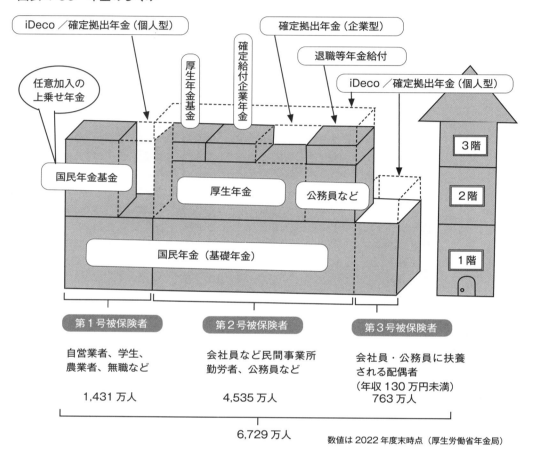

数値は 2022 年度末時点（厚生労働省年金局）

図表 4-57　年金の概要

	老齢基礎年金	老齢厚生年金
加入していた年金の種類	国民年金 （自営業・主婦など）	厚生年金 （会社員、公務員など）
利用できる人	65 歳以上の人（老齢基礎年金の繰上げ支給、老齢厚生年金の特別支給など６０歳から可能なものもある）	
必要な加入年数	10 年以上（最大 40 年）	1 か月以上加入し、かつ老齢基礎年金を受け取る要件を満たしていること
受け取る金額	満額 816,000 円／年 （68,000 円／月）	加入年数と平均標準報酬月額によってことなる 夫婦２人分の標準的金額：230,483 円／月
その他	繰上げ支給（65 歳以前に年金を受け取る）では年金が減額され、繰下げると増額された年金が生涯続く	60 歳から 65 歳までの人が受け取る特別支給の老齢年金がある。厚生（共済）年金に 1 年以上加入期間があり、老齢基礎年金の加入期間 10 年以上が必要で、1961 年（女性は1966 年）4 月 1 日以前生まれであること

A　国民年金（老齢基礎年金）

国民年金は、老齢、障害、死亡に関し、すべての国民に共通する基礎的な年金給付として「基礎年金」の給付を行います。

■すべての国民に共通して給付される基礎的な年金

内容
- 日本国内に住んでいる 20 歳以上 60 歳未満の人が加入します。
- 第 1 被保険者、第 2 被保険者、第 3 被保険者の 3 つの種別があります。
- 保険料を納めることで、年金を受け取ることができます（図表 4-58）。
- 第 1 号被保険者の保険料は月額 16,980 円です。

利用できる人
- 3 つの種別それぞれで、加入手続きや保険料の納入の方法もことなります。

年金額
- 年金額（満額）は年額 816,000 円（月額 68,000 円）。

年金受給
- 保険料納付済期間と保険料免除期間などを合算した受給資格期間が 10 年以上ある場合は、原則 65 歳から受け取ることができます。
- 60 歳から 65 歳になるまでの間に受給開始時期を繰り上げて減額された年金を受け取り始める「繰り上げ受給」や、66 歳から 75 歳になるまでの間に受給開始時期を繰り下げて増額された年金を受け取り始める「繰下げ受給」の制度があります。

コメント
- 収入が減ったことなどの理由により国民年金保険料の支払いが困難になった場合は、「国民年金保険料免除・給付猶予制度」の手続きをしておきましょう。未納のままだと、将来、年金が受け取れなくなります。保険料の免除等の申請は、申請の 2 年 1 か月前までさかのぼって行えます。
- 災害や失業等の場合も「特例免除」があり、災害や失業した月の前月から申請することで免除が受けられます。
- 結婚や退職などで被保険者の種別が変更になった時は、14 日以内に手続きします。
- 老齢基礎年金を満額受給（40 年間の納付期間）できない場合や、受給資格期間（10 年間）を満たしていない場合は、任意加入することで年金額を増やすことができます。

図表 4-58　公的年金の種類

種別	第 1 号被保険者	第 2 号被保険者	第 3 号被保険者
加入する制度	国民年金	国民年金・厚生年金	国民年金
利用できる人	学生 自営業 農林漁業者	会社員 公務員　など	国内在住で、第 2 号被保険者に扶養されている配偶者
手続き方法	住居地の市区町村へ届出をする	勤務先の事業主を通じて届出をする	第 2 号被保険者の勤務先の事業主を通じて届出する
保険料の納付方法	各自で納付する	勤務先を通じて納付するので、給料から天引きされる	第 2 号被保険者の加入制度が負担するので、自己負担はない

B　厚生年金（老齢厚生年金）

■会社員や公務員が老後の保障として加入する年金

内容
- 65 歳になったときから、老齢基礎年金に上乗せした形で、老齢厚生年金として受給することができます。障害が残ったり、遺族になった場合も、国民年金に上乗せした形で、障害厚生年金、遺族厚生年金を受給することができます。加入していた時の報酬額や加入期間に応じて年金額が計算されます。

利用できる人	●厚生年金保険に加入している会社、官公庁などの適用事業所に勤務している70歳未満の人。
利用方法	●保険料は事業主と被保険者が半分ずつ負担し、給料、賞与から天引きされます。
年金額	●夫婦2人分の老齢基礎年金を含む標準的な年金額は月額230,483円。
コメント	●老齢厚生年金を受給するためには、厚生年金の被保険者期間が1か月以上あり、老齢基礎年金を受けるために必要な期間を満たすことが必要です（厚生年金と国民年金を合わせて10年間の納付期間）。
	●老齢厚生年金は65歳から受給できます。厚生年金の被保険者期間が1年以上ある場合は65歳になるまで特別支給の老齢厚生年金が受給できます。特別支給の老齢厚生年金は、生年月日によって受給開始年齢がことなります。
	●70歳未満の人が会社へ就職し厚生年金保険に加入した場合や、70歳以上の人が厚生年金適用の会社へ勤めた場合には、老齢厚生年金と給与等の額に応じて年金の一部、全額が支給停止になる場合があり、これを在職老齢年金と給与等の額に応じて年金の一部、全額が支給停止になる場合があり、これを在職老齢年金と呼びます。基本月額と総報酬月額相当額との合計が50万円以下の場合は全額支給となります。
	●厚生年金の被保険者期間が20年以上ある人が65歳になった時点で、生計を維持されていた配偶者（65歳未満）や子に加算される加給年金があります。

C　障害年金

病気やけがによって、日常生活や仕事面で困難になった場合に受け取れる年金です。

内容	●障害年金には障害基礎年金と障害厚生年金があります。
	●障害基礎年金を受け取れる金額は図表4-59の通りです。障害厚生年金は、報酬比例によって計算しますので障害基礎年金のように一定額ではありません。
利用できる人	●加入する年金制度によって受け取る条件がことなります（図表4-60）。また障害年金の対象となる障害例は図表4-61の通りです。
利用方法	① 初診日を確認します（病気やけがで初めて医師等に診察を受けた日）。
	② 保険料納付要件を満たしているか確認します。 　納付要件を満たしているかは、年金の窓口で確認しましょう。
	③ 障害認定日を確認します（初診日から1年6か月経過した日）。 　障害が続く場合や症状が固定した場合は、その日が障害認定日となります（図表4-62）。
	④障害等級に該当するか確認します（資料8）。
コメント	●申請には、必要な書類を準備して初診日に加入していた年金の窓口で手続きを行います（図表4-63）。必要書類は個人によってことなりますので、事前に年金の窓口で相談されることをお勧めします。
	●障害年金等を受給している人は、障害の状態に応じて提出が必要となる年に障害年金を受けられるか障害の状態を確認するための「障害状態確認届（診断書）」を提出する必要があります。期限までに提出しない場合は、年金の支給が一旦停止されることがありますので注意しましょう。
	●障害年金を受給している人が、障害の程度が重くなったときは、障害給付額改

定請求を行うことができます。

- 障害基礎年金を受給している人が、老齢厚生年金を受ける資格ができた場合は、65 歳から、障害基礎年金＋老齢厚生年金か、老齢基礎年金＋老齢厚生年金を受け取るか選択できます。
- 初診日から 5 年以内に病気やけがが治り、障害厚生年金に該当する状態より軽い場合は、障害手当金(一時金)が支給されます。

障害者特例　一定の要件を満たした人が特別支給の老齢厚生年金の定額部分を受け取ることができます。一定の要件は以下の通りです。
①特別支給の老齢厚生年金の定額部分の受給権があること
②障害等級 3 級以上の障害に該当すること
③厚生年金の資格を喪失していること

手続き　年金の窓口に申請します。障害年金と同じ様式の診断書が必要です。

図表 4-59　障害基礎年金の金額

	1 級	2 級
67 歳以下の人（昭和 31 年 4 月 2 日以降生まれの人）	1,020,000 円＋子の加算	816,000 円＋子の加算
68 歳以上の人（昭和 31 年 4 月 1 日以前生まれの人）	1,017,120 円＋子の加算	813,696 円＋子の加算

＊この加算は 2 人まで 1 人につき 228,700 円、3 人目以降 1 人につき 76,200 円です。子とは 18 歳になった後の最初の 3 月 31 日までの子、または 20 歳未満で障害等級 1 級または、2 級の状態にある子です。

図表 4-60　障害年金を受け取れるための条件

	項目	障害基礎年金	障害厚生年金
受給要件	初診日	65 歳未満であること（老齢基礎年金繰り上げ受給者は除外）	厚生年金の加入者であること
	障害状態	障害認定日に障害等級表 1 〜 2 級に該当すること	障害認定日に障害等級表 1〜3 級に該当すること
	保険料	保険料納付済み期間の合計が 3 分の 2 以上あること	
手続きの窓口		市区町村の国民年金課	年金事務所

図表 4-61　障害年金の対象となる障害例

・眼の障害	・神経系統の障害	・代謝疾患による障害
・聴覚の障害	・精神の障害	・悪性新生物による障害
・鼻腔機能の障害	・呼吸器疾患による障害	・高血圧症による障害
・平衡機能の障害	・心疾患による障害	・血液・造血器疾患による障害
・そしゃく・嚥下機能の障害	・腎疾患による障害	・その他の疾患による障害
・音声または言語機能の障害	・肝疾患による障害	・重複障害
・肢体の障害		

生活

図表 4-62　障害年金支給（障害認定日が 20 歳以降の場合）

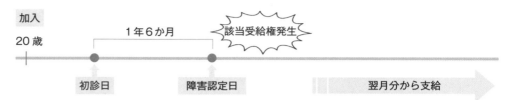

障害認定日が 20 歳前にある場合は、20 歳に達する日に障害に該当する状態であれば受給権が発生する。年金受給は 20 歳に達した翌月からになる（無拠出年金）。

事後重症の支給

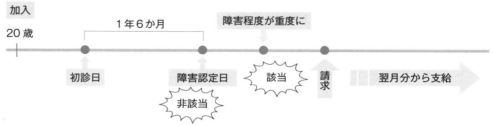

障害認定日に障害等級に該当しなかった人でも、65 歳になるまでに障害等級に該当する障害になった場合「事後重症」として障害年金の対象となる

図表 4-63　初診日から 1 年 6 か月を経過しなくても障害認定日となる例

- 心臓ペースメーカー、人工弁の装着日や人工血管の挿入日など
- 人工骨頭または人工関節挿入置換の手術をした日
- 人工肛門を造設した場合、尿路変更術を行った場合、完全排尿障害状態となった場合はその状態になってから 6 か月経過した日　また新膀胱は新膀胱を造設した日
- 人工透析を開始してから 3 か月経過した日
- 肢体の切断は切断した日
- 咽頭全摘出の場合は全摘出した日
- 在宅酸素療法を行っている場合は、在宅酸素療法を開始した日
- 上記のほか、医師が「治癒した」「症状固定」と診断した日など

図表 4-64　障害年金の請求のために必要なもの

①主治医の診断書	障害の種類により、様式がことなる
②初診日に関する証明書	請求時の医療機関と、初めて治療を受けた医療機関がことなる場合に必要
③病歴申立書	本人または家族等が書く書類で、日常生活などの状況を記入する
④その他の書類	裁定請求書、年金手帳、戸籍謄本、住民票写し、預金通帳、所得証明書等

特別障害給付金

任意加入期間中に病気やけがによって日常生活などが困難になった場合に受け取れる年金

内容　●国民年金に任意加入していなかったことにより、障害基礎年金等を受給していない場合に受け取れます。請求手続きをした月の翌月分から支給されますので、早めに市区町村で手続きをしましょう。

利用できる人　●国民年金任意加入期間に初診日があり、障害基礎年金 1、2 級と同じ状態の人で次のいずれかに当てはまる人です。

①1991 年 3 月までに国民年金任意加入対象の学生であった人。

②1986 年 3 月までに国民年金任意加入対象者であった「被用者年金被保険者に扶養される配偶者」。ただし、65 歳に達する日の前日までに当該障害状態にあった人です。

給付金額　● 1 級：55,350 円／月、2 級：44,280 円／月

図表 4-65　傷病手当、障害年金、雇用保険の関係図

勤め人 A さんの場合（健康保険・厚生年金加入）

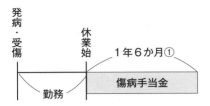

①休業から 1 年 6 か月間は、傷病手当金が受けられます。

勤め人 B さんの場合（健康保険・厚生年金加入）

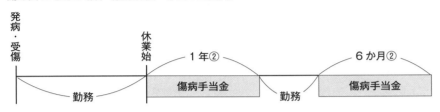

②傷病手当金は通算 1 年 6 か月受けられます。

勤め人 C さんの場合（健康保険・厚生年金加入）

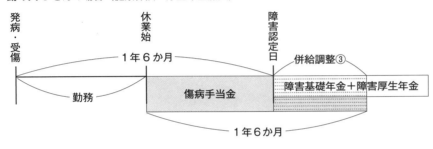

③休業から 1 年 6 か月間は傷病手当金が通算受けられます。
障害認定日（一般には発病から 1 年 6 か月目）以降、障害基礎年金と障害厚生年金が受けられますが、③傷病手当金と障害年金が重複したときは、併給調整されます。

勤め人 D さんの場合（健康保険・厚生年金加入）

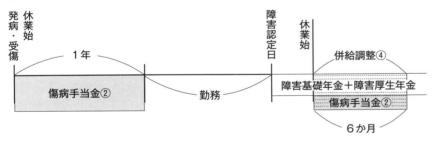

④傷病手当金は通算 1 年 6 か月受けられますが、④障害基礎年金と障害厚生年金を受給していた場合は併給調整されます。

勤め人 D さんの場合（健康保険・厚生年金加入）

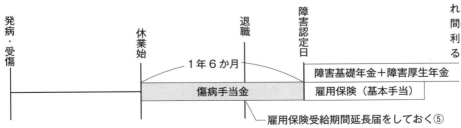

⑤傷病手当金受給中は、雇用保険（基本手当）は受けられません。雇用保険受給期間の延長手続きをすると権利を保留でき、後日受け取ることができます。

D　さまざまな年金

■遺族年金

　国民年金・厚生年金の被保険者が亡くなった場合には、その人によって生計を維持された遺族が受けることのできる遺族年金（非課税）があります（図表4-66）。また、国民年金独自の給付や離婚した場合に遺族年金を分割するしくみがあります。

図表 4-66　さまざまな遺族年金

	遺族基礎年金	遺族厚生年金	国民年金独自の給付	
			寡婦年金	死亡一時金
受給要件	①国民年金の被保険者である間に死亡したとき ②国民年金の被保険者であった60歳以上65歳未満で、日本国内に住所がある人が死亡したとき ①、②の場合は保険料納付期間の要件として、国民年金加入期間の3分の2以上であることが必要です。ただし特例として2026年3月末までの場合で、死亡した人が65歳未満で死亡日の属する月の前々月の直近1年間に保険料が未納がなければ要件を満たすことになります。 ③老齢基礎年金の受給者であった人が死亡したとき ④老齢基礎年金の受給資格を満たした人が死亡したとき ③、④の場合は保険料納付期間（保険料免除期間等も含めて）が25年以上の場合になります。	①厚生年金の被保険者である間に死亡したとき ②国民年金の被保険者期間に初診日がある病気やけがが原因で、初診日から5年以内に死亡したとき ①、②の場合は保険料納付期間要件として左記の遺族基礎年金の要件と同じ。 ③厚生障害年金の1、2級の厚生年金を受給されている人が死亡したとき ④老齢厚生年金を受給している人が死亡したとき ⑤老齢厚生年金の受給資格を満たしている人が死亡したとき ④、⑤については、保険料納付期間として左記の老齢基礎年金との要件と同じ。	国民年金の第一号被保険者で保険料納付期間（免除期間も含む）が10年以上ある夫が老齢基礎年金や障害基礎年金ををを受け取らずに死亡したとき	国民年金の第一号被保険者で保険料納付期間が36か月以上あり、老齢基礎年金や障害基礎年金を受け取らずに死亡したとき
利用できる人	死亡した人によって生計を維持されていた、 ①子のある配偶者 ②子（18歳到達年度の末日を経過していない子、または、20歳未満で障害年金1、2級の障害の状態にある場合）	死亡した人によって生計を維持されていた、 ①妻（子がいない30歳未満の場合は5年間受給） ②子（18歳到達年度の末日を経過していない子、または、20歳未満で障害年金1、2級の障害の状態にある場合） ③55歳以上の夫、父母、祖父母（60歳からの受給）	夫によって生計を維持され、10年以上婚姻関係（事実婚も含む）が継続している妻が、60歳から65歳まで受け取れる。 ・妻が繰り上げ老齢基礎年金を受け取っているは受け取りは不可 ・妻が他の年金を受け取っているときはどちかの選択になる ・寡婦年金と死亡一時金の両方を受け取ることができる場合は、どちらかの選択になる ・死亡日の翌日から5年以内に手続きが必要	死亡した人と生計を同じくしていた遺族 ①配偶者、②子、③父母、④孫、⑤祖父母、⑥兄弟の順位で受け取れる。 ・受け取れる金額は保険料納付月数に応じて120,000円（36月以上180月未満）～320,000円（420月以上） ・遺族基礎年金を受け取る人がいる場合は受け取りは不可 ・死亡日の翌日から2年以内に手続きが必要

■離婚時の厚生年金の年金分割制度

　離婚した場合、婚姻期間中の厚生年金を分割して将来それぞれの自分の年金とすることができる制度です。分割方法には「合意分割制度」と「3号分割制度」の2種類があります。請求の手続きの期限は離婚等をした翌日から2年以内です。

■年金生活者支援給付金

　年金生活支援給付金は、消費税引き上げ分を活用して公的年金等の収入金額や所得が一定基準以下の老齢・障害・遺族年金受給者の生活を支援するために、年金に上乗せして支給されるものです。夫婦2人ともが「年金生活者支援給付金」の支給要件を満たしている場合にはそれぞれに支給されます（図表4-67）。

図表4-67　年金生活者支援給付金額

年金生活者の種類	給付金額	
老齢年金生活者支援給付金	5,310円（基準額）	
障害年金生活者支援給付金	1級	6,638円
	2級	5,310円
遺族生活者支援給付金	5,310円	

ミ二知識

まぎらわしい手当金

社会保障制度の中には似た名称で、まぎらわしく感じるものがあります。

傷病手当金・傷病手当・障害手当金の一覧

	傷病手当金	傷病手当	障害手当金
参照頁	74頁	124頁	117頁
制度	医療保険内の医療保険	雇用保険	年金保険内の障害厚生年金
対象	労災以外の傷病により、給与が支給されない場合	失業後、傷病により、労働不能である場合	障害により、労働能力が永久的または長期的に低下した場合
条件	・被保険者であること ・病気やけがで療養中であること ・仕事に就くことができない状態であること ・仕事を休んだ期間に給与の支払いがないこと	・雇用保険に加入していること ・働きたい意欲はあるが、疾病により働ける能力がないこと ・求職の申し込みをしていること※1 ・求職の申し込みをした後に、けがや病気をしたこと※1 ・求職を始めて15日以上が過ぎても新しい職に就けないこと	・厚生年金保険加入中に初診日があること ・初診日から5年経過の間にその病気やけがが治っていること ・障害等級3級よりも軽度の一定の障害が残っているとき ・申請がけがや病気が治ってから5年以内であること ・一定期間以上（滞納期間が1/3未満）の保険料納付があること
給付開始日	連続して3日間仕事を休んだ後、4日以降から支給	求職の申し込み後、離職して15日目以降から支給	申請後1〜2か月
給付期間	実日数（通算）で1年6か月まで	傷病により、働けない期間（基本手当の所定給付日数からすでに基本手当が支給された日数を差し引いた日数を上限とする※1）	1回のみの一時金
給付額	支給開始日の以前12か月間の各標準報酬月額を平均した額÷30日×2/3（おおよそ給与の6割）（最低保証額1,192,600円）	離職日の直前の6か月に毎月支払われた賃金の合計÷180（最低保証額2,577円/日）	障害厚生年金の報酬比例額×2年（最低保証額1,172,600円）
申請場所	各保険者に申請	住所地の公共職業安定所（ハローワーク）へ申請	住居地の年金事務所に申請

※1　求職の申請をする前にけがや病気になった場合は、受給期間を最長4年延長することができる。

4. 社会保障制度活用の実際

生活

しごと

①雇用保険制度

労働者の生活と雇用継続を支援する給付制度です。

内容　●雇用保険の失業等給付は、労働者が失業した場合および雇用の継続が困難となる事由が生じた場合に、必要な給付を行うとともに、その生活および雇用の安定を図るための総合的な機能をもった給付制度です。
　　　●雇用保険の適用事業所で 31 日以上かつ週 20 時間以上雇用される場合は、事業主には労働者（アルバイト・パート等も）の雇用保険の加入が義務づけられており、失業等給付は大別して求職者給、就職促進給付、教育訓練給付、雇用維続給付の 4 種類に分けられます。

図表 4-68　雇用保険制度の概要

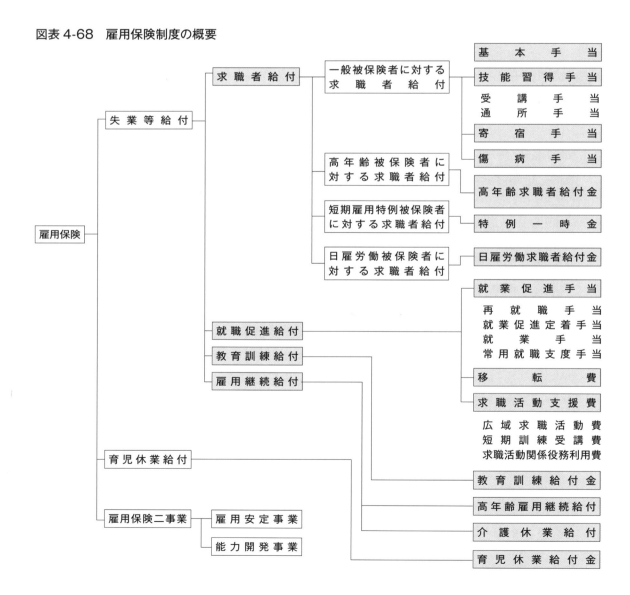

求職者給付

生活の安定と求職活動目的の失業補償の機能をもった給付

1) 一般被保険者に対する求職者給付（基本、技能習得・寄宿・傷病手当の総称）

①**失業給付の基本手当**（会社の倒産、解雇等で失職、転職で退職等の人に給付）

- 失業等給付の基本手当は、離職理由、雇用保険の被保険者期間などによって受給できる所定給付日数がことなります（図表 4-69、4-70、4-71、4-72、4-73）。基本手当の受給額（基本手当日額……賃金日額×給付率）
- 離職時に 65 歳未満で、離職の日以前 2 年間に被保険者期間が通算（雇用先が複数であれば合算）して 12 か月（賃金支払い日数が 11 日以上ある月）以上、離職理由が倒産・解雇などの場合は、離職の日以前 1 年間に被保険者期間が通算して 6 か月以上あるときに給付を受けることが可能です。

図表 4-69　賃金日額の年齢別上限額

年齢区分	賃金日額下限額	賃金日額上限額
30 歳未満		13,890 円
30 歳以上 45 歳未満	2,746 円	15,430 円
45 歳以上 60 歳未満		16,980 円
60 歳以上 65 歳未満		16,210 円

図表 4-70　基本手当の給付率

	賃金日額	給付率	基本手当日額
60 歳未満	2,746 ～ 5,110 円	80%	2,196 ～ 4,088 円
	5,110 ～ 12,580 円	80 ～ 50%	4,088 ～ 6,290 円
	12,580 ～ 16,980 円	50%	6,290 ～ 8,490 円
60 歳以上 65 歳未満	2,746 ～ 5,110 円	80%	2,196 ～ 4,088 円
	5,110 ～ 11,300 円	80% ～ 45%	4,088 ～ 5,085 円
	11,300 ～ 16,210 円	45%	5,085 ～ 7,294 円

図表 4-71　一般の離職者

被保険者期間	1 年以上 10 年未満	10 年以上 20 年未満	20 年以上
全年齢	90 日	120 日	150 日

図表 4-72　倒産・解雇による離職者

被保険者期間	1 年未満	1 年以上 5 年未満	5 年以上 10 年未満	10 年以上 20 年未満	20 年以上
30 歳未満		90 日	120 日	180 日	－
30 歳以上 35 歳未満		120 日	180 日	210 日	240 日
35 歳以上 45 歳未満	90 日	150 日	180 日	240 日	270 日
45 歳以上 60 歳未満		180 日	240 日	270 日	330 日
60 歳以上 65 歳未満		150 日	180 日	210 日	240 日

図表 4-73　就職困難者（障害のある人等）

被保険者期間	1 年未満	1 年以上5 年未満	5 年以上10 年未満	10 年以上20 年未満	20 年以上
45 歳未満	150 日	300 日			
45 歳以上65 歳未満		360 日			

②技能習得手当

●ハローワークの受講指示により公共職業訓練（溶接、建築、プログラミング等）を受講する人は基本手当のほかに技能習得手当（受講手当：日額 500 円、上限 2 万円、通所手当：最高 42,500 円）

③寄宿手当

●公共職業訓練等を受けるため、その者により生計を維持されている同居の親族と別居して寄宿する場合に、寄宿手当（月額 17,000 円）が支給されます。

④傷病手当

●求職の申込みをした後に病気やけがをして働けない状態が 15 日以上続く場合、基本手当の日額に相当する額の傷病手当が所定給付日数の範囲内で支給されます。健康保険の傷病手当金と併給はされません。

●疾病により継続して 30 日以上就業不能なとき、求職の申請をする前にけがや病気になったときは、受給期間を最長 4 年延長することができます。長期化する場合には、健康保険の傷病手当金を受給してから雇用保険の傷病手当を受給すると良いでしょう。

2）高年齢求職者給付金

65 歳以降も年齢に関係なく、働く意思と能力さえあれば雇用保険に加入して働けるようになりました。その結果、離職の日以前 1 年間に被保険者期間が 6 か月（賃金支払日数が 11 日以上の月、または、賃金支私の基礎となった労働時間数が 80 時間以上ある月を 1 か月として計算した月が 6 か月）以上あれば、高年齢求職者給付金を受給できます。65 歳以上の場合、高年齢求職者給付一時金と年金は同時に受給できます（図表 4-77）。

3）短期雇用特例被保険者の求職者給付（特例一時金）

詳しくは、図表 4-77 を参照してください。

4）日雇労働求職者給付金

詳しくは、図表 4-77 を参照してください。

---

column ══════════════════════════════════════

2024 年 4 月から労働条件明示のルールが変更に！

全ての労働者に対する明示事項として、就業場所と業務の変更の範囲を明示することになり、事業主は将来の配置転換などで変わる就業場所や業務の範囲を明確にする必要があります。

また、有期契約の労働者に対しては、採用時と更新時に更新上限の有無と内容を明示し、無期転換申込の権利が発生する更新のたびに、無期転換申込の機会があることと、無期転換後の労働条件の明示が必要となりました。

労働者が契約（更新）時に労働条件の確認と書面等で説明を受けることは大切なことです。特に有期労働契約時の雇止めなどの濫用的な運用を抑制し労働者の雇用の安定を図ることは労働契約法にも示されています。　　　　　　　　　　　　　　　　（奥村晴彦）

就職促進給付

失業した人の再就職を支援、促進するための給付

概要　●失業した人に基本手当の受給資格があり、早期に就職するなどの一定の条件を満たした場合に給付されます（図表4-74）。

図表4-74　就職促進給付の例

給付の種類	内　容	給付額等
就業手当	再就職手当の支給対象にならない常用雇用等以外の形態で就業した場合に支給	就業日×30%×基本手当日額（上限あり）
再就職手当	基本手当の受給資格がある方が安定した職業に就いた場合に支給	基本日額手当×所定給付日数の支給残額×60%または70%
就業促進定着手当	再就職手当の支給を受けた人が、再就職先に6か月以上雇用され、かつ再就職先で6か月間に支払われた賃金が離職前の賃金より低い場合に支給	（離職前の賃金日額－再就職後6か月間の1日分の賃金）×再就職後6か月間の賃金支払いの基礎となった日数
常用就職支援手当	障害など就職が困難な方が安定した職業に就いた場合に、一定の要件に該当すると支給	90×40%×基本手当日額（上限あり）
移転費	鉄道・船舶・航空・車の運賃、移転料、着後手当として移転にかかった費用を支給	旧居住地から新居住地までの区間の順路によって計算した額を支給
広域求職活動費	ハローワークの紹介により遠隔地にある求人紹介所を訪問して求人者と面接等した場合に支給	交通費、宿泊費
短期訓練受講費	ハローワークの職業指導により再就職のために必要な職業に関する教育訓練を終了した場合に支給	訓練受講のために支払った教育訓練経費の2割（上限10万円、下限なし）が支給
求職活動関係役務利用費	面接や教育訓練を受講するために、子どもの保育等サービスを利用した場合に支給	保育等のサービス利用のために本人が負担した費用の80%が支給（上限あり）

教育訓練給付

職業に就くために必要な技術、資格取得などの教育を受けるための給付

内容　●労働者の主体的なスキルアップを支援するため、厚生労働大臣の指定する教育訓練を受講、修了した人に対し、その費用の一部が支給される制度です（図表4-75、4-76）。

図表4-75　教育訓練給付のチャート図

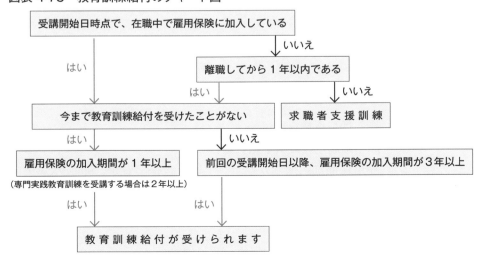

図表 4-76　教育訓練給付の概要

教育訓練給付の種類	内容および対象	給付率
専門実践教育訓練	特に労働者の中長期的キャリア形成に必要な教育訓練が対象。 失業状態にある方が初めて専門実践教育訓練（通信制、夜間制を除く）を受講する場合、受講開始時に 45 歳未満であるなど一定の要件を満たせば、別途、教育訓練支援給付金が支給	受講費用の 50％（上限 40 万円） ※資格取得をし、終了した翌日から 1 年以内に被雇用者となった場合は受講費用の20％が追加支給（上限 16 万円） ［年間上限 56 万円・最長 4 年］
特定一般教育訓練	特に労働者の速やかな再就職および早期のキャリア形成に必要な教育訓練が対象	受講費用の 40％（上限 20 万円） 訓練終了後に支給
一般教育訓練	その他の雇用の安定や就職の促進をするための教育訓練が対象	受講費用の 20％（上限 20 万円） 訓練終了後に支給

図表 4-77　一般被保険者以外への給付

高年齢被保険者	短期雇用特例被保険者	日雇労働被保険者
・離職日以前の 1 年間に被保険者期間が 6 か月以上 ・離職・求職活動をした場合は、その都度支給（年金と併給可） ・失業認定を行った日に一時金として支給決定 ・支給額は被保険者であった期間に応じて下記の表に定める日数分の基本手当に相当する額［基本手当日額は離職前 6 か月の賃金を 180 で割った額の 50 ～ 80％］	・離職日以前の 1 年間に被保険者期間が 6 か月以上 ・基本手当の日額 30 日分に相当する特例一時金を支給 ※特例一時金の支給を受ける前に公共職業訓練を受ける場合には、その訓練が終わるまで求職者手当（基本手当、技能習得手当、寄宿手当）が支給される	【日雇労働求職者給付】 ・失業前の 2 か月間（前月と前々月）に 26 日分以上印紙保険料を納めた人に支給 ・支給額（1 級：7500 円、2 級：6200 円、3 級：4100 円）の 13 ～ 17 日分 1）第 1 級給付金：第 1 級印紙保険料が 24 日分以上 2）第 2 級給付金：①第 1 級および第 2 級保険料が合計して 24 日分以上②第 1・2・3 級の順に選んだ 24 日分の印紙保険料の平均額が第 2 級印紙保険料以上 3）第 3 級給付金：1）2）以外 【日雇労働求職者給付の特例】 1）継続する 6 か月間に各月 11 日分以上かつ通算して 78 日分以上納付していること 2）1）の 6 か月間の内、後の 5 か月間に日雇労働求職者給付または特例給付の支給を受けていないこと 3）1）の 6 か月の最後の月の翌月以後 2 か月間に給付を受けていないとき
被保険者であった期間 ／ 高年齢求職者給付金の額		
1 年以上 ／ 50 日分		
6 か月以上 1 年未満 ／ 30 日分		

雇用継続給付

高齢者や育児、介護を必要とする人が働きつづけるための給付

1）高年齢雇用継続給付

①高年齢雇用継続基本給付金（雇用保険の基本手当を受給していない人が対象）

　雇用保険加入期間が 5 年以上ある被保険者が、60 歳以降失業等給付の基本手当を受給することなく 60 歳時点の賃金額の 75％ 未満の賃金で就労しているときに、最高で毎月の賃金の 15％ が 65 歳になるまで給付されます（2025 年度以降は10％）。

　支給限度額は 370,452 円、最低限度額は 2,196 円です。例えば、60 歳到達時の

40万円の賃金が20万円に低下した場合、20万円の15％である3万円（非課税）が被保険者の口座に振り込まれます。また60歳時の賃金の上限額は486,300円、下限額は82,380円で算定します。

②高年齢再就職給付金（雇用保険の基本手当の受給中に再就職した人が対象）

60歳以上65歳未満で雇用保険加入期間5年以上の被保険者が基本手当を受給中に再就職し支給残日数が100日以上ある場合、支払われた賃金の最大15％が高年齢再就職給付金として支給されます。再就職手当とは併給されません。

2025年4月から賃金の15％から10％に引き下げられ、将来的には廃止されることが決定しています。

2）育児休業給付（育児休業給付金）

詳しくは191頁を参照してください。

3）介護休業給付（介護休業給付金）

仕事をしている人が家族の介護のため休業した時に給付され、介護休業開始前の2年間に被保険者期間が通算12か月以上あることが条件です。

マルチジョブホルダー制度

65歳以上の労働者が複数の事業所で働いた場合、特例的に雇用保険の被保険者になる制度

内容
- 今までは主たる事業所での労働条件が週の所定労働時間20時間以上かつ31日以上の雇用見込み等の場合に適用されていましたが、2022年1月1日から複数の事業所で勤務する65歳以上の労働者が、そのうち2つの事業所での勤務を合計して要件を満たす場合に、本人からハローワークに申出を行った日から、特例的に雇用保険の被保険者（マルチ高年齢被保険者）となることができる制度です（図表4-78）。
- 育児休業給付、介護休業拾付、教育訓練給付等も対象です。

図表4-78　マルチ高年齢被保険者

会社A：15時間/週
会社B：7時間/週
会社C：5時間/週

→ 合計　週の所定労働時間20時間以上で、かつ、それぞれの会社で31日以上雇用の見込みがある

2つの会社での労働時間

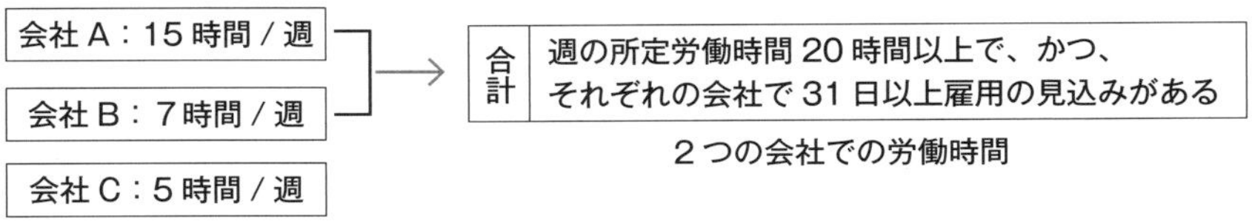

ハローワーク（公共職業安定所）

雇用に関する最後のセーフティネット

内容
- ハローワークは就職困難な人を対象に、就労支援全般を支援する拠点として活動しています。職業紹介、雇用保険、就労支援対策等の支援を一元的にサポートすることが特徴です。つまり、就職を希望するすべての人への就労支援を行い、雇用に関するすべての事業の中心的役割を担っています（図表4-79）。

図表 4-79　ハローワークの概要

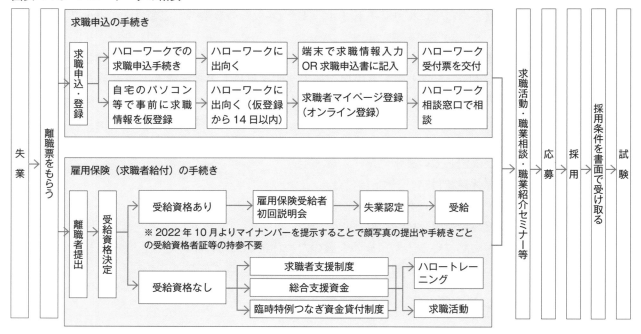

求職者支援制度（職業訓練受講給付金）

雇用保険を受給できない求職者への職業訓練や手当の支給

概要　●雇用保険の手当が給付されない求職者が、職業訓練によるスキルアップを通じて、早期就職をめざすことを支援する制度です（図表 4-80）。

図表 4-80　求職者支援制度（職業訓練受講給付金、寄宿舎手当、通所手当）

	職業訓練受講給付金	寄宿手当	通所手当
支給対象	①ハローワークに求職の申込みをしていること ②雇用保険被保険者や雇用保険受給資格者でないこと ③労働の意思と能力があること ④職業訓練などの支援を行う必要があるとハローワークが認めたこと	公共職業訓練の訓練施設に属する宿泊施設やアパートなど寄宿する必要があるとハローワークが認めた人	訓練を受けている人がその施設に通所するために、公共交通機関、自動車等を利用する人
支給要件	①本人収入が月8万円以下 ②世帯全体の収入が月30万円以下 ③世帯全体の金融資産が300万円以下 ④現在住んでいるところ以外に土地・建物を所有していない ⑤訓練の8割以上に出席する ⑥世帯で同時にこの給付金を受給して訓練を受けている者がいない ⑦過去3年以内に特定の給付金の不正受給をしていない	①公共交通機関を利用して往復所要時間がおおむね4時間以上 ②交通機関の便が悪く通所に著しい障害がある ③訓練のため寄宿を余儀なくされる	・電車やバスを利用する場合一番安い経路の定期代を支給 ・自宅から施設が2km以上の場合 ・自動車・オートバイ・自転車の場合も支給される
支給額	生活支援給付金：月10万円	原則月に10,700円	ひと月上限42,500円
期間	職業訓練を受講している間	職業訓練受講給付金が支給されている間	職業訓練を受講している間

※訓練を欠席したり、ハローワークの就職支援を拒否すると給付金が支給されなくなる場合があります。
※支給要件に令和5年3月末までの特例になっているものもあります。

両立支援

働き続けるための支援

内容
- 最近では、「治療と仕事」「家庭と仕事」の両立のために必要となる制度や就業上の対応や治療に対する配慮を行うことは、労働者が安心して働き続けるために重要な取り組みとなっています。
- 「家庭と仕事」については、法律等の整備により充実してきましたが、「治療と仕事」についてはまだ職場の整備に委ねられているのが現状です。そのため、厚生労働省が「事業場における治療と仕事の両立支援のためのガイドライン」を作成し、働き続けるための支援をしています(図表4-81)。
- アレルギー疾患に対する両立支援もモデル事業として開始されています。

図表 4-81　仕事とさまざまな両立支援

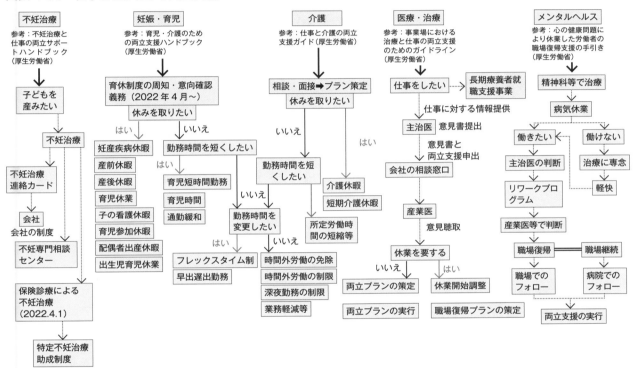

※法定制度と職場による制度を併記していますので両立支援を考える際の参考にする場合は職場でも確認してください。

---

column

社会保険の適用が拡大される！

2024年10月から51人以上の会社で働くパートやアルバイトなどの短時間労働者にも社会保険（健康保険や厚生年金）の適用が拡大されます。①週の所定労働時間が20時間以上であること、②2か月を超える雇用が見込まれること、③所定内賃金の月額が8.8万円以上であること、④学生でないことの条件を満たすすべての労働者が対象となります。

被扶養配偶者の年収が130万円以上になると国民年金と国民健康保険に加入することになっていましたが、厚生年金と健康保険に加入することになり、保険料は会社と折半で今後の保障も充実していきます。休業する場合は傷病手当金も支給されるなどのメリットもあるためパートやアルバイトで働く労働者は制度変更を理解しておく必要があります。

(奥村晴彦)

刑余者の支援

刑余者とは、以前に刑罰を受けたことがある人のことをいいます。刑余者の再犯を防止するためには、さまざまな地域での刑余者支援が課題とされています。

更生保護制度

罪を犯した人の更生を助ける制度

更生保護は、罪を犯した人や非行のある少年に対して、社会のなかで適切な処遇を行うことによって、再び罪を犯すことを防ぎ、または非行をなくし、社会の一員として自立し更生することを助け、犯罪予防の活動の促進等を行うことで、社会を保護し個人および公共の福祉を増進することを目的としています。

罪を犯した人が再び社会で自立するためには、本人の強い意志とともに、生活の揚である地域の理解や支援が必要です。関係機関や保護司、民間ボランテイア等が連携していくことが求められています。

内容としては、①保護観察、②応急の救護等および更生緊急保護、⑤仮釈放・少年院からの仮退院等、④生活環境の調整、⑤恩赦、⑥犯罪予防活動があります。

■保護観察所

更生保護および医療観察の第一線の実施機関です。保護観察所に勤める保護観察官は、更生保護に関する専門知識があり、保護司をはじめとした地域住民とともに保護観察や生活環境の調整などを図っていきます。

また、精神保健福祉士が社会復帰調整官として配置され、医療を確保して再発防止と社会復帰を支援しています。

■更生保護施設等

●更生保護施設

少年院や刑務所の出所者等で、頼るべき人がいないなどの理由により、直ちに自立更生することが難しい人たちに対して、一定期間、宿泊場所や食事を提供する施設で全国に 102 施設があり民間が運営しています。

また、仮釈放者を対象として個別の問題に対応し、指導を行う自立更生促進センターや、主として農業などの職業訓練を行う就業支援センターがあります。

●自立準備ホーム

2011 年から緊急的住居確保・自立支援対策として開始され、保護観察所長の委託を受け、NPO 法人が刑務所出所者等への宿泊場所の提供等を行う事業です。自立準備ホームの職員が自立に向けた生活指導の支援を行います。

地域生活定着支援センター

福祉的支援が必要な矯正施設退所者の自立生活を支援するところ

内容　　●地域生活定着支援センターでは、矯正施設（刑務所、少年刑務所、拘置所・少年院）を退所しても家族等の援助もなく、高齢や障害のために自立生活が困難な人に対して、保護観察所・地方公共団体・福祉関係機関などと連携して支援

します。退所後ただちに、矯正施設退所者が必要な福祉サービスなどを利用して地域のなかで自立した生活を送れるように、社会福祉士などがかかわります。主な業務として、①コーディネート業務、②フオローアップ業務、③相談支援業務等を行っています。

利用できる人　●矯正施設を退所予定の人およびすでに退所した人。
利用者負担　●個人負担はありません。
利用方法　●矯正施設からの依頼により支援が始まりますが、受け入れ先など関係機関からの相談にも応じています。

更生保護サポートセンター

地域で更生保護活動を行うための拠点

保護司・保護司会が、地域の関係機関や団体と連携しながら地域で更生保護活動を行うための拠点で、企画調整保護司が常駐して保護司の処遇活動の支援や地域ネットワークの構築を図り、更生保護に関する情報を提供しています。

保護司
　保護司とは、保護司法に基づき法務大臣から委託を受けた非常勤の国家公務員です。地域の事情に詳しい民間の人が任命され、任期は2年で再任は76歳未満となっており、無報酬で活動しています。主として保護観察を受けている人の立ち直りを支援する処遇活動と、地域への理解と協力を求める地域活動を行い、保護観察官と協力し更生を図るための助言・釈放後の住まいや就職等の調整・援助などを行います。刑余者が地域の中で生活していくうえで保護司の役割はますます重要になってきていますが、高齢化やなり手不足などの課題があります。

コレワーク（矯正就労支援センター）

企業と受刑者との就労マッチングを行う窓口

前科があるという理由などで仕事に就くことが不利となる受刑者などの就労を支援するために国が設置した雇用の総合相談窓口です。
北海道・東北・関東・中部・近畿・中国・四国・九州の全国8か所に設置されており、雇用情報提供サービス、採用手続支援サービス、就労支援相談窓口サービスを行っています。

column

「犯罪加害者を支援する」ということ

　「犯罪加害者を支援する」というと、違和感を覚える人もいるでしょう。しかし、刑法に抵触して検挙された新入受刑者のうち、高齢者は12.9％、知的な障害の疑いのある人は20.1％、精神に障害のある人は14.8％（2020年「矯正統計年報」）であり、何らかの支援を必要とする人が含まれていることが予測できます。
　安定した収入や住まいがないこともさることながら、彼らに共通しているのは人間関係が希薄になりがちな点です。にもかかわらず、福祉サービスにもつながらない、つながれない。生活に困窮し社会的に孤立し、犯罪行為に至ってしまう現状があるのです。しかし、一度"犯罪者"とみなされると、福祉関係者からも身構えられてしまうことは少なくありません。社会制度のなかで、唯一、対象者の受け入れ(収容)を拒否することができないものとして矯正施設があるとも言えるでしょう。
　犯した罪を償うことはもちろん必要です。ですが、懲罰のみをもって更生させるのではなく、罪を犯さざるを得なかった背景に目を向け、刑余者がおかれている社会環境を改善していくとりくみが求められています。　　（髙石麗理湖）

高齢者サービスのガイド

　こちらでは介護保険制度に限らず高齢者に関する制度全般を扱います。介護保険制度の利用頻度は高いので、そのしくみ、概要、費用負担について紹介しています。具体的なサービスを紹介する箇所では介護保険制度以外の制度も扱い（介護保険外と記載）、生活に沿ってまとめました（例えば「住まい」からサービスが探せる）。

①介護保険のしくみと手続き

利用できる人　図表 4-82 の被保険者のうち、次に当てはまる人。

- 65 歳以上で要介護認定等を受けた人
- 40 歳以上 65 歳未満で公的医療保険に加入しており、表 4-83 の特定疾病をもち、要介護認定等を受けた人

図表 4-82　介護保険を利用できる人

区分	第 1 号被保険者	第 2 号被保険者
対象者	65 歳以上の人すべて	40 歳以上 65 歳未満の医療保険に加入をしている人のうち、特定疾病に該当する人（表 4-83）
保険料賦課	所得段階別定額保険料	加入している医療保険各法などの規定に基づいた保険料
保険料徴収	公的年金からの特別徴収と普通徴収	医療保険者が医療保険料として上乗せ徴収

図表 4-83　40 歳以上 65 歳未満の被保険者に介護保険が適用される特定疾病（16 疾病）

①がん（医師が一般に認められている医学的知見に基づき回復の見込みがない状態に至ったと判断したものに限る） ②関節リウマチ ③筋萎縮性側索硬化症 ④後縦靱帯骨化症 ⑤骨折を伴う骨粗鬆症 ⑥初老期における認知症 ⑦進行性核上性麻痺、大脳皮質基底核変性症およびパーキンソン病 ⑧脊髄小脳変性症	⑨脊柱管狭窄症 ⑩早老症 ⑪多系統萎縮症 ⑫糖尿病性神経障害、糖尿病性腎症および糖尿病性網膜症 ⑬脳血管疾患 ⑭閉塞性動脈硬化症 ⑮慢性閉塞性肺疾患 ⑯両側の膝関節または股関節に著しい変形を伴う変形性関節症

- 要介護認定等は要介護、要支援、総合事業該当に分類され、さらに要介護は 1 〜 5、要支援は 1 〜 2 に分け、数字が大きいほど「介護の時間がかかる」＝介護サービス利用が多く必要と判定されています。いずれにも当てはまらない人は認定非該当となります（表 4-84）。要介護認定は、病状の深刻さや障害者手帳の等級とは必ずしも一致しません。
- 40 〜 64 歳の生活保護受給者で特定疾病（図表 4-83）のある人は、介護認定のしくみや介護サービスは同じように利用し、費用は生活保護の介護扶助となります。

図表 4-84　介護保険利用に必要な認定

給付・事業種類	認定	要介護 1 〜 5	要支援 1 〜 2	総合事業該当	非該当または認定を受けていない人
総合事業	一般介護予防事業	○	○	○	○
	介護予防・生活支援サービス	△	○	○	×
予防給付		×	○	×	×
介護給付		○	×	×	×

利用方法
- 介護が必要になり、介護サービス利用を検討する際は、市区町村の介護保険担当窓口や地域包括支援センターで相談を行います（図表 4-85）。職員が訪問してくれる場合もあるので、窓口へ出向くことが難しいときはそのことを伝えましょう。
- 要介護認定等の申請時には、65 歳以上の人は介護保険証と医療保険証を、40 〜 64 歳の人は医療保険証が必要。申請書にはかかりつけ医の病院・診療所名と医師名の記入をします。お薬手帳にも記入してあります。
- 40 〜 64 歳の人、あるいは、明らかに要介護状態であることや予防給付（要支援認定者が利用できる介護サービス）の対象者と判断できる場合を除き、基本チェックリストを用いた確認が実施され、総合事業該当者が認定されます。そのほかの人は要支援・要介護認定申請の後に認定調査が実施されます。一次判定（コンピュータ判定）が行われ、かかりつけ医の主治医意見書とあわせて、原則 30 日以内に介護認定審査会で審査が行われます。

> **ミニ知識**
> 認定調査に同席しましょう
> 　要介護認定等申請後に行われる認定調査では、日常生活で「できる／できない」ことだけではなく、「できるけど不十分、時間がかかる」「日や時間帯によってことなる」「見守りや声かけ、実行したことの確認を必要としている」ことなどを伝えることが必要です。 例えば、「歩くのはどのように」と聞かれたら「杖で 300m 先のバス停まで歩けます」「杖で 3m 歩いては一休みしています」など具体的なことを話します。

- 認定に納得できなかったり、疑問がある場合には、認定の通知を受け取った日から 3 か月以内に都道府県に対して不服申立てを行います。
- 認定を受けたら、ケアプランと呼ばれる介護（予防）サービス計画を作り、介護サービス事業所と連絡をとりサービスを調整します。ケアプランを自分で作るのが難しいときは居宅介護支援事業所などと契約し、介護支援専門員（ケアマネジャー）に作成を依頼します。同時に市区町村に「居宅サービス計画作成依頼届」を提出します。
- サービスを調整した後、利用者や家族、サービス担当者が集まり、ケアプランの内容を検討するサービス担当者会議を開きます。この会議は、利用者の状態が変化したときなど、ケアプランを変更するときにも開きます。会議にてケアプランを確定し、介護サービス事業者と契約した後に利用開始となります。
- 介護（予防）サービス計画がない場合はサービス利用料の全額を一度負担し、後日払い戻しとなります（償還払い）。
- 介護サービスの中には「地域密着型」の事業所があり、その場合は事業所の所在地と同じ市区町村の住民しか利用できません（例　小規模多機能型居宅介護事業所、認知症対応型共同生活介護、定期巡回・随時対応型訪問介護看護）。

●また、介護保険制度では指定事業所以外からのサービス提供では制度利用の対象となりません（住宅改修を除く）。

ミニ知識

インターネットで介護サービス事業所を探す

　情報収集のツールとしてインターネットでの検索が当たり前になっています。介護保険法上、介護サービス事業所の情報公開が年1回義務付けられており、利用したことがある人もいるでしょう。近年では介護サービス事業所から発信されるホームページやSNSも増え、利用者の楽しそうな笑顔や事業所の運営方針、職員の思いなどを知ることもあります。

　実際に利用開始するときには運営規定が盛り込まれている重要事項説明書を十分に読むことが大切なことに変わりはありません。2024年度からは事業所の運営規定をインターネット上で公開することが義務付けられました（準備等のため1年間の猶予あり）。情報の一つとして活用していきましょう。

---

column

地域包括ケアシステムを確認しましょう

　住み慣れた地域で自立・自律した人生を過ごしたいと願うことは当たり前のことです。私たちが高齢期になって病気になったとき、医療提供システムは機能するのでしょうか。2024年度から医師の働き方改革が求められ、大学から地域へと派遣された医師が引き上げてしまう懸念もでてきています。介護が必要になったときはどうでしょう。ヘルパーを中心に介護職員の不足は現在でも深刻です。施設ができても人員不足で一部休止になることも珍しくありません。

　場合によっては自宅を離れ、新たな住まいを求めることもあるでしょう。認知症になったときや看取り期においてもあなたの望む心穏やかで心身の安全が守られる場所を求めることができるでしょうか。家族の構成が小さくなる中、身寄りがないことを理由にサービス提供を断られることはないでしょうか。あなたのACP（アドバンスドケアプラン：医療やケアの希望、意思決定の手法や代理人を周囲の人と共有しておく活動）に沿った毎日がすごせるでしょうか。いまこそ確認してみましょう。　　　　　（徳富和恵）

図表 4-85　要介護認定とサービス利用の手順

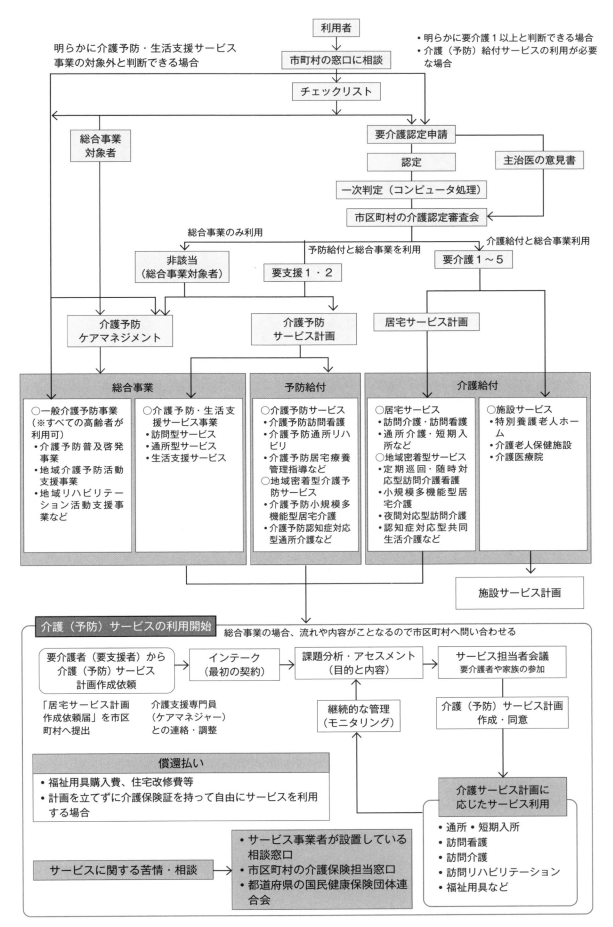

②相談するところ

総合相談窓口でもある地域包括支援センターと介護サービス利用の直接の担当者となる居宅介護支援事業所についてまとめています。

図表4-86　高齢者の相談窓口

	地域包括支援センター 市区町村の高齢者総合相談窓口	居宅介護支援事業所 介護保険サービスの利用相談窓口
内容	主任介護支援専門員（主任ケアマネジャー）、保健師、社会福祉士らが応じます。 ①生活、介護などの総合相談。 ②介護予防サービス計画の作成、サービス利用の連絡調整。 ③介護予防・日常生活支援総合事業の利用支援。 ④高齢被虐待者の権利擁護、成年後見制度の手続きや活用支援。 ⑤福祉・介護・医療など関係機関との連携、介護支援専門員（ケアマネジャー）への助言。 ・地域ケア会議、介護予防教室（転倒予防教室など）、地域住民の啓発活動（介護予防、認知症に関する勉強会や見守り活動に関すること、住民による共助のための地域ネットワークづくりなど）。	介護支援専門員（ケアマネジャー）が応じます。 ①要支援・要介護認定申請などの申請代行。 ②介護サービス計画（ケアプラン）作成、サービス利用の連絡調整。 ③介護保険制度の利用についての相談。
利用できる人	高齢者、家族、地域の人や関係者など、誰でも利用できます。 ケアプランを必要とする要支援1、2の人	要介護1〜5の人 要支援1、2の人のケアプランを作成することもあります。
自己負担	不要	
利用方法	電話相談や直接窓口へ	
コメント	地域の相談窓口です。具体的な困りごとに限らず「こんなしくみがあったらいいな」を形にする手助けもしています。	サービスが始まってからでも、居宅介護支援事業所や担当者を変更することができます。

column

さまざまな支援者の創設の動き

　国や各自治体では従来の専門職だけでは地域を支えられないとの認識のもと、さまざまな支援者が創設されています。どんな人が担当するの？何をする人？どこに居るの？と疑問の声が聞こえます。参考に、いくつか例示しておきます。

○例えば認知症支援に関して

・認知症地域支援推進員：各市町村に配置され、地域の支援機関間の連携づくりや、認知症ケアパス・認知症カフェ・社会参加活動などの地域支援体制づくり、認知症の人やその家族等を支援する相談業務等を実施する職員

・認知症サポーター：認知症サポーター養成講座を受講して、認知症について正しく理解し、偏見を持たず、認知症の人や家族等を温かい目で見守る応援者

○ことに地域共生社会の実現に向けた包括的支援体制の構築には分野や縦割りを越え、また、所属機関から地域へ足を踏み出した役割が求められます。例えば、広島市では以下のような専門職員がいます。

・相談支援包括化推進員：高齢、障害、子ども、生活困窮などさまざまな分野の課題が絡み合い、個人・世帯単位で複雑化・複合化した課題について、分野を超えた相談支援機関相互間の連携による支援の調整を行うことなどにより、多機関協働による課題解決に取り組む専門職

・在宅介護指導員：在宅の高齢者の自宅へ出向く等により、家族等への介護（予防）技術の指導および助言等を行うために特別養護老人ホームに配置された介護職員

それぞれの支援者が本書にあるような情報と視点を獲得し、活躍することにより、地域で生活する人々に細々とした支援が届くことが期待されます。

（村上須賀子）

高齢者サービスの実際

①住まい（施設）

図表 4-87 に施設の選び方の例を紹介しています。図表 4-88 では高齢者の住まいの一覧（入所・入居施設）を示しました。

図表 4-87　施設機能と費用目安による選択の例

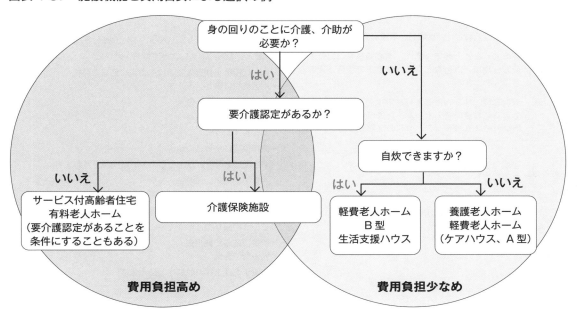

図表 4-88　高齢者が利用できる住まいのサービス

サービス	内容 〈主な職種〉	利用できる人・費用負担の目安など	
介護老人福祉施設（特別養護老人ホーム）	介護の必要な人が食事、排泄、入浴などの日常生活上の介護、体調管理支援、余暇活動、機能訓練など利用する。 〈介護職員、看護師、相談員、ケアマネジャーなど（医師は施設外）〉。	要介護1・2（被虐待者など事情のある場合のみ） 要介護3～5 • 施設サービス費の自己負担（おむつ代含む） • 食費、居住費、医療費など 多床室 90,000 円～ ユニット型個室 125,000 円～	介護保険施設
地域密着型介護老人福祉施設入所者生活介護			
介護老人保健施設	要介護の人がリハビリテーションのために入所する。食事、排泄、入浴などの介護や施設医師による診察あり。在宅復帰をめざし、入所期間を数か月としているところが多い。 <医師、看護師、介護職員、リハビリ専門職、相談員、ケアマネジャーなど>	要介護1～5 • 施設サービス費の自己負担（おむつ代含む） • 食費、居住費 多床室 100,000 円～、ユニット型個室 130,000 円～	
介護医療院	医師や看護師が配置されており、医療的なケアが必要な要介護の人が日常生活上の介護や医療、リハビリなどを利用する。 <医師、看護師、介護職員、リハビリ専門職、ケアマネジャーなど>	要介護1～5 • 施設サービス費の自己負担（おむつ代含む） • 食費、居住費 多床室 100,000 円～	
認知症対応型共同生活介護（グループホーム）	5～9名の認知症の人が共同で生活するところ。入居者のできること（家事の一部等）をしてもらいながらも、入浴介助など必要な介護は提供される。 <介護職員、看護師、ケアマネジャーなど>	要支援2、要介護1～5 • 介護保険の自己負担 • 家賃、食費、医療費、おむつ代など おおむね 120,000 円～	介護施設に準ずる

図表 4-88　高齢者が利用できる住まいのサービス（つづき）

サービス	内容〈主な職種〉	上段　利用できる人・中段　費用負担の目安など	
サービス付き高齢者向け住宅	高齢者にふさわしい設備と見守りサービスを備えた高齢者向け賃貸住宅。自宅と同じようにケアプランで介護サービスを利用する。食事提供サービス実施の住宅が多い。<介護職員などが若干名常駐する施設あり>	60歳以上の人または要支援・要介護認定を受けている人 ・家賃、共益費、サービス費 ・その他、介護保険の自己負担、食費など 100,000円〜	住宅施策
在宅介護対応型軽費老人ホーム（ケアハウス）	自宅での生活に不安のある人が入所し、看護師や介護職員による相談・助言や食事提供など利用する。<介護職員、看護師など>	おおむね60歳以上の人 （夫婦で利用する場合は、いずれかが60歳以上） ・所得に応じた負担金 ・生活費、管理費 65,000円〜	老人福祉法
有料老人ホーム	介護付（介護が必要でも入所継続できる）、住宅型（自宅と同じようにケアプランで介護サービスを利用する。食事提供や見守りがある）、健康型（介護が必要ない）の3種類ある。<介護付の場合　介護職員、看護職員、相談員など>	おおむね60歳以上の人 介護付は要支援、要介護認定を受けている人 ・入居一時金 ・管理費、食費など ・健康型、住宅型は120,000円〜、介護付きは180,000円〜	
養護老人ホーム	身の回りのことができるが、家庭の事情（経済的事情や居住環境、障害など）で、自宅での生活が困難なときに入所できる。	65歳以上の人（事情によっては60歳から） ・本人は所得、扶養義務者は所得税に応じた負担金 ・市区町村に申し込みます	
軽費老人ホーム	家庭環境、住宅事情により在宅生活が困難な人が利用できる低料金の老人ホーム。自炊が必要なB型と食事提供可能なA型やケアハウスの3種類がある。	おおむね60歳以上の人 ・所得に応じた負担金 おおむね10万円まで ・直接施設に申し込みます	
過疎地域小規模老人ホーム	過疎地域でひとり暮らしが困難になったときに、生活するところ	・65歳以上のひとり暮らしの人で自炊ができる人 ・一定の利用料、光熱費、食費 ・市町村に申し込みます	
生活支援ハウス（高齢者生活福祉センター）	地域の高齢者のための居住センター	所在地の市区町村に住む60歳以上のひとり暮らしか夫婦のみ世帯で、身の回りのことができる人 ・所得に応じた負担金 ・光熱費、食費 ・施設または市区町村に申し込みます	

特定施設入居者生活介護
（介護付有料老人ホーム、養護老人ホーム、ケアハウスなど）

入所施設のうち介護を行うしくみの1つ

内容　　　●特別養護老人ホームのように介護職員の配置義務がある施設とことなる施設で行われる介護提供のしくみです。施設内に介護職員を配置し実施する場合と施設外のサービスを総合的に組み合わせて提供される場合があります。

利用できる人　●特定施設入居者生活介護の指定を受けている施設の入所者。

利用者負担　　●介護保険の自己負担と施設入所の費用（図表4-88）が必要です。

ミニ知識

「どんな施設がありますか」に答えるために

何らかの事情で自宅での生活が難しくなり自宅以外の住まいを考えるとき、所在地、費用、介護内容など希望したいことがたくさんあるものです。それに見合う施設はあるのか、医療ソーシャルワーカーやケアマネジャーが相談を受ける際には、次のような事柄をお聞きしています。相談の上、ある程度候補がしぼれたら、施設に訪問し実際に過ごしている人たちの様子を見て、職員と話をしてみましょう。

本人の状態
- 食事や排泄、入浴など日常生活上の介助内容
- 酸素吸入、インスリン注射、痰吸引、経管栄養などの医療的処置が必要か
- 認知症の有無や症状

所在地
- 本人の住んでいる地域を希望するか
- 連絡先となる子などが通うのに便利な地域にするか

お金
- 本人の年金金額内などどのぐらいの利用料までを希望するか。また、その金額。
- 家族が費用を捻出することはできるか。また、その金額。

サービスの内容
- ケア内容（常駐介護職員の有無など）
- リハビリテーションに期待があるか
- 要介護度が変わっても利用継続できる施設がよいか
- 趣味活動など本人のやりたいことが続けられるか

その他
- いつまでに入所したいか（現在、入院しているなら病院の入院期限はいつか）
- 入所後自宅に戻る可能性はあるか（あるとすれば具体的な時期や期待する本人の状態など）
- 終のすみかにできるか。看取りまで希望する場合はどのような体制か
- 面会や外出、外泊の可否

②くらすところで利用するサービス

自宅などにいるときに利用できる訪問系のサービスをまとめました（図表 4-89）。

図表 4-89　高齢者が利用できるサービス（訪問）

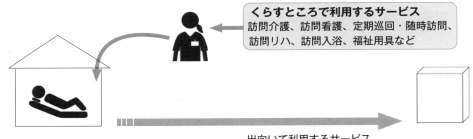

くらすところで利用するサービス
訪問介護、訪問看護、定期巡回・随時訪問、訪問リハ、訪問入浴、福祉用具など

出向いて利用するサービス

訪問介護（ヘルパー）

在宅で受ける介護・家事支援のサービス

内容　●訪問介護員（ヘルパー）が在宅に訪問し、介護や家事など提供する介護保険サービスです。
①身体介護（入浴、排泄、食事などの介護）。
②生活援助（調理、掃除、洗濯、買い物など）。独居や同居する家族が障害者や日中勤務で不在などの場合に利用できます。
③通院等乗降介助。

利用できる人　●要支援・要介護認定を受けている人。総合事業対象者。

4. 社会保障制度活用の実際

高齢者

訪問看護

在宅で受ける看護師による体調管理の支援

内容	●看護師などが在宅を訪問して、健康観察や療養相談、日常生活上のケアを行うサービスです(63頁参照)。
利用できる人	●要支援・要介護認定を受けていて、医師が必要と認めた人。
コメント	●かかりつけ医やケアマネジャーに相談してください。
	●病状によっては、医療保険の対象になります(64頁)。

定期巡回・随時対応型訪問介護看護

定期訪問と24時間の緊急連絡訪問を組み合わせたサービス

内容	●訪問介護員(ヘルパー)や看護師が定期訪問しつつ、緊急時(予期せぬ身体介護の発生、不調など)には昼夜問わず随時訪問します。
	●定期訪問は短時間の身体介護(食事、排泄、清潔、整容)を中心に毎日、複数回受けられます。
利用できる人	●要介護認定を受けている人。

訪問入浴介護

在宅での入浴に特化したサービス

内容	●浴槽を自宅に持ち込んで入浴介助を行います。複数のスタッフ(介護士、看護師)によって行われるので、寝たきりの人でも入浴できます。
利用できる人	●要支援・要介護認定を受けている人。

訪問リハビリテーション

在宅でリハビリテーションを受けるサービス

内容	●理学療法士や作業療法士、言語聴覚士が在宅を訪問して、リハビリテーションを提供します。
	●日常生活動作訓練のほかに介護する人への助言や外出訓練など生活の幅を広げる訓練もできます。
	●訪問看護ステーションからの場合は、サービスとしては「訪問看護」となります。
利用できる人	●要支援・要介護認定を受け、医師が必要と認めた人
コメント	●かかりつけ医やケアマネジャーに相談してください。
	●病名・病状によっては、医療保険の対象になります(65頁)。

福祉用具貸与

くらしやすくするための電動ベッドなど福祉用具のレンタル

内容　●介護保険サービスによるレンタルの福祉用具は 13 品目です。

　　　●月々の区分支給限度額に含まれます。

　　　●認定によって利用の制限があります(図表 4-90)。

利用できる人　●要支援・要介護認定を受けている人。

図表 4-90　福祉用具レンタルと要介護認定

車いす、車いす付属品、特殊寝台（電動ベッド）、特殊寝台付属品、床ずれ防止用具、体位変換器、移動用リフト（吊り具は除く）	要介護 2 〜 5 の人（例外あり）
手すり、スロープ※、歩行器※、歩行補助つえ※、認知症老人徘徊感知機器	要支援、要介護の人
自動排泄処理装置	要介護 4、5 の人

※の用具の一部はレンタルか購入か選ぶことができます。

福祉用具購入費

くらしやすくするための用具の購入費用

内容　●次の福祉用具を購入した場合、自己負担が少なくなります。

　　　●介護保険サービスによる購入の品目は 9 品目です。

　　　　※の用具の一部はレンタルか選ぶことができます。

　　　①腰掛便座(ポータブルトイレ)、②特殊尿器、③入浴補助用具、④簡易浴槽、⑤移動用リフトのつり具の部分、⑥排泄予測支援機器、⑦スロープ※、⑧歩行器※、⑨歩行補助つえ※

　　　● 1 年度の内に購入した 10 万円が限度で、その内 1 〜 3 割が自己負担。

利用できる人　●月々の区分支給限度額のなかには含まれません。

利用方法　●指定を受けた福祉用具販売会社からの購入に限られます。

　　　●要支援・要介護認定を受けている人。

　　　●ケアマネジャーや介護保険の窓口で相談します。

　　　●入院・入所中に購入したものは、対象にならないことがあります。

日常生活用具

くらしやすくするための用具の利用（介護保険外）

内容　●より安全にくらしやすくなるための用具を受け取れます。

　　　①電磁調理器、②火災報知器、③自動消火器

利用できる人　●おおむね 65 歳以上のひとり暮らしや寝たきりの人。

利用者負担　●生計中心者の所得税額により自己負担があります。

利用方法　●市区町村に申し込みます。

コメント　●介護保険制度ではなく、老人福祉法によるしくみです。

住宅改修費

手すり取り付けなど簡単な住宅改修費用の払い戻し

内容　●日常生活に必要な住宅改修の自己負担が少なくなります。

　　　①手すりの設置、②段差解消、③滑り止め防止など床材料の変更、④引き戸などへの扉の取り替え、⑤洋式便器への取り替え

	●指定事業者制ではありません。家族が工事を行う場合の材料費も当てはまります。
利用できる人	●要支援・要介護認定を受けている人。
利用者負担	●1人1住宅につき20万円までの工事で、その1〜3割が自己負担。工事終了後、一旦、全額を支払い、後から払い戻しを受けます。
	●要介護度が3ランク以上の重度になった場合や、転居した場合は再度、在宅改修費(支給限度額20万円)の利用ができます。
利用方法	●工事前にケアマネジャーや介護保険窓口で相談します。
	●入院・入所中の工事は対象外となることがあります。
コメント	●市区町村によっては、独自の制度をつくっているところがあります。

③出向いて利用するサービス

自宅から出かけて利用する通所系、短期入所系のサービスをまとめました(図表4-91)。

図表4-91　高齢者が利用できるサービス(通所・短期入所)

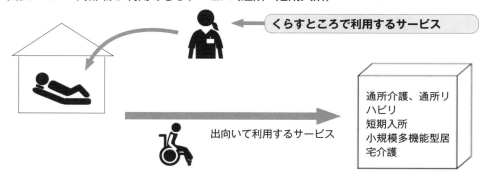

くらすところで利用するサービス

出向いて利用するサービス

通所介護、通所リハビリ
短期入所
小規模多機能型居宅介護

通所介護(デイサービス)

出向いて介護を受ける日帰りサービス

内容	●入浴、食事などの介護やレクリエーション、機能訓練など。
	●短時間の機能訓練特化型や8時間以上の長時間サービスの事業所もあります。
利用できる人	●要支援・要介護認定を受けている人。総合事業対象者。
利用者負担	●介護保険の自己負担のほかに、食費・教養娯楽費などが必要です。

通所リハビリテーション(デイケア)

出向いて介護やリハビリテーションを受ける日帰りサービス

内容	●日常生活動作訓練などのリハビリテーション、入浴、食事など
	●送迎や食事、入浴サービスのない短時間のリハビリテーション特化型もあります。
利用できる人	●要支援・要介護認定を受けている人。
利用者負担	●介護保険の自己負担のほかに、食費、教養娯楽費などが必要です。

小規模多機能型居宅介護

「通い」「訪問」「泊まり」を1つの事業所で利用

内容 ● 1つの事業所で「通い」を中心に、随時「訪問」「泊まり」を組みあわせて柔軟に対応できます。

利用できる人 ● 要支援・要介護認定を受けている人。

利用者負担 ● 介護保険の自己負担のほかに食費、宿泊費などが必要です。

看護小規模多機能型居宅介護

医療ニーズの高い人の在宅生活を支える4つのサービスを1つの事業所で利用

内容 ● 1つの事業所で「通い」を中心に、「訪問介護」「訪問看護」「泊まり」を組み合わせて柔軟に対応できます。医療ニーズの高い人に対応する小規模多機能型居宅介護です。

利用できる人 ● 要介護1〜5の認定を受けている人。原則、事業所のある市区町村の住民のみが利用できます。

利用者負担 ● 介護保険の自己負担のほかに食費、宿泊費などが必要です。

短期入所生活介護・短期入所療養介護(ショートステイ)

施設に短期間泊まって、介護サービスを利用する

内容 ● 施設(図表4-92)に短期間入所し、入浴、排泄、食事などの日常生活上の世話や機能訓練を受けます。介護している人が、病気や介護疲れなど介護が難しくなったときにも利用することができます。

図表4-92 短期入所施設の例

サービス名	提供事業所
短期入所生活介護	特別養護老人ホーム、短期入所生活介護事業所
短期入所療養介護	介護老人保健施設、介護医療院

利用できる人 ● 要支援・要介護認定を受けている人。

利用者負担 ● 介護保検の自己負担、食費、滞在費などが必要です。食費と滞在費の減額(限度額認定証144頁)のしくみがあります。

コメント ● 連続して30日を超えての利用はできません。担当の介護支援専門員(ケアマネジャー)に相談してください。

④介護保険サービスの費用

　　介護保険サービスの自己負担は1〜3割です。食費などは別に必要です。「負担割合証」が認定者全員に発行されるので自己負担割合を確認します。毎年8月に更新されます。

　　被爆者健康手帳を持っている人、特定医療費受給者証を持っている人などは、自己負担分の減免があります。

　　65歳になるまで5年以上障害福祉サービスを利用していた所得の少ない人（住民税非課税）や生活保護を受けている人などが65歳になり介護保険サービスを利用する場合は、減免を受けられる場合があるので相談してみましょう（169頁　新高額障害福祉サービス等給付費参照）。

■介護（予防）サービスの区分支給限度額（図表4-93）
　　要介護度、要支援度によって1か月ごとの利用限度があり、区分支給限度額といいます（表4-93）。介護（予防）サービスの単価は、例えば「訪問介護（ホームヘルパー）の身体介護（30分未満）は244単位」など、サービスの種類や時間によってことなり、1か月ごとの利用合計で計算します。限度額を超えた部分は、実費負担（10割負担）です。

図表4-93　介護（予防）サービスの区分支給限度額（1か月につき）

事業対象者	5,032単位	要介護1	16,765単位
要支援1	5,032単位	要介護2	19,705単位
要支援2	10,531単位	要介護3	27,048単位
		要介護4	30,938単位
		要介護5	36,217単位

1単位は、地域やサービスによってことなり10.00円〜11.40円
※事業対象者については、要支援1の区分支給限度額を目安に市町村ごとに設定
退院直後で集中的にサービスを利用することが必要と判断された場合は、区分支給限度額を超えることも可能。

介護保険負担限度額認定

介護保険施設の入所やショート利用中の食費と居住費（滞在費）の減額

内容
- 介護保険施設（介護老人福祉施設、介護老人保健施設、介護医療院）に入所または短期入所（ショートステイ）するとき、食費と居住費（短期入所では滞在費）が減額されます（図表4-94）。
- 前月にさかのぼって認定を受けることはできないため、利用が決まったら早めに申請を行います。

利用できる人
- 市町村民税非課税世帯または生活保護世帯の人。
- 配偶者がいる場合、配偶者も市町村民税非課税世帯であること（住民票がことなっていても配偶者の所得は勘案）。
- 預貯金等が一定額を超えていない人。
- 遺族年金および障害年金等の非課税年金も課税年金と同じく収入・所得として計算します。
- 介護保険料の未納がない人。

利用方法
- 市区町村の介護保険担当課に申請書と通帳のコピーなどを提出し、受け取った「介護保険負担限度額認定証」を利用施設に見せてください。

図表 4-94　食費・居住費（滞在費）の自己負担限度額（1日につき）　　2024年8月からの金額を示しています。

該当者		預貯金等の資産の状況	食費		居住費（滞在費）					
			特養・老健・介護医療院	ショートステイ	ユニット型個室	ユニット型個室的多床室	従来型個室		多床室	
							老健・介護医療院	特養	老健・介護医療院	特養
第1段階	老齢福祉年金受給者で世帯全員が市町村民税非課税の人で、生活保護を受給されている人、境界層（146頁）に該当する人	1,000万円以下※	300	300	880	550	550	380	0	0
第2段階	世帯全員が市町村民税非課税で、課税年金収入額と合計所得額の合計が年額80万円以下の人、境界層に該当する人	650万円以下※	390	600	880	550	550	480	430	430
第3段階①	世帯全員が市町村民税非課税で、課税年金収入額と合計所得額の合計が年額80万円を超え120万円以下の人	550万円以下※	650	1,000	1,370	1,370	1,370	880	430	430
第3段階②	世帯全員が市町村民税非課税で、課税年金収入額と合計所得額の合計が年額120万円を超える人	500万円以下※	1,360	1,300	1,370	1,370	1,370	880	430	430
第4段階	上記以外の人		1,445	1,445	2,066	1,728	1,728	1,231	437	915

※預貯金等の金額について
・配偶者がいる場合は、本人の預貯金に1,000万円が上乗せされる。
・第2号被保険者で第1～3段階の場合は、1,000万円以下となる。

高額介護サービス費

介護保険の自己負担額が上限を超えたときの払い戻し

内容　●同じ月の1月から末日までに利用した介護サービスの自己負担額の合計が上限額を超えたとき、払い戻しがあります（図表4-95）。
　　　●同じ世帯に利用者が複数の場合は、世帯内の合計額が対象となります。
　　　●食費、居住費（滞在費）、特別な室料、日常生活費のほか、住宅改修費、福祉用具購入費は対象になりません。

利用方法　●市区町村の介護保険担当課から通知がくる場合がほとんどですが、数か月経過しても通知がない場合は領収書を持って相談してください。

コメント　●介護保険施設に入所している場合は、施設で申請の代行をしてくれる場合や払い戻しではなく請求書の時点で計算してあることもあります。

図表 4-95　高額介護サービス費

段階	該当者	上限額
第1段階	老齢福祉年金受給者で、世帯全員が市町村民税非課税の人、生活保護を受けている人、境界層に該当する人	15,000円（個人）
第2段階	世帯全員が市町村民税非課税世帯で、課税年金収入額と合計所得額の合計が80万円以下の人、境界層に該当する人	15,000円（個人） 24,600円（世帯）
第3段階	世帯全員が市町村民税非課税で第2段階に該当しない人、市町村民税課税世帯で特例減額措置の適用者	24,600円（世帯）
第4段階	第1～3段階以外で所得が現役並みに達しない人	44,400円（世帯）
	現役並み）年収約383万円～約770万円未満	44,400円（世帯）
	現役並み）年収約770万円～約1,160万円未満	93,000円（世帯）
	現役並み）年収約1,160万円以上	140,100円（世帯）

高額医療・高額介護合算療養費制度

高額療養費と高額介護サービス費の合算額が一定額を超えると、手続きにより戻ってくる制度

詳しくは84頁を参照してください。

境界層該当

介護保険料や介護サービス利用料支払いで生活費に困るとき

内容	●介護保険料や利用者負担金を支払うと生活保護利用が必要になる場合、それより低い所得段階にあるとみなし、自己負担分が減額されます。
利用できる人	●介護保険料や介護サービス利用料を支払うと生活保護を受けなければならなくなる所得の状態にある世帯を境界層といい、それに当てはまる人。
利用方法	●市区町村の生活保護担当窓口で生活保護を申請します。対象者には境界層該当証明書が交付されます。 ●介護保険担当に境界層該当証明書を申請書などとともに提出します。 ●継続して境界層該当の証明を希望するときは毎年生活保護の申請を行います。

社会福祉法人等による利用者負担軽減制度

社会福祉法人等の利用料の減額

内容	●事前に届け出をしている社会福祉法人等が行う介護サービスを利用している人で、所得が少ない人を対象に介護サービス料が軽減されます（図表4-96）。
利用できる人	●生活保護を受けている人。 ●市町村民税非課税世帯で、下記の要件をすべて満たす人。 ●年間収入が単身世帯で150万円（世帯員が1人増えるごとに50万円を加算した額）以下。 ●預貯金等が単身世帯で350万円（世帯員が1人増えるごとに100万円を加算した額）以下。 ●日常生活に供する資産以外に資産がない。 ●負担能力のある親族等に扶養されていない。 ●介護保険料を滞納していない。
利用方法	●市区町村に申し込みます。
コメント	●すべての社会福祉法人などの事業所が対象ではありません。市区町村や利用する事業所に確認しましょう。

図表4-96　社会福祉法人等による利用者負担軽減

住民税非課税世帯	老齢福祉年金受給者	生活保護受給者
25%	50%	介護扶助で対応、施設利用時の個室代100%

税制上の軽減制度

所得税・住民税の控除

高齢者を対象とした税金の優遇

内容　●次の人は所得税・住民税の控除額が多くなります。
　　　・高齢者や高齢者を扶養している人
　　　・障害者や障害者を扶養している人
利用方法　●確定申告または扶養控除申告書で申告します。

障害者控除対象認定
　要介護認定を受けている人の一部は障害者手帳を持っていなくても障害者控除対象者認定による税控除があります。市区町村の介護保険窓口で認定証申請の相談をしてください。

医療費控除

1年間に支払った医療費・介護保険サービス利用料に対して所得税・住民税の一部が戻る制度

詳しくは91頁を参照してください。

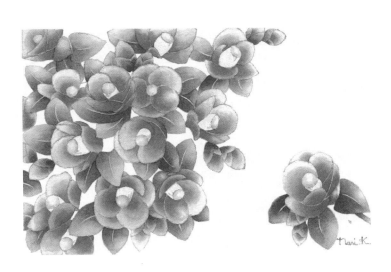

障害者・障害児サービスのガイド

こちらでは障害のある人に関する制度全般を扱います。障害者手帳、相談窓口、「障害者の日常生活および社会生活を総合的に支援するための法律：平成17年法律第123号」（以下「障害者総合支援法」）に基づく障害福祉サービスやそれ以外のサービス、しごと、手当、自助グループなどについて説明していきます。

①障害者手帳

障害に応じて身体障害者手帳、療育手帳、精神障害者保健福祉手帳があります（図表4-97）。障害者手帳を取得することで、障害の種類や程度に応じた支援やサービスを受けることが可能になります。

図表4-97　各種手帳の概要

内容	身体障害者手帳	療育手帳	精神障害者保健福祉手帳
対象	肢体（上肢、下肢、体幹、乳幼児期以前の非進行性の脳病変による運動機能）、視覚、聴覚、平衡機能、音声言語機能、そしゃく機能、内部機能（心臓、腎臓、呼吸器、膀胱、直腸、小腸、肝臓、HIVによる免疫）に障害のある人	知的機能の障害が発達期（おおむね18歳まで）に現れ、日常生活に支障が生じているため、何らかの援助を必要とする人	精神障害のため長期にわたり日常生活、社会生活に何らかの援助を必要とする人
等級	1〜6級	Ⓐ Ａ Ⓑ Ｂ など（等級表示は自治体によってことなる）	1〜3級
申請書類※1	申請書、指定医の診断書（意見書）、写真※2、個人番号（マイナンバー）がわかる書類、印鑑など	申請書、写真※2、個人番号（マイナンバー）がわかる書類、印鑑、身体障害者手帳を持っている人はその手帳など	申請書、医師の診断書または障害年金受給者は年金証書の写しと改定通知書または精神障害を理由とする特別障害給付金受給資格者証等および国庫金振込通知書の写し、写真※2、個人番号（マイナンバー）がわかる書類、印鑑など
申請窓口	市区町村の障害担当窓口		

※1　新規、再交付、再認定、障害程度の変更などによりことなる。
※2　写真は、縦4cm×横3cm

■身体障害者手帳

対象となる人　●身体に永続する機能障害がある人。

利用方法　●市区町村の障害担当窓口で申請します。

コメント　●身体障害者手帳の障害程度等級表は資料1（198頁）にあります。

●身体障害者手帳の障害認定は一定期間が経過し、障害が固定したと判断された後に行われます（図表4-98）。

●診断書の作成は、「指定医」に限られます。

●障害が重複する場合、それぞれの診断書を提出します。

●障害等級は7級まで定められています。ただし、7級の障害が1つのみでは手帳の交付対象になりません。

●身体障害者手帳に有効期限はありません。ただし、障害の内容によっては再認定（身体障害診断書、意見書の再提出）が可能な場合があります。

図表 4-98　障害認定における障害固定の時期の目安の例

障害種別	障害区分	認定時期
視覚障害	全般	3 か月後（手術施行の場合は術後 6 か月）
聴覚障害	全般	聴力安定後 3 か月
音声機能・言語機能の障害	喉頭摘出	手術後
	その他音声言語機能	機能の喪失の場合　　3 か月後 著しい障害の場合　　6 か月後
平衡機能障害	全般	6 か月後
そしゃく機能障害	歯科矯正治療	歯科矯正開始前
	その他のそしゃく機能障害	機能の喪失の場合　　3 か月後 著しい障害の場合　　6 か月後
肢体不自由	切断	手術後
	外傷性脊髄損傷による完全麻痺	3 か月後
	人工関節・人工骨頭	手術後 6 か月
	重度の脳血管障害（1・2 級相当）	3 か月後
	その他の肢体不自由	6 か月後（手術施行の場合は術後 6 か月）
心臓機能障害	ペースメーカー 体内植え込み型除細動器（ICD）	手術後
	人工弁置換	手術後
	その他の心臓機能障害	3 か月後（手術施行の場合は術後 3 か月）
腎臓機能障害	全般	3 か月後
呼吸器機能障害	全般	3 か月後

・上記には、認定基準によって認定時期が定められている場合（膀胱、または直腸機能障害、小腸機能障害、免疫機能障害、肝臓機能障害）は含まれていません。
・上記期間より短い場合は、原則として社会福祉審議会審査部会に諮問されます。
・障害程度の変化が予想される場合は再認定を行います。

■療育手帳

対象となる人　●知的機能の障害が発達期に現れ、日常生活、社会生活に支障が生じている人。

利用方法　●市区町村の障害担当窓口で申請します。

コメント　●療育手帳の判定基準は資料 2（200 頁）にあります。

●知能指数(IQ) 75 以下が目安になります。

●児童相談所または知的障害者更生相談所において判定を受けます。

●療育手帳の呼称や等級表示は自治体によってことなります。

●療育手帳に有効期限はありません。ただし、年齢に応じて障害の程度を見直す時期が定められており、「次の判定年月」が記載されている場合は、その期限までに再認定を受ける必要があります。

■精神障害者保健福祉手帳

対象となる人　●統合失調症、気分障害(うつ病、双極性障害)、てんかん、薬物依存症、高次脳機能障害、発達障害、認知症、その他の精神疾患を有する人。

利用方法　●市区町村の障害担当窓口で申請します。

コメント　●精神障害者保健福祉手帳の障害等級判定基準、高次脳機能障害診断基準は資料 3（201 頁）、資料 4（202 頁）にあります。

●申請には初診から 6 か月以上経過していることが必要です。

●2 年ごとに更新が必要です。

②相談するところ

障害のある人の地域生活に関する総合相談、障害福祉サービスの利用手続きや制度活用に関する相談、障害の状態に応じた相談、就労に関する相談などさまざまなニーズに対応する各種相談機関、窓口があります（図表 4-99、4-100、4-101）。

図表 4-99　相談支援事業所

相談支援事業所	内容
基幹相談支援センター	市区町村の中核的な相談支援事業所として、社会福祉士、精神保健福祉士、主任相談支援専門員、保健師等が配置され、障害のある人の地域生活に関する総合相談支援を行います。 ①総合的、専門的な相談支援 ②地域の相談体制の強化の取り組み ③地域移行、地域定着の促進の取り組み ④権利擁護、虐待防止など
委託相談支援事業所	障害のある人の地域生活に関する総合相談窓口で、相談支援専門員が次のような支援を行います。市区町村によって支援内容がことなることがあります。 ①障害福祉サービスの利用援助（情報提供、相談など） ②社会資源を活用するための支援 ③社会生活力を高めるための支援 ④ピアカウンセリング ⑤権利擁護のための支援 ⑥専門機関の紹介など
特定相談支援事業所 障害児相談支援事業所	サービス利用の相談窓口で、相談支援専門員が次のような支援を行います。 ①障害福祉サービス等利用計画の作成、継続したサービス利用支援（計画相談支援・障害児計画相談支援） ②障害のある人や家族等からのさまざまな相談への対応と支援（基本相談支援）
一般相談支援事業所	地域生活への移行や定着に関する相談窓口で、相談支援専門員が次のような支援を行います。 ①入院や入所をしている人が地域で生活を送るための地域生活の準備や、福祉サービスの見学・体験のための外出同行、入居支援など（地域移行支援） ②地域移行した人が常時、連絡を取ることができる体制の確保と緊急時の相談対応（地域定着支援）

図表 4-100　障害に特化した専門相談窓口

障害に特化した専門相談窓口	内容	利用できる人
身体障害者更生相談所	身体障害のある人や家族に対し、専門的な相談・指導や判定などを行います。 専門的な知識と技術を必要とする相談や指導、医学的、心理学的、職能的な判定、補装具の処方および適合判定、巡回相談などを行います。	身体障害のある人や家族、関係者
知的障害者更生相談所	知的障害のある人や家族に対し、専門的な相談・指導や判定などを行います。 専門的な知識と技術を必要とする相談や指導、医学的、心理学的、職能的な判定、巡回相談などを行います。	知的障害のある人や家族、関係者
精神保健福祉センター	精神障害のある人や家族に対し、専門的な相談・指導、広報や研修などを行います。 依存症や認知症、ひきこもりなどに関する医療など、メンタルヘルスに関するさまざまな相談ができるほか、当事者や家族のグループ支援や家族心理教室などを行っているところもあります。	精神障害のある人や家族、関係者
発達障害者支援センター	発達障害のある人や家族に対し、専門的支援を総合的に行います。 発達障害の早期発見・早期支援に向けた発達障害のある人や家族への専門的相談支援と助言、就労、医療、保健、福祉、教育等の関係機関への情報提供や研修、医療機関および民間団体との連絡調整を行います。	発達障害のある人や家族、関係者
高次脳機能障害支援センター	高次脳機能障害のある人や家族に対し、専門的支援を総合的に行います。 高次脳機能障害に関する専門的相談支援、診断と評価、自立生活や社会復帰支援、支援のネットワークづくり普及・啓発活動などを行います。	高次脳機能障害のある人や家族、関係者
難病相談・支援センター	難病患者や家族等に対し、相談支援、地域交流活動の推進および就労支援などを行います。 各種相談支援では、難病相談支援員と難病ピア・サポーターが対応します。 就労支援では、ハローワークに配置された難病患者職業サポーターと連携します。	難病患者や家族、関係者
児童発達支援センター（福祉型児童発達支援センター／医療型児童発達支援センター）	地域の障害のある児童の支援の拠点で、児童発達支援や放課後等デイサービスなどの療育支援のほか、障害児相談支援や地域の障害児を支援する施設に対する支援指導を行います。 医療提供の有無で、「福祉型児童発達支援センター」「医療型児童発達支援センター」に分かれます。	障害のある児童、医師などにより療育の必要性が認められた児童や家族関係者
医療的ケア児等支援センター	医療的ケアを必要とする児童と家族が地域で安心してくらしていけるよう、医療的ケア児とその家族、医療機関、市区町村などの関係機関に対し、相談支援、医療的ケア児等コーディネーターの派遣調整や支援機関等との連絡調整を行います。 また、医療的ケア児者等コーディネーター等の養成やスキルアップにも努めます。	医療的ケア児や家族、関係者
保健所	精神疾患に関する治療、保健福祉など精神保健福祉全般について相談・支援を行います。子どもから高齢者まで、統合失調症やうつ、依存症、認知症、ひきこもりなど、精神科医療にかかわる治療や療養、社会復帰にかかわる相談などに幅広く対応し、必要があれば訪問による相談や支援も行います。 難病患者に対する療養相談や研修会の開催、地域の関係機関との連携などの支援を行います。	精神障害（精神疾患）のある人、難病患者や家族、関係者

• 機関の名称は地域によってことなることがあります。

図表 4-101　仕事に関する相談窓口

窓口	内容	利用できる人
ハローワーク （公共職業安定所）	就職を希望する人を対象に、職業紹介、雇用保険、就労支援対策などの支援を一元的にサポートします。 相談窓口には、障害者専門の相談員が配置されています。 障害（疾病）があっても一般求人に応募できます。 求職者登録（障害者登録）をする場合、障害者手帳や医師の意見書などが必要です。	就職を希望するすべての人
障害者就業・ 生活支援センター	就業とそれに伴う日常生活上の支援を受けることができます。職場訪問などを通じて事業主へ助言を行うなどの職場定着支援を受けたり、家庭訪問による金銭管理や働くための健康管理などの助言を得ることができます。	就労を希望する人や就労している人
障害者職業センター	障害のある人の職業リハビリテーションの拠点となる施設で、障害者職業総合センター・広域障害者職業センター・地域障害者職業センターの3事業があります。 地域障害者職業センターでは、相談や職業に関する能力などの評価、職場適応のための支援などを行い、事業主に対しては障害者の採用に関する助言やリワーク支援、作業環境に対する助言や援助を行います。	障害のある人などで求職中の人や就労している人、障害者を雇用している事業主など

column

2024年4月より合理的配慮の提供が義務化されました

　2021年に障害者差別解消法が改正され、2024年4月からは、事業者(営利、非営利、個人、法人は問わない)にも障害のある人への合理的な配慮の提供が義務化されました。

　障害のある人にとって、社会の中にはさまざまなバリアがあります。事業者として、バリアを取り除くことを求められたときには、個々の場面に応じて柔軟な検討と対応が必要です。検討には、相互理解を深めること、対話が必要です。（笹原義昭）

合理的配慮の提供が義務化(内閣府ホームページ「令和6年4月1日から合理的配慮の提供が義務化されます！」:2024年2月22日アクセス)

障害者・障害児の利用できるサービス

障害のある人が利用できるサービス・事業には、障害者総合支援法に基づく自立支援給付、地域生活支援事業、地域生活支援拠点等事業、児童福祉法（昭和22年法律第164号）に基づく障害のある児童に対するサービス、手帳で利用できるサービスなどがあります（図表4-102）。

図表4-102　サービス・事業の全体像

自立支援給付

障害福祉サービス

介護給付
- 居宅介護（ホームヘルプ）
- 重度訪問介護
- 同行援護
- 行動援護
- 重度障害者等包括支援
- 短期入所（ショートステイ）
- 療養介護
- 生活介護
- 施設入所支援

訓練等給付
- 自立訓練（生活訓練・機能訓練）
- 就労移行支援
- 就労継続支援（A型、B型）
- 就労定着支援
- 共同生活援助（グループホーム）
- 自立生活援助

計画相談支援

地域相談支援
（地域移行支援・地域定着支援）

自立支援医療
- 更生医療
- 育成医療
- 精神通院医療

補装具

地域生活支援事業

（市区町村実施）
- 理解促進研修・啓発事業
- 自発的活動支援事業
- 相談支援事業
- 成年後見制度利用支援事業
- 成年後見制度法人後見支援事業
- 意思疎通支援事業
- 日常生活用具給付等事業
- 手話奉仕員養成研修事業
- 移動支援事業
- 地域活動支援センター機能強化事業
- その他の任意事業

（都道府県実施）
- 専門性の高い事業
- 広域的な支援事業
- その他の事業（研修事業を含む）

障害児に対するサービス

障害児通所支援
〈市区町村実施〉
- 福祉型児童発達支援
- 医療型児童発達支援
- 放課後等デイサービス
- 保育所等訪問支援
- 居宅訪問型児童発達支援

障害児入所支援
〈都道府県実施〉
- 福祉型障害児入所施設
- 医療型障害児入所施設

障害児相談支援

地域生活支援拠点等事業

- 相談
- 緊急時の受け入れ・対応
- 体験の機会・場
- 専門的人材の確保・養成
- 地域の体制作り

手帳で利用できるサービス

- 税金の免除・軽減
- 交通運賃の割引（JR、バス、航空機等）
- タクシー料金の割引
- 有料道路の割引
- NHK放送受信料の免除　など

①障害者総合支援法に基づくサービス（自立支援給付）

　　自立支援給付は、障害のある人の自己決定を尊重し、利用者本位のサービス提供を基本とします。自立支援給付は、障害福祉サービス（介護給付・訓練等給付）、補装具、自立支援医療、計画相談支援、地域相談支援で構成されています。

A　障害福祉サービス（介護給付・訓練等給付）

　　障害福祉サービスには、介護支援を行う介護給付（図表4-105）と訓練や就労に向けた支援を行う訓練等給付（図表4-106）があり、そのサービスを利用するには、申請や障害支援区分の認定、サービス等利用計画の作成など手続きが必要です（図表4-103）。

　　　　　　障害福祉サービスの内容（厚生労働省ホームページ：
　　　　　　障害福祉サービスの概要、2024年3月4日アクセス）

■障害福祉サービス等利用の流れ
【申請】
　　市区町村へ申請書を提出します。相談支援事業所を通じて申請することも可能です。18歳未満の障害のある児童の場合、申請者は保護者になります。利用対象者の確認方法は、図表4-104のとおりです。利用対象者は、市区町村によってこととなる場合があります。

【障害支援区分】
　　利用するサービスにより、障害支援区分認定が必要となります。障害支援区分認定は市区町村が行います。利用者への80項目の聴き取り調査をもとにした一次判定と、医師の意見書など個別事情を考慮した市区町村審査会の二次判定を経て障害支援区分（1～6）が認定されます。
　　18歳未満の障害のある児童の場合、障害支援区分の認定はありません。

【サービス等利用計画の作成とサービス利用まで】
　　特定相談支援事業所・障害児相談支援事業所の相談支援専門員に依頼し、利用を希望するサービスの種類と量を明記した「サービス等利用計画（案）」を作成します。それに基づいて利用できるサービスの「支給決定」が行われます。その後、本人と利用する障害福祉サービス（提供）事業所の職員が集まる「サービス担当者会議」を経て，「サービス等利用計画」が確定し、サービスの利用が始まります。
　　「サービス等利用計画（案）」については、相談支援事業所に依頼せず自分でサービスの種類と量を記入した「セルフプラン」を提出することもできます。

【サービスの利用の開始後】
　　サービスの利用が計画通りに進んでいるかといった点を確認するため、定期的に「モニタリング」が行われます。

図表 4-103　障害福祉サービス等利用の流れ

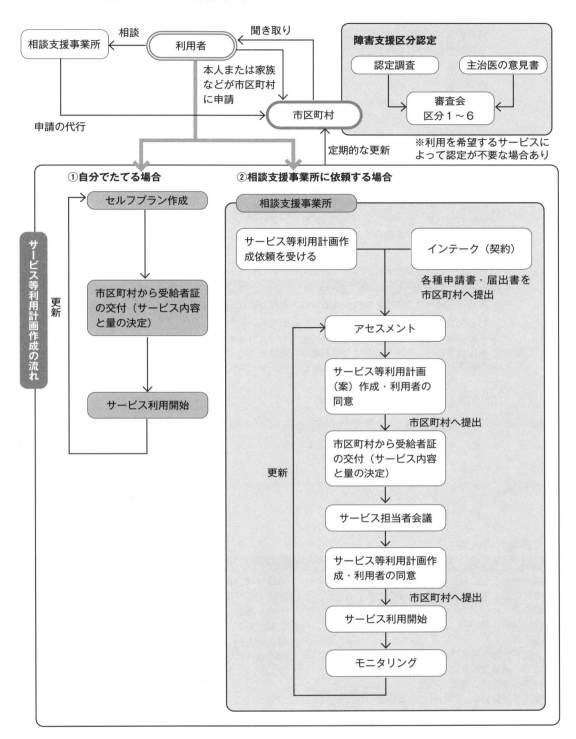

ミニ知識

障害支援区分認定調査時のポイント
　障害福祉サービスを利用する際に「障害支援区分認定調査」が必要です。必要な支援が適切に受けられるよう、調査時には次のようなことに気をつけましょう。
・日常生活の様子をしっかり伝えるために、日常の様子をよく知っている家族や支援者に同席してもらいましょう。
・環境やその日の体調などによって、できたりできなかったりすることがある場合は、「できない場合」の支援状況や介助の様子をしっかり伝えましょう。
・同居家族がいる、入所している場合などは、家族や支援者の見守りや声かけなども支援を受けている状態として判断します。「自宅でひとり暮らし」を想定して回答しましょう。
・障害支援区分認定には、医師の意見書が必要です。意見書の作成は、障害の状況や日頃の様子をよく知っている医師に依頼し、さらには具体的な症状や生活上の困難を記した書面などを事前に渡しておくとよいでしょう。

図表 4-104　障害福祉サービスを申請できる人と確認方法

障害者の場合

身体障害者
- 身体障害者手帳（18 歳以上の場合は必須）

知的障害者
- 療育手帳
- 療育手帳を有していない場合は、医師の意見書

精神障害者
- 精神障害者保健福祉手帳
- 精神障害を事由とする年金を現に受けていることを証明する書類（国民年金、厚生年金などの年金証書など）
- 精神障害を事由とする特別障害給付金を現に受けていることを証明する書類
- 自立支援医療受給者証（精神通院医療に限る）
- 医師の診断書（原則として主治医が記載し、国際疾病分類 ICD-10 コードを記載するなど精神障害であることが確認できる内容であること）など

難病等患者
- 医師の診断書、特定疾患医療受給者証など

障害児の場合
- 障害者手帳（身体障害者手帳、療育手帳、精神障害者保健福祉手帳）
- 特別児童扶養手当等を受給していることを証明する書類
- 手帳を有しない、または、手当等を受給していない場合は、市区町村が対象となる障害を有するか否かを確認するか、必要に応じて児童相談所に意見を求めて確認する。障害の有無の確認にあたっては、年齢等を考慮して、必ずしも診断名を有しなくても、障害が想定され支援の必要性が認められればよい

■障害福祉サービス（介護給付）

　　　介護給付は、介護の支援を提供するサービスです。障害種別と障害支援区分によって利用できるサービスが決められています。ここではサービスを一覧表にしました（図表 4-105）。

利用者負担　　•原則 1 割負担です。本人と配偶者の所得により負担上限月額が定められています（図表 4-113、168 頁）。

図表 4-105　介護給付の内容

事業	内容		利用できる人	
居宅介護（ホームヘルプ）	**家事や介護など日常生活上の支援** • 身体介護：食事、排せつ、入浴などの介助 • 家事援助：買い物、調理、洗濯などの介助 • 通院等介助：通院等のための屋内外における移動の介助、通院先での受診等の手続き、移動の介助 • 通院等乗降介助：屋内外での乗降介助など	者・児	• 身体介護、家事援助、通院等介助（身体介助を伴わない場合）、通院等乗降介助を必要とする人	障害支援区分 1 以上 ※障害児にあっては障害支援区分認定は受けないが 1 以上に相当する支援が必要な場合
			• 通院等介助（身体介助を伴う場合）を必要とする人	障害支援区分 2 以上 ※障害児にあっては障害支援区分認定は受けないが 2 以上に相当する支援が必要な場合
重度訪問介護	**常時介助を要する重度障害のある人の総合的な生活支援** 身体介護や家事援助、見守り支援、外出支援、入院中のコミュニケーション支援など総合的なケア	者	• 重度の肢体不自由（二肢以上に麻痺等がある）で、障害支援区分の認定調査項目の要件に該当する人 • 重度の知的障害または精神障害により行動上著しい困難を有し、障害支援区分の認定調査項目の行動関連項目等に該当する人 • 日常的に重度訪問介護を利用している人が、入院等した場合には、病院等でも重度訪問介護を利用できる場合あり	障害支援区分 4 以上

			対象	対象者の状態	障害支援区分
同行援護		**視覚障害のある人の外出支援** 移動に必要な情報の提供（代筆・代読を含む）、移動の援護など	者・児	・視覚障害により外出・移動が著しく困難な人	
				・視覚障害により外出・移動が著しく困難で、身体介護を必要とする人	障害支援区分2以上
行動援護		**1人で行動することが著しく困難で、常時介護を要する知的障害のある人、精神障害のある人の外出支援** 外出時やその前後の介護、安全の確保など	者・児	・知的障害または精神障害により行動上著しい困難を有し、障害支援区分の認定調査項目の行動関連項目等に該当する人	障害支援区分3以上 ※障害児にあっては認定は受けないが障害支援区分3以上に相当する支援が必要な場合
重度障害者等包括支援		**介護の必要度がきわめて高い重度障害のある人の包括的な地域生活支援** 重度障害者等包括支援計画に基づく居宅介護、生活介護、短期入所など複数のサービスによる包括的支援	者・児	・重度の肢体不自由で、人工呼吸器による呼吸管理を行っている〔筋ジストロフィー、脊椎損傷、筋萎縮性側索硬化症（ALS）、遷延性意識障害など〕 ・重度の肢体不自由のある人（四肢すべてに麻痺等がある） ・最重度の知的障害のある人（重症心身障害者等） ・重度の知的障害または精神障害により行動上著しい困難を有する人	障害支援区分6 ※障害児にあっては障害支援区分認定は受けないが6に相当する支援が必要な場合
短期入所（ショートステイ）	福祉型	**短期間の宿泊支援** 家族と離れて過ごす経験をしたいときや、介護者の病気や介護疲れ、旅行などで一時的に日常の介護が難しいときなどの宿泊	者・児	・短期の宿泊支援を必要とする人	障害支援区分1以上 ※障害児にあっては障害支援区分認定は受けないが1以上に相当する支援が必要な場合
	医療型		者・児	・遷延性意識障害のある人、筋萎縮性側索硬化症（ALS）等の運動ニューロン疾患の分類に属する疾患を有する人 ・重症心身障害者・児	
療養介護		**入院している病院や入所している施設での日中の生活支援** 医療的ケアに加え、機能訓練や日常生活上必要な支援（食事、排せつ、入浴などの介助）など	者	・筋萎縮性側索硬化症（ALS）患者等で気管切開を伴う人工呼吸器による呼吸管理を行っている人 ・筋ジストロフィー患者 ・重症心身障害者	障害支援区分5以上
生活介護		**通所する施設や入所する施設等での日中の生活支援** 主に昼間の日常生活上必要な支援（食事、排せつ、入浴などの介助）や、創作・生産活動の機会の提供など	者 50歳未満	・常時介護等の支援が必要な人	障害支援区分3以上
			者 50歳以上		障害支援区分2以上
施設入所支援		**入所する施設等での休日、夜間の生活支援** 休日や夜間の日常生活上必要な支援（食事、排せつ、入浴などの介助）など	者 50歳未満	・常時介護等の支援が必要な人	障害支援区分4以上
			者 50歳以上		障害支援区分3以上

・介護給付については、障害種別と障害支援区分によって利用できるサービスが決められています。

■障害福祉サービス（訓練等給付）

訓練等給付は、訓練や就労に向けた支援を提供するサービスです。ここではサービスを一覧表にしました（図表4-106）

利用者負担　●原則1割負担です。本人と配偶者の所得により負担上限月額が定められています（図表4-113、168頁）。

図表4-106　訓練等給付の内容

事業		内容	利用できる人
自立生活援助		**ひとり暮らしなどの人の地域生活を支援** ・食事や掃除、公共料金の支払いなど地域でのひとり暮らしなどに不安のある人に対する定期的な訪問や助言など ・標準利用期間は1年間。市区町村により期間を変更できる場合がある	・精神科病院やグループホーム、障害者支援施設などから地域でのひとり暮らしに移行した人 ・障害、疾病などのある家族と同居している人
共同生活援助		**共同生活の場「グループホーム」での日常生活上の援助や必要な介護などの支援** ・介護サービス包括型、外部サービス利用型、日中サービス支援型がある ・生活保護受給者や低所得の人の場合、利用者が負担する家賃を対象として、月額10,000円を上限に助成 ・ひとり暮らしに近い形態のサテライト型住居（標準利用期間3年）がある ・施設により利用条件がことなることがある	・日常生活上の援助などを必要とする人や、食事などの介護、援助が必要な人
自立訓練	機能訓練	**身体的機能、日常生活能力の維持向上のための訓練** ・身体的リハビリテーションや食事や入浴、家事等日常生活能力を身につけるための訓練、日常生活上の相談支援など ・標準利用期間は18か月（頸椎損傷による四肢麻痺等の場合は36か月）	地域生活を営むうえで、身体機能や生活能力の維持・向上などの訓練を希望する人
	生活訓練	**日常生活能力維持向上のための訓練** ・食事や入浴、家事等日常生活能力を身につけるための訓練、日常生活上の相談支援など ・標準利用期間は24か月（長期入院・入所していた人の場合は36か月）	地域生活を営むうえで、生活能力の維持・向上などの訓練を希望する人
	宿泊型	**一定期間宿泊してうける日常生活能力の維持向上のための訓練** ・食事や入浴、家事等日常生活能力を身につけるための訓練、日常生活上の相談支援など ・標準利用期間は24か月（長期入院・入所していた人の場合は36か月）	・日中、一般就労や障害福祉サービスを利用している人で、地域生活への移行に向けて一定期間、宿泊による生活能力の維持・向上などの訓練を希望する人
就労移行支援		**就労に必要な知識や能力向上の訓練や求職活動に関する支援** ・利用期間は2年間 ・就職後6か月間は、職場定着の支援あり	・利用開始時に65歳未満で、一般企業等への就労を希望する人、または在宅就労などを希望する人
就労継続支援A型（雇用型）		**就労に必要な知識や能力の習得、一般就労に向けた支援** ・利用前にハローワークでの求職者登録が必要 ・雇用契約を結ぶ	・利用開始時に65歳未満で、雇用契約に基づく就労が可能と見込まれ、以下①～③に該当する人 ①就労移行支援事業により、一般企業の雇用に結びつかなかった人 ②特別支援学校を卒業して雇用に結びつかなかった人 ③一般企業を離職した人または就労経験のある人 ・65歳に達する前5年間に就労継続支援A型の支給決定があり、65歳に達する前日に利用を開始していた場合は、65歳以上でも継続して利用できる。

就労継続支援 B 型 （非雇用型）	**就労の機会を通じて、生産活動にかかわる必要な知識の習得や能力の向上をはかる支援** • 雇用契約を結ばない	就労の機会を通じて、生産活動にかかわる知識および能力の向上を希望する人で、以下①〜④に該当する人 ①就労経験がある人で、年齢や体力の面で一般企業での就労が困難になった人 ②就労移行事業所を利用した結果、B 型の利用が適当と判断された人 ③①②に該当しない人で 50 歳に達している人または障害基礎年金 1 級を受給している人 ④障害者支援施設入所者については、サービス等利用計画を作成したうえで市区町村が認めた人
就労定着支援	**雇用された後の就労を継続するための支援** • 利用期間は 3 年間	• 一般就労した人（6 か月経過後） • 生活介護、自立訓練、就労移行支援、就労継続支援を利用して一般就労し、6 か月以上継続して働いている人

• 訓練等給付のサービス利用に障害支援区分の定めはない。

column

自分に合った働き方をみつけたい

　現在の就労に向けた支援は、就労移行支援や就労継続支援 A 型・B 型、就労定着支援など利用申請段階でいずれかのサービスを選択する必要があり、適切な就労支援サービスにつなげられない、就労が定着しないなどの課題があります。そのために「就労選択支援」が導入されます。「就労選択支援」とは、本人の希望や適性に合った仕事や働き方を選択できるよう、一人ひとりに合わせた支援を提供するサービスです。「就労選択支援事業所」において、本人と支援者側が協働して、本人の強みや課題、就労に必要な配慮について、評価（就労アセスメント）することで、適切な一般就労や就労支援サービスにつなげるのが特徴です。2025 年 10 月 1 日に施行予定で、現在具体的な内容が検討されています。今後の動きに注目しましょう。　　　　　（長谷部隆一）

4. 社会保障制度活用の実際

障害者

159

B　補装具

内容　　　●義手、義足などのように身体の一部を補うものや、歩行器、車いすなど身体機能を補うために必要な用具の給付を受けることができます。また、身体障害者更生相談所(都道府県によって名称がことなることがある)の専門的な判断により必要性が認められた場合は、用具の借受けができます(図表4-107)。

利用者負担　●原則1割負担です。世帯の所得により負担上限月額が定められています(図表4-114、168頁)。

利用方法　●市区町村へ申し込みます。
　　　　　●身体障害者更生相談所などの判定や医師の意見書に基づき市区町村が決定します。

コメント　●購入前に申請が必要です。市区町村によって指定する業者がことなるため、事前に問い合わせてください。
　　　　　●借受けの対象にならない補装具もあります。

図表4-107　補装具の種類

主な障害種別	品目：補装具の種類（名称）
視覚障害	視覚障害者安全つえ（普通用、携帯用、身体支持併用）、義眼（レディメイド、オーダーメイド）、眼鏡（矯正眼鏡、遮光眼鏡、コンタクトレンズ、弱視眼鏡）
聴覚障害	補聴器（高度難聴用、重度難聴用、耳あな型、骨導式）、人工内耳用音声信号処理装置（修理のみ）
肢体不自由	義肢（義手、義足）、装具（上肢装具、体幹装具、下肢装具）、歩行補助つえ（松葉づえ、カナディアン・クラッチ、ロフストランド・クラッチ ほか）、座位保持装置、歩行器（四輪型、固定型ほか）、車いす（普通型、リクライニング式普通型ほか）、電動車いす（普通型、リクライニング式普通型ほか）、重度障害者用意思伝達装置（文字等走査入力方式、生体現象方式） 18歳未満の人のみ：座位保持いす、起立保持具、頭部保持具、排便補助具

参考：補装具種目一覧（平成18年厚生労働省告示第528号）第12次改正　令和3年3月31日厚生労働省告示第145号

C　自立支援医療

　　　　心身の障害の軽減、または重度化を防ぐための医療にかかる費用が軽減されます(87頁)。

D　計画相談支援

　　　　特定相談支援事業所・障害児相談支援事業所の相談支援専門員が、サービス利用のための計画作成などを行います（図表4-99（150頁）、4-103）。

E　地域相談支援（地域移行支援・地域定着支援）

　　　　一般相談支援事業所の相談支援専門員が、地域生活への移行や定着に関する相談に対応します(図表4-99、150頁)。

②障害者総合支援法に基づくサービス（地域生活支援事業）

地域生活支援事業は、自治体が地域の特性や利用者の状況に応じて柔軟に実施できる事業です。どの市区町村も実施する事業（必須事業）と市区町村の判断で実施する事業（任意事業）があります。ここでは一例を説明します（図表4-108）。

障害福祉サービスの内容（厚生労働省ホームページ：
地域生活支援事業、2023年11月28日アクセス）

図表4-108　地域生活支援事業の例

	事業	内容	利用できる人
必須事業	住宅入居等支援（居住サポート）	**一般住宅への入居を支援** ・入居に関する調整 ・家主への相談・助言など ・不動産事業者への一般住宅のあっせん依頼 ・家主との入居契約手続等の入居支援 ・緊急時等の対応を含め24時間支援体制の構築および利用者の生活課題に応じた、関係機関などによる支援体制の調整	一般住宅への入居を希望していても、保証人がいないなどの理由で入居が困難な人（グループホーム利用者は対象外）
	意思疎通支援（コミュニケーション支援）	**コミュニケーションの支援** ・意思疎通に支援の必要な人が利用するコミュニケーションを円滑に仲介するサービス ・手話通訳者（手話通訳士、手話通訳者）、要約筆記者（要約筆記奉仕員）の派遣、手話通訳者の設置、点訳、音声訳など	聴覚言語機能、音声機能、視覚、その他の障害のため意思疎通が困難な人
	地域活動支援センター	**地域での活動を支援** ・日常生活の困りごとを相談したり、創作活動や交流活動等に参加するなど居場所として利用できる場 ・事業内容によりⅠ型、Ⅱ型、Ⅲ型に分類 ※Ⅰ型は、精神保健福祉士などの専門職が必ず配置されている	地域で生活する人で活動に参加したい人
	移動支援	**外出を支援するサービス** ・障害のある人が社会参加や余暇活動等で外出するために利用するサービス	身体障害（全身性、視覚障害）、知的障害、精神障害のある人。ただし重度訪問介護を利用している人は原則対象外
任意事業	訪問入浴サービス	**入浴に介助を必要とする人のためのサービス** ・居宅に浴槽を持ちこんで、看護師や介護職員がおこなう入浴支援	居宅生活で入浴が困難な身体障害のある人
	日中一時支援事業	**継続した地域生活を支援** ・本人の居場所として、あるいは家族など介護者の就労や一時的な休息を目的に、創作活動やレクリエーション等の日中の活動を行うことができる場	一時的な見守りが必要と認められた人
	障害者自動車運転免許取得費・改造費	**運転免許取得費・車の改造費の助成金** ・障害のある人の社会復帰の促進を図るための、自動車運転免許取得費や車の改造費の助成 ※事前の相談・申請が必要	運転免許証の交付を受けている人

日常生活用具

くらしやすくするための用具の給付（必須事業）

内容　●在宅での生活をより快適に送ることができるように、必要な用具の給付を受けることができます（図表4-109、4-110）。

利用できる人　●在宅で生活している身体障害のある人、先天障害のある人、精神障害のある人、または難病により障害のある人。

利用者負担　●原則1割負担です。基準額を超える部分は自己負担になります。世帯の所得により負担上限月額が定められています。
●本人、世帯員のうち市町村民税所得割の最多納税者の納税額が46万円以上の場合、給付の対象外となります。

利用方法　●市区町村へ申し込みます。
コメント　●購入前に申請が必要です。市区町村によって指定する業者がことなるため、
　　　　　　事前に問い合わせてください。
　　　　　●用具によっては、在宅以外の入院や入所している人も利用できます。
　　　　　●種目、対象年齢、基準額、負担上限月額、耐用年数は市区町村によってことな
　　　　　　ります。

図表 4-109　日常生活用具給付の種類（広島市の例）

種目	種目：日常生活用具（名称）
介護・訓練支援用具	特殊寝台、特殊マット（簡易型、褥瘡予防型）、特殊尿器、入浴担架、体位変換器、移動用リフト、訓練いす、訓練用ベッド
自立生活支援用具	入浴補助用具、便器、Ｔ字状・棒状のつえ、移動・移乗支援用具、頭部保護帽、特殊便器、火災警報器、自動消火器、電磁調理器、歩行時間延長信号機用小型送信機、聴覚障害者用屋内信号装置
在宅療養等支援用具	透析液加温器、ネブライザー（吸入器）、電気式たん吸引器、酸素ボンベ運搬車、視覚障害者用体温計（音声式）、視覚障害者用体重計、視覚障害者用血圧計、パルスオキシメーター
情報・意思疎通支援用具	携帯用会話補助装置、パーソナルコンピュータ周辺機器・アプリケーションソフト、点字ディスプレイ、点字器（両面書用、片面書用）、点字タイプライター、視覚障害者用ポータブルレコーダー、視覚障害者用活字文書読上げ装置、視覚障害者用拡大読書器、視覚障害者用時計（触読式、音声式）、聴覚障害者用通信装置（ＦＡＸ、テレビ電話またはウェブカメラ）、聴覚障害者用情報受信装置、人工喉頭（笛式、電動式）、視覚障害者用音声ＩＣタグレコーダー、点字図書、人工内耳用電池（電池、充電池）
排泄管理支援用具	ストマ用装具（消化器系、尿路系）、紙おむつ等、収尿器（普通型・簡易型）
住宅改修費	居宅生活動作補助用具

参考：広島市障害者（児）日常生活用具給付事業実施要綱別表（種目別一覧）令和5年度

図表 4-110　日常生活用具の種類の例（対象者：難病患者、広島市）

種目
便器、特殊マット、特殊寝台、特殊尿器、体位変換器、入浴補助用具、移動・移乗支援用具、Ｔ字状・棒状つえ、電気式たん吸引器、ネブライザー、移動用リフト、居宅生活動作補助用具、特殊便器、訓練用ベッド、自動消火器、動脈血中酸素飽和度測定器（パルスオキシメーター）（常時モニタリング型、簡易型）

参考：「広島市難病患者等日常生活用具給付事業実施要綱」を基に作成

③地域生活支援拠点等事業

　　障害のある人の重度化・高齢化や、「親亡き後」を見据え、地域で生活し続ける
ための居住支援の機能や体制づくりの構築を行う事業です。

■居住支援のための主な機能

　相談支援、緊急時の受け入れと対応
　体験の機会や場づくり
　専門的人材の確保と養成
　地域の体制づくり
　市区町村の実情に応じた拠点事業等の整備が行われていますが、まだ事業を開始
していない地域もあります。

④児童福祉法に基づくサービス（障害児支援）

障害のある児童の利用できるサービスには、障害児通所・入所支援があります（図表4-111）。サービスを利用するには、申請やサービス等利用計画の作成など手続きが必要です（図表4-103、155頁）。

■障害福祉サービス等利用の流れ

図表4-103（155頁）を参照。

■障害児通所・入所支援

障害児通所支援、障害児入所支援があり、医療的ケアの有無により「福祉型」「医療型」に分けられます（図表4-111）。

利用者負担　●原則1割負担です。保護者の属する世帯の所得により負担上限月額が定められています（図表4-115、168頁）。

図表4-111　障害児通所・入所支援

事業・施設		内容	対象
障害児通所支援 児童発達支援	福祉型	**就学前の障害のある児童が通所して受ける療育** 日常生活における基本的な動作の指導、集団生活への適応訓練など	〜6歳
	医療型		
放課後等デイサービス		**就学中の障害のある児童が通所して受ける療育** 放課後や夏休みなどの長期休暇を活用して行う生活能力の向上のための訓練など	小学生〜18歳 （〜20歳までの特例あり）
保育所等訪問支援		**保育所等で受ける専門的な支援** 保育所や学校等へ訪問し、児童や先生等に対して行う助言や指導など	〜18歳 （〜20歳までの特例あり）
居宅訪問型児童発達支援		**居宅で受ける発達支援** 通所が困難な重度の障害のある児童に対し、家を訪問して行う日常生活動作や生活能力向上のための支援	〜18歳 （〜20歳までの特例あり）
障害児入所支援 障害児入所支援	福祉型	**入所して受ける介護や訓練** 食事や排泄等の介護、日常生活能力の維持向上のための訓練など[※1]	〜18歳 （〜20歳までの特例あり）
	医療型		

※1　食費、光熱水費等の実費が必要

⑤手帳で利用できるサービス

　自治体により、障害者手帳による施策はさまざまです。また、手帳の種類、等級により細かく区分されています。ここでは、例として広島市で実施されているサービスを一覧表（図表4-112）にし、一例を説明します。

図表 4-112　障害者手帳で利用できる主な制度（広島市）

身体障害者＝視／聴・平／音・言／肢体不自由（上肢・下肢・体幹・脳原性〔上肢・移動〕）／内部　　療育手帳＝Ⓐ／A／Ⓑ／B　　精神障害者保健福祉手帳＝1級／2級／3級

援護の種類	視	聴・平	音・言	上肢	下肢	体幹	脳原性上肢	脳原性移動	内部	Ⓐ	A	Ⓑ	B	1級	2級	3級	参照頁
自立支援医療（更生医療・育成医療）	○	○	○	○	○	○	○	○	○								87頁
自立支援医療（旧精神通院医療）														○	○	○	87頁
重度心身障害者医療費補助	←―――――― 1～3 ――――――→									○	○	○		○※1			89頁
特別児童扶養手当	←―――― 1～3（一部）――――→									←―――――― 一部 ――――――→							183頁
特別障害者手当	1、2の一部		←――――― 1、2の一部 ―――――→							←―一部→				←――一部…→			176頁
心身障害者扶養共済	←―――――― 1～3 ――――――→									○	○	○	○	○	○	○	176頁
障害者住宅整備資金貸付	←―――――― 1～4 ――――――→									○	○						166頁
生活福祉資金の貸付	○	○	○	○	○	○	○	○	○	○	○	○	○	○	○	○	111頁
補装具費の支給	○	○	○	○	○	○	○	○	○								160頁
日常生活用具の給付	←―――――― 1～2 ――――――→									○	○	○	○	○	○	○	161頁
自動車運転免許取得費助成	○	○	○	○	○	○	○	○	○	○	○	○	○				161頁
自動車改造費の助成	○	○	○	○	○	○	○	○	○								161頁
所得税・住民税の軽減等	○	○	○	○	○	○	○	○	○	○	○	○	○	○	○	○	147頁
相続税の軽減	○	○	○	○	○	○	○	○	○	○	○	○	○	○	○	○	
自動車税・軽自動車（環境性能割）の減免　本人が運転	1～4	2、3	咽頭摘出者の3	1、2	1～6	1～3,5	1、2	1～6	1～3	○	○			○			
自動車税・軽自動車（環境性能割）の減免　生計同一者常時介護者が運転	1～4	2、3	咽頭摘出者の3	1、2	1～3	1～3	1、2	1～3	1～3	○	○			○			
マル優制度（預貯金等利子非課税）	○	○	○	○	○	○	○	○	○	○	○	○	○	○	○	○	
タクシー運賃の割引※2	○	○	○	○	○	○	○	○	○	○	○	○	○	○	○	○	165頁
福祉タクシー助成	1、2			第1種	1～3	1、2	1～3	1、2		○	○			○			
JR※3	○	○	○	○	○	○	○	○	○	○	○	○	○				165頁
バス 路面電車など	○	○	○	○	○	○	○	○	○	○	○	○	○	○	○	○	165頁
有料道路通行料金の割引	○	○	○	○	○	○	○	○	○	○	○	○	○				165頁
NHK放送受信料の免除　全額免除※4	○	○	○	○	○	○	○	○	○	○	○	○	○	○	○	○	
NHK放送受信料の免除　半額免除※5	○	聴覚	←――― 1、2（平衡機能障害を含む）―――→							○	○	○	○				
公共施設の無料入園等	○	○	○	○	○	○	○	○	○	○	○	○	○	○	○	○	
駐車禁止除外指定車標章の交付	第1種	聴2～3平3		第1種の一部	1～4	第1種	第1種の一部	1～4	1～3	○	○			○			165頁
公営住宅への有利な入居	←―――――― 1～4 ――――――→									○	○	○	○	○	○	○	
NTT電話番号の無料案内				1、2			1、2	1、2	1、2	○	○	○	○	○	○	○	
携帯電話料金の割引	○	○	○	○	○	○	○	○	○	○	○	○	○	○	○	○	
国内航空運賃の割引※6	○	○	○	○	○	○	○	○	○	○	○	○	○	○	○	○	165頁

※1　自立支援医療受給者証がある人。入院費は除く。
※2　精神保健福祉手帳の割引は、タクシー会社によってことなる。
※3　割引には介助者の有無、年齢、乗車距離等の条件がある。
※4　世帯員全員が市町村民税非課税の場合。
※5　本人が世帯主で受信契約者の場合。
※6　航空会社により割引率や対象者がことなる。
表中の数字は級を示す。第1種については巻末資料を参照（198頁）。

交通運賃の割引

公共交通機関の料金の割引

内容	●障害者手帳所持者がJR、私鉄電車、バスなどの公共交通機関を利用する場合に、さまざまな割引があります。
利用できる人	●身体障害者手帳、療育手帳、精神障害者保健福祉手帳を持っている人（利用条件は障害や等級によるため確認が必要）。
利用方法	●乗車時または乗車券購入時に手帳を提示します。
コメント	●JR運賃および航空旅客運賃は、第1種、第2種により割引率がことなります（資料1）。
	●私鉄やバスなどの交通機関については市区町村によって内容がことなります。

タクシー料金の割引

タクシー料金の軽減

内容	●障害者手帳所持者を対象に、10%割引［料金×0.9（10円未満切捨）］があります。
利用できる人	●身体障害者手帳、療育手帳、精神障害者保健福祉手帳を持っている人（利用条件は障害や等級によるため確認が必要）。
利用方法	●乗車時に乗務員に手帳を提示します。
コメント	●乗車時の割引のほかにも、各自治体によってはタクシーチケットなどの助成があります。
	●タクシー会社によっては、実施していないこともあります。

有料道路の割引

有料道路の通行料金の割引

内容	●あらかじめ利用する自動車を登録しておくことで、有料道路の通行料金が半額になります。
利用できる人	●身体障害者手帳を持っている本人が運転する場合。もしくは第1種身体障害（身体障害者手帳）のある人、重度知的障害（療育手帳）のある人の介護者が運転する場合。
利用方法	●市区町村に申請します。
コメント	●ETCカードの事前登録が可能です。
	●有効期限があり、更新手続きが必要です。
	●知人の車やレンタカーを利用する場合、介護が必要な重度の障害者がタクシーを利用する場合も対象です。ただし、事前に同割引の申請手続きは必要です。

駐車禁止除外指定車標章

駐車禁止区域での駐車許可

内容	●障害者手帳などを持っている人や戦傷病者が駐車（同乗）する場合、交通の妨げにならなければ、駐車禁止区域内や時間制限駐車区間に駐車ができます。
利用できる人	●身体障害者手帳、療育手帳、精神障害者保健福祉手帳、小児慢性特定疾病児手帳、戦傷病者手帳を持っている人（利用条件は障害や等級によるため確認が必要）。
利用方法	●住所地を管轄する警察署の交通課で申請します。

障害者

住宅改造費補助

住宅改造費の助成

内容	●住宅改造費用の一部が助成されます。
利用できる人	●身体障害者手帳、療育手帳、精神障害者保健福祉手帳を持っている人（等級による）。 ●発達障害のある人のうち聴覚過敏により防音工事が必要と認められる人、難病等の患者のうち住宅改修が必要と認められる人など。
利用方法	●市区町村へ申請します。
コメント	●障害と直接関係のない改築・新築工事・改造工事、すでに着工または完了している工事などは対象となりません。

障害者住宅整備資金貸付

住宅改造、改築費の貸付

内容	●障害のある人専用の居室などを増改築・改造するために必要なお金を借りられます。
利用できる人	●障害のある人または障害のある人と同居する世帯。
利用方法	●市区町村へ申請します。
コメント	●貸付額や貸付の条件は市区町村によってことなります。 ●すでに着工または完了している改造工事などは対象になりません。 ●生活福祉資金貸付制度（111頁）にも障害者世帯を対象にした住宅資金貸付制度があります。 ●都道府県、市区町村によっては実施していないところがあります。

ミニ知識

サービスの選択と活用

　障害のある人一人ひとりが、その人らしく望む生活を実現していくためには、さまざまなサービスや制度を知り、選択し組み合わせ活用していくことが重要です。

日中の活動、日中過ごす場などのサービス
- 療養介護（図表 4-105）
- 生活介護（図表 4-105）
- 就労移行支援（図表 4-106）
- 就労継続支援 A 型（図表 4-106）
- 就労継続支援 B 型（図表 4-106）
- 地域活動支援センター（図表 4-108）
- 日中一時支援（図表 4-108）

介護サービス
- 居宅介護（図表 4-105）
- 重度訪問介護（図表 4-105）
- 重度障害者等包括支援（図表 4-105）
- 短期入所（図表 4-105）
- 療養介護（図表 4-105）
- 生活介護（図表 4-105）
- 訪問入浴サービス（図表 4-108）

しごとに関するサービス
- 就労移行支援（図表 4-106）
- 就労継続支援 A 型（図表 4-106）
- 就労継続支援 B 型（図表 4-106）
- 就労定着支援（図表 4-106）
- 職場適応援助者支援（174 頁）
- 障害者職業能力開発校（175 頁）
- 障害者職場適応訓練（175 頁）

外出するとき、のりものに関するサービス
- 同行援護（図表 4-105）
- 行動援護（図表 4-105）
- 移動支援（図表 4-108）
- 自動車運転免許取得費助成（図表 4-108、図表 4-112）
- 自動車改造費の助成（図表 4-108、図表 4-112）
- タクシー運賃の割引（図表 4-112、165 頁）
- 交通運賃の割引（図表 4-112、165 頁）
- 有料道路通行料の割引（図表 4-112、165 頁）
- 駐車禁止除外指定車標章の交付（図表 4-112、165 頁）

生活する力、機能向上のためのサービス
- 自立生活援助（図表 4-106）
- 自立訓練（機能訓練）（図表 4-106）
- 自立訓練（生活訓練）（図表 4-106）
- 自立訓練（宿泊型）（図表 4-106）

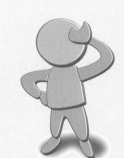

泊り、見守りなどのサービス
- 短期入所（図表 4-105）
- 自立訓練（宿泊型）（図表 4-106）
- 日中一時支援（図表 4-108）

住まいに関するサービス
- 住宅入居等支援事業（図表 4-108）
- 日常生活用具（住宅改修費）（図表 4-109、161 頁）
- 障害者住宅整備資金貸付（図表 4-112、166 頁）
- 住宅改造費補助（166 頁）
- 公営住宅への有利な入居（図表 4-112）

くらしを豊かにする用具
- 補装具（図表 4-107、160 頁）
- 日常生活用具（図表 4-109、4-110、161 頁）
- 小児慢性特定疾病児日常生活用具給付事業（図表 4-121、173 頁）

子どもが利用するサービス
- 児童発達支援（図表 4-111）
- 保育所等訪問支援（図表 4-111）
- 居宅訪問型児童発達支援（図表 4-111）
- 放課後等デイサービス（図表 4-111）
- 障害児入所支援（図表 4-111）

障害者

⑥費用負担

A 障害者の場合

原則 1 割負担です。本人と配偶者の所得により月額負担上限額が定められています（図表 4-113）。

図表 4-113　障害者の負担上限月額

区分	障害福祉サービスの上限額	入所施設、グループホーム等利用者の上限額
生活保護	0 円	0 円
低所得（市区町村民税非課税）	0 円	0 円
一般 1 （市町村民税課税）※1	9,300 円	37,200 円
一般 2 （上記以外）	37,200 円	37,200 円

※1　所得割 16 万円未満（年収がおおむね 600 万円以下の世帯）

B 補装具の場合

原則 1 割負担です。世帯の所得により月額負担上限額が定められています（図表 4-114）。

補装具の費用は障害福祉サービスの負担と合算され、高額障害福祉サービス等給付費として取り扱われます。

本人、世帯員のうち市町村民税所得割の最多納税者の納税額が 46 万円以上の場合、この給付の対象外となります。

図表 4-114　補装具の負担上限月額

区分	月額負担上限額
生活保護	0 円
低所得（市町村民税非課税）	0 円
一般 1 （市町村民税課税）※	37,200 円
一般 2 （上記）	37,200 円

※所得割 28 万円未満（年収がおおむね 890 万円以下の世帯）

C 障害児の場合

原則 1 割負担です。保護者の属する世帯の所得により月額負担上限額が定められています（図表 4-115）。

図表 4-115　障害児の負担上限月額（保護者の属する住民基本台帳での世帯）

区分	障害児通所支援の上限額	入所施設利用上限額
生活保護	0 円	0 円
低所得（市区町村民税非課税）	0 円	0 円
一般 1 （市町村民税課税）※	4,600 円	9,300 円
一般 2 （上記以外）	37,200 円	37,200 円

※所得割 28 万円未満（年収がおおむね 890 万円以下の世帯）

D　費用負担の軽減措置

■高額障害福祉サービス等給付費

　障害福祉サービス、障害児通所（または入所）支援、補装具、介護保険などのサービスを1人もしくは同一世帯で複数の人が利用し、世帯における利用者負担額の合計が基準額（37,200円／月。世帯やサービスの利用状況により基準額はことなる）を超えた場合は、超過分が給付されます。

■新高額障害福祉サービス等給付費

　特定の障害福祉サービスを利用していた人が、同等の介護保険サービスを利用することになった場合には、利用者負担額が軽減されます。
対象となる人（以下のすべての条件に該当する人）
① 65歳に達する日の前5年間にわたり障害福祉サービス（居宅介護、重度訪問介護、生活介護、短期入所）の支給決定を受けていた。
② 介護保険サービス（訪問介護、通所介護、短期入所、生活介護、地域密着型通所介護、小規模多機能型居宅介護）を利用する場合。
③ 65歳に達する日の前日の属する年度において、本人およびその配偶者が市町村民税非課税または生活保護に該当し、65歳以降の場合。
④ 65歳に達する日の前日において障害支援区分2以上であった。
⑤ 65歳に達するまでに介護保険法による保険給付を受けていない。

■就学前の障害児通所支援（児童発達支援）における多子軽減制度

　年収360万円未満相当世帯で年齢を問わず複数の子がいる場合に、児童発達支援を利用する際、利用者負担が軽減されます。

■3〜5歳までの障害児通所・入所支援にかかる利用負担の無償化

　3歳から5歳までの期間（満3歳になって初めての4月1日から3年間）については、児童発達支援等の利用者負担が無償化されます。

■食費・光熱水費の措置

　施設に入所している20歳以上で収入が低い人の場合は、サービスの利用者負担と食費などの実費を負担しても、少なくとも25,000円が手元に残るよう、実費負担額の上限額が設定されています。
　施設に入所している20歳未満の人の場合は、保護者の収入に応じて実費負担額の上限額が設定されています。
　通所サービス、ショートステイを利用する人で、世帯の所得が低い場合は、食費負担額が3分の1に減額されます（月22日利用の場合、5,100円程度の負担）。

■医療型入所施設や療養介護を利用する場合の減免

　医療型入所施設等を利用する場合、福祉部分の負担額と医療費、食事療養費等を負担し、これらを合算して上限額が設定されます。20歳以上の入所者の場合、低所得者は障害年金等から少なくとも25,000円が手元に残るよう減額されます。
　障害のある人の場合には、地域で子どもを養育する世帯と同様の負担（低所得と一般1は5万円、一般2は7.9万円）となるよう負担限度額が設定され、その額を超えるものについて減免されます。

⑦障害福祉サービスと介護保険サービス

■障害福祉サービスと介護保険サービスの関係

障害福祉サービスと介護保険サービスには、優先順位があります（図表4-116）。
原則は、介護保険サービスが優先ですが、障害福祉サービスが優先される場合も
あります（図表4-117）。

図表4-116　障害福祉サービスと介護保険との関係フローチャート

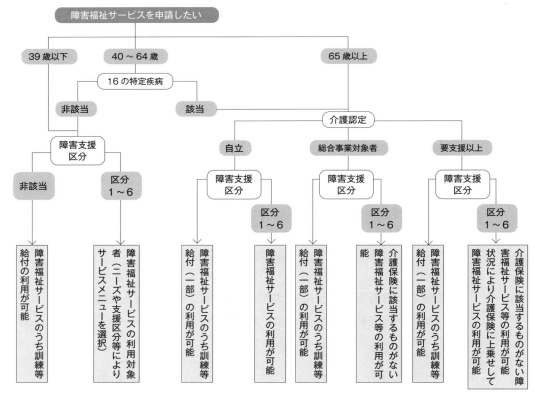

図表4-117　介護保険サービスより障害福祉サービスが優先される場合

介護保険	障害福祉サービス制度が優先される場合	障害福祉サービス
65歳以上で要介護認定を受けた場合	→	65歳以上で介護保険が非該当の場合
40～64歳で「16の特定疾病」に該当しかつ要介護認定を受けた場合		40～64歳で「16の特定疾病」に該当するが生活保護受給の場合

■介護保険認定後も利用できる障害福祉サービス

介護保険制度にないサービスは、介護認定の有無にかかわらず利
用することが可能です。

- 重度訪問介護（図表4-105）
- 行動援護（図表4-105）
- 同行援護（図表4-105）
- 自立訓練（機能・生活訓練）（図表4-106）
- 就労移行支援（図表4-106）
- 就労定着支援（図表4-106）
- 就労継続支援（図表4-106）
- 移動支援（図表4-108）
- 居宅介護（視覚障害者への書類の代読、代筆）（図表4-105）

■障害福祉サービスでの上乗せ支給

介護保険サービスが優先される障害福祉サービス対象者のうち、介護保険サー
ビスのみでは必要量が確保できないと判断される場合、一定の要件を満たせば、
障害福祉サービス（居宅介護）の上乗せ支給が認められます。

難病患者への支援

難病は原因不明で治療方法が確立していないため、経過が慢性にわたり、経済的な問題や介護の課題が生じ、精神的負担も大きくなります。

難病患者が利用できる主な制度として、特定療養費（指定難病）助成制度、身体障害者手帳、障害年金、傷病手当金、障害福祉サービスなどがあります（図表4-118）。

図表 4-118　難病患者が利用する支援体制の例

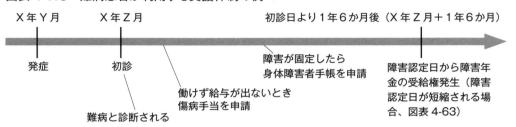

保健所

難病患者の療養相談窓口

詳しくは図表4-100（151頁）を参照してください。

難病相談・支援センター

難病患者や家族などの相談窓口

詳しくは図表4-100（151頁）を参照してください。

難病診療連携コーディネーター

難病患者や家族のためのコーディネーター（都道府県難病医療拠点病院へ配置）

内容　●難病患者・家族や関係機関からの相談対応。
　　　●難病患者の医療を確保するために関係機関と連絡調整。
　　　●患者・家族からの相談（診療・医療費・在宅ケア・心理ケア等）に対応した関係機関との連絡調整。

利用できる人　●難病患者、家族、難病医療・保健・福祉従事者など。

難病就職コーディネーター

難病患者の就労支援

内容　●ハローワークの障害のある人を対象とする専門窓口に配置されている。
　　　●難病患者の特性に配慮した就職相談。
　　　●難病相談・支援センターとの連携による就労支援。
　　　●地域の関係機関（医療機関や障害者職業センターなど）・ハローワークとの連携、面接同行、就職後のフォローなど。
　　　●事業主等に対する理解促進（啓発・求人開拓・支援制度情報提供など）。

利用方法　●難病相談・支援センターまたはハローワークへお問い合わせください。

特定医療費（指定難病）助成制度

難病治療費の負担を軽減する制度

詳しくは 85 頁を参照してください。

在宅人工呼吸器使用患者支援事業

ALS 等患者の在宅人工呼吸器使用患者の訪問看護の費用助成

内容 ●人工呼吸器の装着により特別な配慮を必要とする難病患者に対して、在宅で適
切な医療を確保することを目的に、訪問看護費用を助成する制度。

利用できる人 ●以下の①～③のすべてに該当する人。
①指定難病、または特定疾患治療研究事業の対象疾患に罹患している人。
②在宅で人工呼吸器を装着している人。
③医師が診療報酬で定められた訪問看護回数（3 回／ 1 日）を超える訪問看護が必
要と認めた場合。

助成額 ●医療保険において、医療機関または訪問看護ステーションが行う 1 日につき 4
回目以降の訪問看護について、患者 1 人あたり年間 260 回を限度として助成さ
れます（図表 4-119、4-120）。

図表 4-119　1 日につき 4 回目以上の訪問看護の費用（助成額）

医師による訪問看護指示料	1 月に 1 回に限り 3,000 円
訪問看護ステーションが行う保健師または看護師による訪問看護の費用額	8,450 円／回
訪問看護ステーションが行う准看護師による訪問看護の費用額	7,950 円／回
その他の医療機関が行う保健師または看護師による訪問看護の費用額	5,550 円／回
その他の医療機関が行う准看護師による訪問看護の費用額	5,050 円／回

図表 4-120　特例措置（1 日につき 3 回目の訪問看護を前 2 回と同一訪問看護ステーション
で行う場合の 3 回目に対する費用額助成）

保健師または看護師による訪問看護の費用	2,500 円／回
准看護師による訪問看護の費用	2,000 円／回

難病患者に対するサービス

在宅での生活を支援するサービス

内容 ●介護保険サービスや障害福祉サービス利用することができます。

利用できる人 ●介護保険：介護保険の対象者であること（40 歳以上 65 歳未満の人は特定疾病
（16 疾患）に該当する人）。
●障害福祉サービス：障害福祉サービス利用対象者となる難病など 366 疾患の対
象となる人。

利用者負担 ●介護保険サービスや障害福祉サービスの利用者負担と同様。
●医療系サービスは特定医療費（指定難病）の対象になります。

利用方法 ●市区町村担当課へ申請します。

コメント ●在宅人工呼吸器を使用している ALS 等の重症難病患者の場合、介護保険サービ
スでの細切れのサービスでは在宅生活を安心・安全に送ることが難しい場合が
多く、障害福祉サービスの重度訪問介護（図表 4-105）を利用して長時間のヘル
パー支援で在宅生活を送る人もいます。

小児慢性特定疾病医療費助成制度

子どもの難病治療費の負担を軽減する制度

詳しくは 86 頁を参照してください。

小児慢性特定疾病児日常生活用具給付事業

車いすや便器などの用具を給付

内容 ●日常生活を営むのに著しく支障のある在宅の小児慢性特定疾病児童等に対し、日常生活の便宜を図ることを目的として、車いすや便器などの用具を給付します（図表 4-121）。

利用できる人 ●小児慢性特定疾病医療受診券（受給者証）を持っている人。
●在宅での療養が可能な程度に病状が安定していると医師に判断されている人。
●障害者総合支援法などの他制度の同様サービスが利用できない人。

利用者負担 ●世帯収入に応じて費用の一部負担があります。
利用方法 ●市区町村へ申し込みます。
コメント ●市区町村で実施されているか確認が必要です。

図表 4-121　小児慢性特定疾病児日常生活用具

対象品目
特殊マット、特殊便器、特殊寝台、歩行支援用具、入浴補助用具、特殊尿器、体位変換器、車いす、頭部保護帽、電気式たん吸引器、クールベスト、紫外線カットクリーム、ネブライザー（吸入器）、パルスオキシメーター、ストーマ装具（蓄便袋）、ストーマ装具（蓄尿袋）、人工鼻

小児慢性特定疾病児童等自立支援事業

特定疾病等児童等の総合的支援と自立促進

内容 ●小児特定疾病に罹患している児童に対し、医療に加え、相談支援、社会参加に関する支援など総合的支援を強化し自立促進していきます。
●小児慢性特定疾病児童等自立支援員による支援。
①各種制度の利用計画作成
②巡回相談指導
③ピアカウンセリング
④自立に向けた育成支援
⑤学校、企業等の地域関係者からの相談対応、情報提供

利用できる人 ●小児慢性特定疾病医療受診券（受給者証）を持っている人。
利用方法 ●実施主体は都道府県・政令指定都市・中核都市です。保護者の住所地の保健所に相談してください。
コメント ●任意事業：療養生活支援（レスパイト）、相互交流支援、就職支援、介護者支援などがあります。

障害者の就労

　障害のある人の就労においては、さまざまな機関による職業紹介、職業訓練、相談支援、助成金などを活用した支援のしくみが設けられています。

障害者雇用

　障害に関係なく、誰もが希望や能力に応じた職業を選択する自由を持っています。障害のある人の社会参加、就労実現のため、すべての事業主には、法律で定められた割合（法定雇用率）以上で障害のある人を雇用する義務があります。

ハローワーク（公共職業安定所）

障害者の就労に関する窓口

　　詳しくは図表 4-101（152 頁）を参照してください。

障害者就業・生活支援センター

就業の支援と生活の支援を一体的にするところ

　　詳しくは図表 4-101（152 頁）を参照してください。

障害者職業センター

仕事について相談したり助言を受けるところ

　　詳しくは図表 4-101（152 頁）を参照してください。

職場適応援助者（ジョブコーチ）支援

実際に働いている職場で行う専門的な支援

内容　　●障害のある人が職場に適応するために、ジョブコーチが職場に出向き、障害特性を踏まえた具体的な目標を定め、本人と家族や職場への支援を行い、上司や同僚によるサポートに移行することをめざします。
　　　　●地域障害者職業センターに配置される配置型ジョブコーチによる支援、就労支援を行う社会福祉法人等に雇用される訪問型ジョブコーチによる支援、障害のある人を雇用する企業に雇用される企業在籍型ジョブコーチによる支援があります。
利用できる人　●就労している人で、職場適応や定着に課題のある人。
利用者負担　●無料です。
利用方法　●ハローワークが窓口です。

障害者職業能力開発校

障害のある人に対する職業訓練を行うところ

内容	●障害のある人がさまざまな職種に関して専門的な知識や技術などを習得するところ。
利用できる人	●身体障害者手帳、療育手帳、精神障害者保健福祉手帳を持っている人。
	●発達障害のある人、高次脳機能障害のある人、難病患者。
利用者負担	●授業料は無料です。
利用方法	●ハローワークに健康診断書等の必要書類を添えて申請します。
	●機能検査、学力検査や面接などの選考があります。

障害者職場適応訓練

雇用を目的とした実際の事業所での職業訓練

内容	●障害のある人が事業所に雇用される前に、仕事や職場環境に慣れるための訓練です。
	●終了後は、その事業所に雇用されることになります。
利用できる人	●身体障害、知的障害、精神障害等のある人で手帳所持者（精神障害のある人の場合には手帳がなくても利用可能）。
利用方法	●ハローワークの障害者専門援助部門で相談します。
コメント	●精神障害のある人の場合には医師の意見書が必要です。
	●利用できる期間は6か月ですが、重度の障害者は1年以内の利用が可能です。
	●実際に従事する予定の業務を経験する2週間以内（重度障害のある人は4週間以内）の 短期コースもあります。
	●本人に訓練手当や交通費が支給されます。また事業所に対しては、委託費が支払われます。

雇用関係助成金

障害のある人の一般就労を促進するために、法定雇用率を達成した事業所や、難治性疾患患者、発達障害のある人、精神障害のある人などの雇用、また重度の障害のある人のために施設整備などを行った場合などに、事業主に対してさまざまな助成金が設けられています。

雇用関係助成金（厚生労働省ホームページ：雇用関係助成金、2023年11月28日アクセス）

手当

特別障害者手当

常時特別の介護が必要な在宅の重度障害のある人に支給される手当

内容	● 日常生活において常時特別の介護を必要とする在宅の重度障害のある人で、都道府県・市区町村の認定を受けた人に支給されます。 ● 月額 28,840 円（2024 年 4 月現在）。申請月の翌月分から支給されます。
利用できる人	● 20 歳以上で、精神または身体に著しく重度の障害状態（資料編 203 頁の状態）があり、在宅生活をしている人（高齢者や障害年金を受給している人も含む）。ただし 3 か月以上入院または入所している人や、本人、配偶者および扶養義務者の所得が政令で定める額以上にある場合は受給できません。
利用方法	● 市区町村に申請します。
コメント	● 原爆被害者の介護手当、公害健康被害の補償等に関する法律および予防接種法の手当を受けている場合は併給調整があります。

心身障害者扶養共済制度

障害のある人の将来に不安を抱く保護者の任意加入の年金制度

内容	● 障害のある人を扶養している保護者が加入することで、保護者が死亡または重度の障害状態になったときに、毎月 2 万円を終身にわたり受け取ることができます。
利用できる人	● 「障害のある人」で将来独立自活することが困難であると認められる人（年齢制限はない）の「保護者」が加入できます。
利用方法	● 市町村に申請します。

心身障害者扶養共済制度（厚生労働省ホームページ：
心身障害者扶養共済制度、2023 年 11 月 28 日アクセス）

特別児童扶養手当

20 歳未満の障害児を養育する人が受け取る手当

詳しくは 183 頁を参照してください。

障害児福祉手当

20 歳未満の障害児が受け取る手当

詳しくは 183 頁を参照してください。

自助グループ

　私たちは、病気やけが、予期せぬ出来事に見舞われるなどさまざまな困難に出会うことがあります。周りに相談しても理解を得られずひとりで抱え込んでしまったり、現実を受け入れるのに時間がかかることもあります。専門家や援助者の支援を受けることは有効な手段の1つですが、すぐには解消されない不安やつらさがつきまとうこともあります。自助グループでは、同じような体験をした当事者が集まり、自身の体験や悩み、不安、苦しみ、悲しみなどさまざまな思いを分かち合います。「わかってくれる人」に出会い、「仲間」の存在を感じられることが大きな勇気となり、そして日常の支えとなります。体験を共有することで、困難を抱えながらも生活に希望をもつことができます。自助グループでは批判も指導もなく、個人の秘密が守られる安全な場であることがとても重要です。

自助グループの1例

AA（アルコホーリクス・アノニマス）と断酒会：お酒をやめたいと願う人、その
　　　家族や友人の集まり

GA（ギャンブラーズ・アノニマス）：ギャンブルをやめたいと願う人の集まり

NA（ナルコティクス・アノニマス）：薬物をやめたいと願う人の集まり

OA（オーバーイーターズ・アノニマス）：摂食障害を治したいと願う人の集まり

患者会・当事者会：病気や障害のある人の集まり

家族会：病気や障害のある人たちの家族の集まり

遺族会：大切な人を亡くした家族の集まり

（自助グループ：依存症対策全国センター、
2023年11月28日アクセス）

障害者

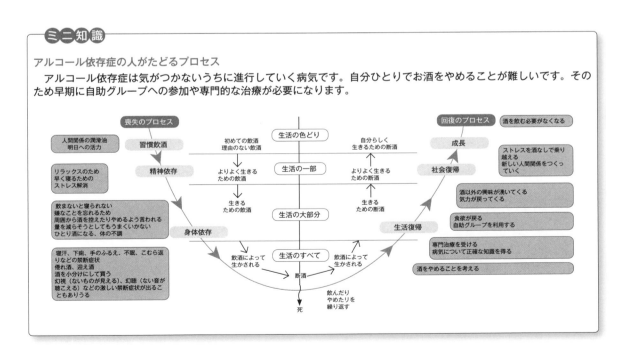

ミニ知識

アルコール依存症の人がたどるプロセス
　アルコール依存症は気がつかないうちに進行していく病気です。自分ひとりでお酒をやめることが難しいです。そのため早期に自助グループへの参加や専門的な治療が必要になります。

子ども・家庭のために

①相談するところ

児童相談所

児童福祉と「子ども」に関する相談をするところ

内容 　● 0 〜 18 歳未満児童を対象として、あらゆる問題の相談に応じ、児童や保護者に対する援助や指導を行う行政機関です。児童虐待や保護者の病気や死亡などの事情により、子どもが家庭で生活できないなどの養育相談、子どもの発達や障害などに関する相談、非行相談、育成相談などに対し、児童相談員や児童福祉司、医師、臨床心理士などの専門スタッフが相談を受けます。状況に応じて一時保護や児童福祉施設への入所措置、必要に応じて調査や心理検査、診察を行います。

コメント 　●一時保護や里親委託中や施設入所中等の 18 歳以上 20 歳未満の人も支援が可能になりました。

　●児童養護施設や里親家庭で育つ若者の自立支援に関し、都道府県知事が認めた時点まで（22 歳以降も）児童自立生活援助の実施が可能です。

　●児童相談所専用ダイヤル「189」または「0120-189-783」にかけると近くの児童相談所につながります。

子育て世代包括支援センター（法律上名称：母子健康包括支援センター）

妊娠期から子育て期にわたり、ワンストップで相談できるところ

内容 　●保健師や助産師などが、妊娠期から子育て期に渡り、妊婦の精神面や健康状態、子どもの発育・発達などの相談に応じ、安心して子どもを産み育てることができるよう切れ目のない支援を行います。

①妊産婦・乳幼児などの実情把握、②妊娠・出産・子育てに関する相談に応じ、必要な情報提供・助言・保健指導、③支援プラン作成、④保健医療や福祉関係などの機関との連絡調整

コメント 　●市区町村の実情に応じて設置場所が違います。

（こども家庭庁ホームページ：子育て世代包括支援センター一覧

2024 年 2 月 23 日アクセス）

市区町村の児童家庭相談窓口

市町村において児童家庭・妊産婦の相談をするところ

内容 　●支援や保護を必要とする 18 歳未満の子どもや子育て家庭、妊産婦に関するあらゆる相談を受け支援を行います。

　●「要保護児童対策地域協議会」の実務者会議および個別ケース会議の運営や養育支援訪問事業も行います。

子ども・若年支援センター（子ども・若年総合相談センター）

子どもや若者が地域で相談できるところ

内容　●ニートやひきこもり、不登校など、さまざまな悩みを持つ子ども・若者（概ね39歳まで）と家族を対象に、面接相談を行っています。

女性相談支援センター（旧：婦人相談所）

DVや売春防止などについて相談するところ

内容　●配偶者やパートナーからの暴力被害者、ストーカー被害に悩んでいる、売春を強要されているなど、その他社会生活を営む上で問題を抱えている女性に対して、相談業務、カウンセリング、一時保護などを実施する機関です。
●配偶者等からの暴力被害者に対しては、相談に応じ心身の回復のため医学的、心理学的な支援、自立支援、保護命令の制度利用および保護施設の利用の支援を行います。
●配偶者暴力相談支援センターの機能を担う施設として位置づけられています。一時保護所が併設されています。

コメント　●「困難な問題を抱える女性への支援に関する法律（女性支援新法）が2024年4月1日施行され名称が変更されました。
●市区町村の実情に応じて設置場所がことなります。

医療的ケア児等支援センター

医療的ケア児とその家族の相談窓口

内容　●医療的ケアを必要とする人とその家族が地域で安心してくらしていけるよう、医療的ケア児とその家族や関係機関からの相談に応じ、医療機関・市町村などの関係機関との連絡調整などを行います。
また、医療的ケア児等コーディネーターの派遣調整や人材育成も事業となっています。

コメント　●医療的ケア児等コーディネーターとは、保健、医療、福祉、子育て、教育等の必要なサービスを総合的に調整し、医療ケア児の成長発達に応じたサービスの提供やその家族相談に継続的に応じる役割を担っています。

②医療費助成制度

未熟児養育医療給付

低出生体重児の医療費の自己負担を軽減

内容　●発育が未熟なまま生まれた乳児の入院医療費および入院時食事療養費の自己負担が軽減されます。

利用できる人　●以下のいずれかの症状に該当する未熟児で、入院して養育を受ける必要があると医師が認めた乳児（1歳になる前々日まで）。
①出生体重が2,000g以下の乳児
②①以下の乳児で、生活力が弱く、以下の症状等のいずれかを示す乳児
●運動不安。けいれん、または運動が異常に少ない状態

- ●体温が 34℃ 以下
- ●強いチアノーゼが持続、チアノーゼ発作をくりかえすなど呼吸器、循環器異常
- ●生後 24 時間以上排便がない、生後 48 時間以上嘔吐が持続する等消化器の異常
- ●黄疸が生後数時間以内に現れるか、異常に強い場合

| 利用方法 | ●市区町村の窓口へ申請します。 |
| コメント | ●医療費助成を受けられる医療機関は、都道府県に指定された医療機関です。 |

乳幼児医療費助成（子ども医療費助成制度）

乳幼児の医療費の自己負担を軽減する制度

内容	●乳幼児が病院・診療所・薬局等で、健康保険証を使って診療や薬剤の支援を受けた際、年齢に応じ、保険診療の自己負担全額または一部を助成する制度です。
利用できる人	●健康保険に加入している子ども。市区町村によって対象年齢、自己負担の金額がことなります。
利用方法	●市区町村の窓口へ申請します。
コメント	●他都道府県の医療機関に受診した時は、いったん医療機関の窓口で支払った後、払い戻しの申請が必要です。

小児慢性特定疾病医療費助成制度

子どもの難病治療費の負担を軽減する制度

86 頁を参照してください

育成医療

心身の障害を軽くするための医療にかかる費用を軽減する制度

87 頁を参照してください

出産育児一時金

出産した人が受け取る一時金

内容	●被保険者およびその被扶養者が出産したときに、一児につき 50 万円支給されます。ただし、産科医療補償制度に加入していない医療機関などで出産した場合や、在胎週数 22 週未満の分娩で出産した場合は、48 万 8 千円となります。多胎児を出産した場合は、胎児数分支給されます。
	●支給方法は直接支払制度と受取代理制度があります。支払方法は出産する医療機関で確認が必要です。
	●直接医療機関などに支払われることを希望しない場合は、出産後、被保険者が保険者に申請し受け取る方法もあります。
	●制度を利用し、出産にかかった費用が 50 万未満であった場合、後日医療保険者に請求の申請を行うとその差額分を受け取ることができます。
コメント	●妊娠 85 日（4 か月）以後の死産（流産）、人工妊娠中絶の場合も受け取れます。

入院助産（出産費用の助成）制度

出産費用を支援する制度

内容 ●出産にあたり、経済的な理由により病院または助産所に入院できない妊産婦を対象に、自治体が指定する助産施設で出産した場合、自治体から費用の助成を受けられます。

利用できる人 次のいずれかに該当する妊産婦です。
①生活保護受給世帯、②当該年度分の住民税が非課税世帯の世帯など

利用負担 世帯の所得により、一部自己負担があります。

利用方法 福祉事務所または市町村の窓口に申請します。

コメント ●自治体が指定する助産施設での出産、事前申請が必要です。
●制度を利用する妊産婦が「特定妊婦」※である場合は、上記要件に該当しなくても円滑な利用ができるように通知が出されています。
※特定妊婦とは出産後の養育について出産前から特に支援が必要と市町村が認めた妊婦です。

ひとり親家庭医療費助成制度

ひとり親家庭の医療費の自己負担を軽減

内容 ●ひとり親家庭の人が医療保険により医療機関で診療を受けた場合、医療費の自己負担額の全部または一部が助成されます。

利用方法 市区町村の窓口で申請します。

コメント ●子どもの養育者、扶養義務者などの所得制限があります。
●保険診療対象にならない費用は対象外です。
●他の医療費助成制度を利用している場合はその制度が優先です。
●他の都道府県の医療機関の受診時は、後日払い戻しの手続きが受けられます。

③手当

出産手当金

出産のため仕事を休んだ会社員の母親に支給される手当

内容 ●健康保険の被保険者が出産のために仕事を休みその期間給料を受けなかった場合、出産日（実際の出産が予定日後の時は出産予定日）以前42日（多胎の場合98日）から出産の翌日以後56日目までの範囲内で、仕事を休んだ期間を対象に出産手当金が支給されます。

利用方法 ●加入している保険の保険者または勤務先に請求します。

コメント ●請求可能期間は出産のため休み始めてから2年以内です。
●出産手当金額が傷病手当金額より少ない場合は傷病手当金を請求することにより、その差額が支給されます。
●退職後も条件を満たしていれば支給を受け取ることができるので、加入している保険者に確認をしてください。

子ども

出産・子育て応援交付金事業

伴走型相談支援と経済支援の一体化の事業

内容 　●妊娠期から子育て期まで切れ目なく支援につなぐ「伴走型支援」と経済的な支援のために「出産・子育て応援給付金」が統合された制度です。
　　　　●妊娠届出後妊婦1人分5万円、出生届後子ども1人当たり5万円分がクーポンまたは現金で支給されます。

コメント　●支給方法は市区町村の担当窓口で確認してください。

児童手当

0歳から中学終了までの子どもを養育している人が受け取る手当

内容 　●日本国内に居住する0歳から中学校修了（15歳の誕生日後の最初の3月31日）まで子どもを養育している人に対して支給されます（図表4-122）。
　　　　●申請した日の属する月の翌月から受け取れます。
　　　　●月末の出生などで月内に申請が不可能な場合は、出生日・転入日の翌日から15日内に申請すれば、申請月分から受け取れます。

コメント　●児童手当受給者と児童が別居している場合で、監護・養育などを行っている場合は、別居監護申立書の提出が必要です。

児童扶養手当

ひとりで子どもを養育している父または母が受け取る手当

内容 　●父母の離婚などで、父または母と生計が同じでない子ども（18歳に達する日以後の最初の3月31日までの間にある児童（障害児の場合は20歳未満）を養育している家庭（ひとり親家庭など）に支給される手当です。
　　　　●受給資格者が監護・養育する子どもの人数や受給資格の所得などにより決められます（図表4-122）。
　　　　●市区町村の児童福祉を担当する窓口に申請します。

コメント　●子どもが施設などに入所している、里親に委託されている場合や国内に住所を有しない場合は受け取ることはできません。
　　　　●児童扶養手当と公的年金等※の両方を受給する場合は手続きが必要です。公的年金などを受給している場合、児童扶養手当の全部または一部を受給することができません。
　　　　●児童扶養手当の額が障害年金の子の加算部分の額を上回る場合、その差額を児童扶養手当として受給できます。詳しくは、お住まいの市区町村へお問い合わせください。
　　　　※公的年金等とは、遺族年金、老齢年金、障害年金、労災年金遺族補償などです。

特別児童扶養手当

20歳未満の障害児を養育する人が受け取れる手当

内容 ● 政令で定める程度以上の障害を有する子ども（20歳未満で、法令で定められた程度（特別児童扶養手当等の支給に関する法律施行令、資料6）の障害の状態）を家庭で養育している人が受け取れる手当です（図表4-122）。

● 子どもが、その障害を理由とする年金を受給している、施設に入所している、子どもや申請者が日本国内に住所を所有しない場合は受け取ることができません。

利用方法 ● 市区町村の窓口で申請します（診断書が必要）。

障害児福祉手当

20歳未満の障害児が受け取る手当

内容 ● 20歳未満で法令により定められた程度（障害児福祉手当の障害程度認定基準（資料7）の障害状態にあり、日常的に介護を必要とする子どもが受け取れる手当です（図表4-122）。

● 子どもが、その障害を理由とする年金を受給している、施設に入所している、子どもや申請者が日本国内に住所を所有しない場合は受け取ることができません。

利用方法 ● 市区町村の窓口で申請します。（診断書が必要）

図表4-122 子どもに関する手当

手当	対象	条件		金額（月）
		年齢	所得制限	【所得制限額未満の場合】
児童手当	15歳以下の子どもの保護者	15歳になった次の3月31日まで	あり	・3歳未満、月額15,000円 ・3歳以上小学校修了前 （第1・2子）月額10,000円 （第3子以降）月額15,000円 ・中学生、月額10,000円 【所得制限額以上所得上限額未満の場合】 特例給付・月額5,000円
児童扶養手当	父子家庭または母子家庭、それに近い状態で子どもを養育している人	18歳になった次の3月31日まで、障害児は20歳まで	あり	・子ども1人の場合 全額支給 45,500円 一部支給 45,490円～10,740円 ・子ども2人目加算額 全額支給 10,750円 一部支給 10,740円～5,380円 ・子ども3人目以降加算額（1人につき） 全額支給 6,450円 一部支給 6,440円～3,230円
特別児童扶養手当	政令で定める程度以上の障害をもつ子どもを監護している父や母、または父母に代わってその子どもを養育している人	20歳未満	あり	1級 55,350円 2級 36,860円
障害児福祉手当	障害が重度でいつも介護が必要な子供（入院も可）	20歳未満	あり	15,690円
重度心身障害児・者介護手当	重度心身障害者（児）を介護している人	各自治体で相違ある	あり	市区町村によりことなる
遺児福祉手当	親を失ったか、それに近い状態の子ども、または親が重度障害をもつ子ども	各自治体で相違ある	あり	市区町村によりことなる

④住まい（施設）

母子生活支援施設

生活に困っている母子家庭に住む場所を提供する施設

内容 ●18歳未満の子どもを養育している母子家庭、または何らかの事情で離婚の届出ができないなど、母子家庭に準じる家庭の女性が、子どもと一緒に利用できる施設です。心身と生活を安定させるための相談・援助を進めながら自立を支援します。入所中も退所後も支援を行います。

利用者負担 ●世帯の市町村民税、所得税額により決まります。特別な事情がある場合、入所中の子どもが満20歳になるまで利用が可能です。

利用方法 ●都道府県福祉事務所、または市区町村の児童福祉の担当窓口で相談してください。

女性自立支援施設（旧：婦人保護施設）

社会生活上困難な問題を抱えている女性を保護する施設

内容 ●配偶者からの暴力や家庭環境の破綻や生活困窮など、社会生活を営むうえで問題を抱えている女性を保護する施設です。心身の健康の回復や生活基盤の安定化と自立に向けた支援を行います。また、退所後は希望に応じて、安定して自立した生活が営めるように福祉事務所などの関係機関と連携し、相談、指導などの援助を継続して行います。

利用方法 ●都道府県福祉事務所、または女性相談支援センター（旧婦人相談所）に相談してください。

乳児院

乳児を養育する施設

内容 ●保護者がいなかったり、保護者や家庭のさまざまな理由（保護者の病気、虐待など）により、家庭で養育できない状況にある乳児が入院できます。

利用者負担 ●世帯の市町村民税、所得税額により決まります。

利用方法 ●児童相談所、または市区町村の児童福祉を担当する窓口で相談してください。

コメント ●原則1歳未満児が対象ですが、特に必要のある場合には就学前の幼児を入院させることができます。

児童養護施設

児童を養育する施設

内容 ●保護者がいなかったり、保護者や家庭のさまざまな理由（保護者の病気、虐待など）により、家庭で養育できない状況にある児童が入所できます。

利用者負担 ●世帯の市町村民税、所得税額により決まります。

利用方法 ●児童相談所、市区町村の児童福祉を担当する窓口で相談してください。

コメント ● 18歳上限の年齢制限が撤廃されました。

●保護者の病気や仕事などの理由により子どもの養育が難しくなった場合、など、保護者の身体的・精神的負担の軽減が必要な場合の一時預かり（ショート

ステイ)の事業や、夜間に預かる(トワイライトステイ)事業があります。いずれも児童養護施設や乳児院等で預かりますが、利用する際は市区町村の児童福祉を担当する窓口で相談してください。

児童自立支援施設

行動に問題のある児童に生活指導を行う施設

<table>
<tr><td>内容</td><td>●不良行為を行い、もしくはその恐れがある児童および家庭環境その他の環境上の理由により生活指導等が必要な児童に入所または通所による指導を行い、自立を支援することを目的とする施設です。また、退所した人に対する相談やその他の自立に必要な支援を行います。</td></tr>
<tr><td>利用者負担</td><td>●世帯の市町村民税、所得税額により決まります。</td></tr>
<tr><td>コメント</td><td>●保護者からの相談、学校や警察からの通告等を受けた児童について、都道府県知事(児童相談所長)が入所措置の決定を行います。また、家庭裁判所での審判により送致されることもあります。</td></tr>
</table>

障害児の通所・入所支援施設

図表4-111(163頁)を参照してください。

里親制度

家族と離れてくらす子どもを、自分の家庭に迎え入れ養育する制度

<table>
<tr><td>内容</td><td>●都道府県知事が適当と認める者(里親)が事情により親元でくらすことができない子どもを、一時的あるいは継続的に自身の家庭で預かり、家庭的な雰囲気で養育する制度です。
里親には下記の種類があります。</td></tr>
<tr><td>養育里親</td><td>●家族とくらすことができない子どもを一定期間自分の家庭で養育する。</td></tr>
<tr><td>専門里親</td><td>●養育里親のうち、虐待、非行、障害などの理由により専門的な援助を必要とする子どもを養育する。</td></tr>
<tr><td>養子縁組里親</td><td>●養子縁組によって子どもの養親となることを希望する。</td></tr>
<tr><td>親族里親</td><td>●両親などが死亡、行方不明などの事情により養育できない場合に、祖父母などの親族が子どもを養育する。</td></tr>
<tr><td>コメント</td><td>●里親になるための窓口は児童相談所や里親支援機関です。
●里親には「認定要件」があり、要件を満たしていれば里親の申請ができます。里親になるためには研修受講が必要です。
●子どもを里親に委託するための相談窓口は、児童相談所または市区町村の児童福祉を担当する窓口です。</td></tr>
</table>

子ども

小規模住居型児童養育事業（ファミリーホーム）

養育者の家庭に迎え入れて養育する事業

内容　●養育里親などの経験を積んだ、専任の養育者の住居（ファミリーホーム）で、要保護児童5人または6人を受け入れ、一定期間養育を行います。子ども同士の相互交流を通じて基本的な生活習慣を身に付け、豊かな人間性および社会性を養うことを目的としています。

利用者負担　●子を預ける世帯の市町村民税、所得税により決まります。

利用方法　●児童相談所または市区町村の児童福祉を担当する窓口に相談してください。

---

column

特別支援学級について

　地域の小学校、中学校（以下、小・中学校等）では校内で個別の障害に対応した教育を受けることができます。対象となるのは知的、肢体不自由、病弱および身体虚弱、弱視、難聴、言語障害、自閉症・情緒障害などがあげられます。

　また、自閉・情緒学級は、場面緘黙など、他者とのコミュニケーションが困難で、社会生活上、適応が困難な児童生徒が少人数で安心して学べる場として、現在多くの学校に設置されています。

　通常の学級で学びながら週1回程度、別室において個別の特性に合わせた指導を受けられる「通級による指導」も行われている学校も増えています。年度が変わるところで通常学級に移行することもできます。結果的に落ち着き、全日制高校、大学に進学した生徒も多くいます。

　特別支援学級に抵抗をもつ保護者もいますが、保護者、担任教諭、各校に配置されている特別支援教育コーディネーター、該当市区町村の教育委員会、かかりつけ医、関係機関などの意見、そして本人の想いにもしっかり耳を傾け、状況把握と検討が必要だと考えます。（伏田承子）

⑤妊娠・出産後の支援

母子健康手帳

妊娠経過から出産、子どもの成長を記録する手帳

内容	●妊婦の健康状態・妊娠中の経過の記録や出産の状態と産後の経過、子どもの生まれた時の状態から小学校入学前の健康状態、発育、発達、予防接種状況などを記録する手帳です。乳幼児の発育等の記録(発育曲線)、妊娠・出産・育児のためのアドバイスなどが記載されています。
手続きの方法	●市区町村の担当窓口で母子手帳が交付されます。子ども1人につき1冊ですが、双胎の場合は2冊になります。
コメント	●母子手帳交付時に、妊婦健康診査受診票や妊婦訪問指導のお知らせ、行政のサービスを受ける際に必要な書類を渡されます。 ●妊娠中、出産の経過だけでなく、子どもが生まれた時の経過や定期健診や予防接種なども記録する大切なものです。大切に保管しましょう。

産前・産後サポート事業

産前・産後の妊産婦の不安等に対して支援する事業

内容	●妊娠・出産、子育てに関する悩みなどに対して、保健師、助産師、母子保健推進員などが相談支援を行います。母親同士の交流を促し、孤立せずに安心して妊娠期を過ごし、育児ができるようにサポートします。 **サービスの種類** ●利用者の家庭を訪問し、子育ての助言や母子保健の情報提供を行うアウトリーチ型。 ●保健センターなどに利用者を集め、母親から不安や悩みを聴き、仲間づくりを目的としたデイサービス型(個別型・集団型)。
利用できる人	●妊娠中～産後4か月頃の妊産婦で市区町村がアセスメントをして支援が必要と決めた人。 ●市区町村の担当する窓口に相談してください。
コメント	●市区町村によってサービスの種類や、利用料金が違います。

産後ケア事業

産後の母親の育児を支援する事業

内容	●出産後1年を経過しない母親および乳児に対して心身のケアや育児のサポート等(産後ケア)を行い、産後も安心して子育てができる支援体制を確保する事業です。 **サービスの種類** 宿泊型、アウトリーチ型、デイサービス型(集団・個別)。
利用できる人	●出産直後に、精神的、身体的、社会的に支援が必要と判断された母親、自宅で養育可能な新生児および乳児。
利用方法	●市区町村の担当する窓口に相談してください。
コメント	●市区町村によってサービスの種類や実施場所、利用できる時期、利用料金が違います。

子ども

ファミリー・サポートセンター事業

子育て・仕事・介護などを援助する事業

内容	●地域において、育児や家事・介護の援助を受けたい人と行いたい人がお互い会員となって、子どもを一時預かる、保育園などの送迎、家事支援などを行います。サービス内容は事務所によって違います。 ●自治体によって1時間あたりの利用料金が決められています。
利用者負担	●市町村非課税世帯、ひとり親家庭(所得制限あり)、生活保護世帯は利用負担が軽減されます。
利用方法	●事業を行っている施設または市区町村の担当する窓口で相談してください。

養育支援訪問事業

特に育児支援を必要とする家庭へ保健師やヘルパー等の派遣を行う事業

内容	●妊娠・出産・育児期に、市町村が育児支援を特に必要とする家庭に、保健師や助産師、保育士などが家庭を訪問し、育児支援を行います。
利用者負担	●無料の場合がほとんどですが、一部市区町村では有料です。
利用方法	●市区町村の担当する窓口または、児童相談所に相談してください。

⑥子育てサポート

保育所など

保育を必要とする子どもを預かる施設

内容	●0歳から小学校入学までの子どもで、保護者が「保育を必要とする事由」のいずれかに該当し、家庭で子どもの保育(養護・教育)ができないときに、利用することができます。
利用方法	●保育所などの利用を希望する場合は、居住地の市区町村から、保護者のいずれもが支給認定を受ける必要があります(図表4-123)。 ●「保育を必要とする事由」や保護者の状況などに応じ、「保育を利用できる時間(保育必要量)」が決められます。
保育を必要とする 事由	①就労(フルタイムのほか、パートタイム、夜間、居宅内労働) ②妊娠、出産 ③保護者の疾病、障害 ④同居または長期入院などしている親族の介護・監護 ⑤災害復旧 ⑥求職活動 ⑦就学(職業訓練校などにおける職業訓練を含む)⑧虐待やDVのおそれがあること ⑨育児休暇取得中にすでに保育を利用している子どももがいて継続利用が必要であること。その他、上記に類する状態として市区町村が認める場合です。
利用者負担	●所得に応じて保育料がかかりますが、3～5歳のすべての子どもの利用料は無償です。
コメント	●就労や病気、出産、育児疲れなどの理由により子どもを保育できないときに一時あずかり事業(一時的に短時間保育所で預かる)があります。

図表 4-123　支給認定の認定区分

認定区分	年齢区分	保育の必要性	施設利用可能時間	利用が可能となる施設・事業（原則）
1号認定 （教育標準時間認定）	満3歳以上	なし（教育を希望）	教育標準時間（園によって前後に預かり保育の実施あり）	認定こども園・幼稚園
2号認定 （保育認定）		あり	保育標準時間 ※1：最長11時間	認定こども園・認可保育園
3号認定 （保育認定）	満3歳未満		保育短時間 ※2：最長8時間	認可子ども園・認可保育園・小規模保育事業所・事業所内保育園

病児・病後児保育事業

病児・病後児を預かる施設

内容	●子どもが病中または病気の回復期にあり集団保育が困難な機関に保育所や医療機関などに付設された専門スペースなどにおいて保育および看護ケアを行う保育サービスです。
利用方法	●市区町村の担当窓口か事業を行っている施設で申し込みます。
	●事前登録が必要な場合があります。年齢や病状の要件、利用方法など問い合わせてください。

⑦ひとり親家庭支援

A　子育て・生活支援

ひとり親家庭等日常生活支援事業

ひとり親家庭等への家事や子育て支援

内容	●ひとり親家庭および寡婦の人が、修学や病気などの理由により一時的に生活援助、保育などのサービスが必要になった際に家庭支援専門員（ヘルパー）を派遣し、生活の支援を行います。
利用方法	●市区町村の窓口へ申請します。
コメント	●市区町村ごとに利用できる範囲、自己負担の金額、ヘルパー派遣期間、利用時間帯、1回のサービス利用時間がことなります。

B　経済支援

母子父子寡婦福祉資金貸付制度

母子家庭等に対する貸付制度

内容	●母子家庭および父子家庭、ならびに寡婦の経済的自立と生活意欲の助長を図り、あわせて児童福祉の増進を目的とし、修学資金をはじめとした12種類の資金からなる貸付制度です。
貸付種類	●事業開始資金、事業継続資金、修学資金、技能習得資金、就業資金、就職支度資金、医療介護資金、生活資金、住宅資金、転宅資金、就学支度資金、結婚資金があります。
利用方法	●市区町村の窓口へ申請します。

子ども

C　しごと

ひとり親家庭等就学・自立支援センター事業

ひとり親の就学支援、生活相談、専門相談

内容　●就業支援を柱とした総合的な自立支援策の一環として、母子家庭の母および父子家庭の父等に対して、就業相談から就業支援講習会、就業情報の提供など一貫した就業サービスを提供するとともに、生活相談や養育費相談などを行う事業です。

利用方法　●利用できる人のなかには、配偶者の暴力などによりやむをえない事情により離婚届を出せない人も含まれます。市区町村の担当窓口に相談してください。

ひとり親家庭等自立支援教育訓練給付金

ひとり親家庭の経済的自立を支援するための給付金

内容　●ひとり親の家庭の母および父が対象教育訓練を受講した場合、その経費の一部が支給されます。

利用方法　●対象となる講座は都道府県により定められています。講座の内容や支給金額については必ず事前に居住地の市（区町村在住の人は都道府県）に相談してください。

高等職業訓練促進給付金等事業

資格取得のために1年以上就業する人への給付

内容　●ひとり親家庭の母または父が生活の安定に役立つ資格を取得するため。その養成訓練期間中の経済的な支援が行われるとともに、養成期間終了後に修了支援給付金が支給されます。

対象となる資格　●看護師、介護福祉士、保育士、理学療法士、作業療法士など法令の定めにより養成機関において6か月以上のカリキュラムを修業することが必要とされているもの、または都道府県知事などが地域の実情に応じて定める資格。

利用方法　●事前に居住する市区町村の窓口に相談してください。

⑧育児をしながら働くために利用できる制度

産前休業・産後休業　（産休）

仕事をしている母親が出産のために取得できる休暇

内容　●産前休業；出産予定日の6週間前から（双胎の場合は14週前）請求できます。
　　　●産後休業：出産翌日から8週間は就業できません。しかし、産後6週間すぎた後、医師が認めた場合は可能です。
　　　●産休は、正社員、パートなどの雇用形態に関係なく取得可能です。

育児・介護休業法

雇用されている人が育児をしながら働く両親のための制度

内容　働きながら育児をする両親のために次のしくみがあります。

●育児休業制度

対象期間は子が 1 歳（保育所等の利用を希望しても預けられない等、一定の場合は最長で 2 歳）に達するまで（両親ともに育児休業を取得する場合は、子が 1 歳 2 か月に達するまでの間の 1 年間『パパ・ママ育休プラス』）、原則 1 か月前までに会社に申し出ることにより休みの取得が可能です。子が 1 歳になるまでの間に分割して 2 回取得も可能になりました。また 1 歳以降の育児休業の延長では、育児休業開始日を柔軟に設定できます。また 1 歳以降は、これまでは再取得ができませんでしたが、特別な事情がある場合に限り再取得可能となります。配偶者が専業主婦（夫）であっても取得可能です。

　また有期雇用労働者も 1 歳 6 か月までの間に契約が満了することが明らかでない場合は取得できます。

●産後パパ休業制度（出生時育児休業制度）

父親が対象です。対象期間は子の出生後 8 週間以内で、取得可能日数は 4 週間（28 日）までです。また、分割して 2 回の取得が可能ですが、はじめにまとめて企業側に申し出ることが必要です。

●子の看護休暇制度

小学校就学前までの子が負傷、疾病等で看護付き添いが必要な時に利用できます。1 人の場合は年間（1 年度）につき 5 日間、2 人以上の場合は年 10 日間を限度として取得が可能です（時間単位での取得も可能）。

利用できる人　●労働者（日々雇用されるものは除く）

●子どもは実子、養子、養子特別養子縁組のために試験的な養育期間にある子や、養子縁組里親に委託される子なども対象になります。

コメント　●その他、短時間勤務などの配置、転勤についての配慮、時間外労働、諸例外労働（残業）深夜業の制限などのしくみがあります。事業主は上記の制度を利用する者に対し、不利益に取り扱うことを禁止し、ハラスメントの防止措置を行うことが求められます。

育児休業給付・出生時育児休業給付金

職場復帰する予定の父・母が受けられる育休中の給付金

内容　**●育児休業給付**

育児休業（2 回まで分割取得可）を取得した場合に受け取れる給付（図表 4-124）

●出生時育児休業給付金

子どもの出生後、父親が産後パパ育休（出生時育児休業・2 回まで分割取得可）を取得した場合に受け取れる給付（図表 4-124）

利用できる人　●産後パパ育休・育児休業を取得した人で一定条件を満たした人

支給金額　●支給額＝休業開始時金額日額×支給日数× 67％（育児休業開始から 181 日以降は 50％）

●支給上限額、下限額があります。詳しくは事業主に確認してください。

子ども

図表 4-124　出産育児の際の休暇と給付金イメージの例

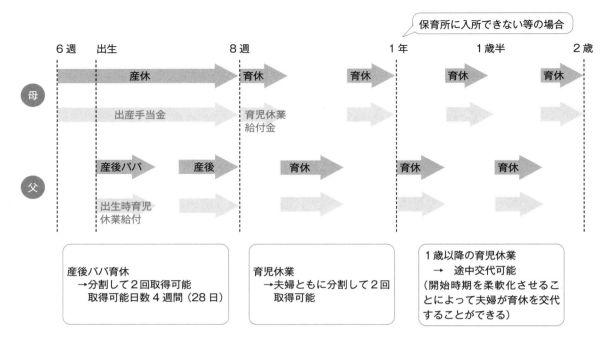

保育所に入所できない等の場合

| | 6週　出生 | 8週 | 1年　1歳半 | 2歳 |

母
産休　→　育休　育休　育休　育休
出産手当金　育児休業給付金

父
産後パパ　産後　育休　育休　育休
出生時育児休業給付

産後パパ育休
→分割して2回取得可能
　取得可能日数4週間（28日）

育児休業
→夫婦ともに分割して2回取得可能

1歳以降の育児休業
　→　途中交代可能
（開始時期を柔軟化させることによって夫婦が育休を交代することができる）

column

こども未来戦略

　　政府は少子化対策の強化に向けて、児童手当の拡充などを盛り込んだ「こども未来戦略」に取り組んでいます。若年人口が急激に減少する2030年代までが少子化対策のラストチャンスだとして、今後3年間で着手していく予定としています。

　　基本理念として、①若い世代の所得を増やす　②社会全体の構造・意識を変える　③すべての子ども・子育て世代を切れ目なく支援することを柱にしています。この戦略は手当の拡充などに目が行きがちですが、本質的には長時間労働減少への取り組みなど社会全体の構造改革や子育てを地域ぐるみで支援する意識の醸成により、子どもが保護者と過ごす時間が当たり前に確保され、子どもたちの育ちに必要な環境の整備を目指すことが期待されています。

（村田朱）

ミニ知識

産休・育休中の保険料の免除について
○自営業などの国民年金第1号被保険者の母親は出産予定日または出産日が属する月の前月から4か月間の保険料が届出によって免除されます。
○会社員などの人は産休・育休中、健康保険、厚生年金保険の保険料について、事業主が年金事務所に申し出ることにより、被保険者・事業主の両方の負担が免除されます。

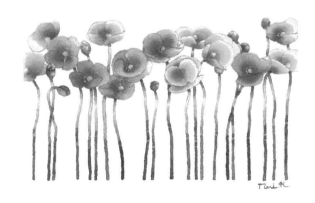

192

権利擁護

だれもが個人として尊重され、幸せにくらす権利を持っています。病気や障害によって判断能力が不十分な人や、重大な人権侵害である虐待に対して、財産や命を守るしくみがあります。インターネットが普及し、見ず知らずの人とオンライン上でつながるといった今までにない新たな人との関係性がはじまるようになりました。

もし、日常生活のさまざまな場面で「おかしいな？権利侵害かな？」と感じたら、まず誰かに相談することが大切です。困っていることを周りに発信できることは、生きていく力の1つです。相談することは恥ずかしいことでも、あなたが傷つくことでもありません。あなたのその行動が誰かを守ることにつながることがあるかもしれないからです。

①後見制度

判断能力が不十分な人を守る制度

内容
- ●「成年後見制度」には、「後見」「保佐」「補助」の3つに分けられる「法定後見制度」と、判断力があるうちに将来に備える「任意後見制度」の2つがあります（図表4-125）。成年後見制度の利用方法は、図表4-126のとおりです。
- ●「未成年後見制度」とは、18歳以下の未成年者の親権者が虐待・死亡・行方不明などにより未成年者の保護や財産管理など支援を行う人がいない場合、家庭裁判所がその子どもに対して選ぶ法定代理人制度です。申立人は本人親族児童相談所長などです。選任された未成年後見人は、人権保護のため、親族喪失の請求権があります。

図表 4-125　成年後見制度の概要

	法定後見制度			任意後見制度
	後見	保佐	補助	
利用できる人	判断能力がほとんどない状態の人	判断能力が著しく不十分な人	判断能力が不十分な人	今は判断能力のある人で、将来の自分の判断能力低下に備えたい人
相談・申立て	家庭裁判所へ申立てを行う			日本公証人連合会、全国の公証役場へ将来頼みたい人（任意後見人）と行き、公正証書を作成する
援助者の呼称	成年後見人	保佐人	補助人	任意後見人
医師の鑑定	必要※1	必要	不要	不要
援助者の権限	財産に関するすべての法律行為※2	特定の事項の同意・取消・代理権、重要な法律行為の取消権	特定の事項の同意・取消・代理権	本人の判断力が不十分になったら、任意後見人が家庭裁判所に任意後見監督人の選任申立てを行う

※1　本人の病状・状態によっては省略する場合もある
※2　ただし居住用不動産の処分については裁判所の許可が必要。
本人の財産が多い場合、より安全に預貯金等を管理するため「後見制度支援信託」の利用が行われる。

図表 4-126　成年後見制度の利用方法（法定後見制度の場合）

申立て	家庭裁判所へ相談・申立てを行います ・「本人情報シート」書式を裁判所が作成。提出できなくても申立ては可能。家庭裁判所での相談時や診断書作成の資料としても活用できる 申立てを行う人 ・本人、配偶者、四親等内の親族、検察官、市町村長など。 ・経済的事情や親族のさまざまな事情で申立てができない場合には「成年後見利用支援事業」（申立て手続きや費用、その決定後の後見人等への報酬支払費用について、市町村が一部またはすべての補助を行うことにより、本制度を必要とする人が利用できるように支援するための制度。地域包括支援センターや市町村が窓口）がある 申立て費用 ・費用は 1 万円程度（診断書や鑑定費用、その後の後見人等への報酬費用を除く）
調査	書類審査後、申立人などの事情聴取などが行われます 本人の判断能力について鑑定を行うことがある
審判	後見、保佐、補助のいずれか、また、後見人等の決定
報告	成年後見人として決定した人の仕事は主に3つ 本人の意思を尊重し、かつ本人の心身の状態や生活状況に配慮しながら、本人に代わって以下を行う ①適切な財産の維持と管理 ②身上監護（日常生活で必要なさまざまな契約を本人に代わって結んだりすること）を行い、本人を保護・支援する。そのことを法律では代理権、同意権、取消権という。後見人等の仕事は法律行為に関することに限られており、一般的に食事の調達や介護などは含まない ③家庭裁判所に対して後見事務等の報告、同時に後見業務に対する報酬請求も行う

②日常生活自立支援事業

判断能力のある人に限定した契約のお手伝いです

内容	福祉サービスや苦情解決制度の利用援助、日常的な消費契約や金銭管理、住宅改修や居住家屋の賃借、支援に伴う住民票の届け出等の行政手続き、通帳などの預かりサービス、定期訪問による生活変化の察知など、限定した内容の契約について支援を受けることができます。
利用できる人	認知症高齢者、知的障害者、精神障害者等のうち、判断能力が不十分であるものの、この事業や契約について理解できる人。
利用者負担	●各社会福祉協議会毎に設定されていますが、利用者のもとに訪問して支援を行う場合はおおむね 1 回につき 1,500 円程度、貴重品預かりの場合は月額の料金が別途必要です。 ●契約締結前の相談や生活保護世帯の利用料は無料です。
利用方法	●市区町村社会福祉協議会に相談してください。

③虐待防止

　虐待は人間の尊厳を侵害するものです。通報・発見者の秘密は守られます。通報を受けた機関は事実確認をし、関係機関と対応を検討し、必要な援助・保護をします。介護や生活上の苦労が、結果として虐待と同じ状態を引き起こしていることがあり、自覚のないことも想定されるため、その人を責めるだけでは解決しません。児童福祉法では、体罰を含む子どもに有害な言動は禁止されています。

虐待を早期発見することは、本人だけでなく、例えば高齢者の場合は高齢者が生活している場での養護者や、養介護施設等従事者等への支援につながります。障害者の場合、障害者が生活している場の養護者と就労の場も含めた障害者福祉施設従事者等と使用者（障害者の雇用事業主または事業の経営担当者、その他の人でその事業の労働者に関する事項について事業主のため行う人）への支援につながります（図表4-127）。また、後見制度の利用も支援のひとつです。

図表 4-127　虐待に関する制度の概要

法律名	高齢者虐待の防止 高齢者の養護者に対する支援等に関する法律	障害者虐待の防止 障害者の養護者に対する支援等に関する法律	児童虐待の防止等に関する法律※1	配偶者からの暴力の防止及び被害者の保護等に関する法律	ストーカー行為等の規制等に関する法律※2
対象の人	65歳以上	年齢・手帳制度は要件ではなく障害や社会的障壁により日常生活・社会生活に相当な制限を受ける状態にある人※3	0から18歳	配偶者等からの暴力がある人	つきまとい等に困っている人
内容	法は以下の虐待を受けているかもしれない人を早期に見つけ、安全な状態にするための支援を私たち一人ひとりが行うよう義務付けている。虐待、被虐待者本人の自覚は問われない ①身体的虐待 殴る蹴るといった暴行、身体の拘束・抑制を行うことなど ②介護・世話の放棄・放任（ネグレクト） おむつ交換や食事提供など身のまわりの世話をしない、必要なサービスを利用させない、劣悪な環境に放置するなど ③心理的虐待 無視、尊厳を傷つけるような言葉をかけるなど ④性的虐待 わいせつな行為をするなど ⑤経済的虐待 日常生活に必要な金銭を渡さない、年金を勝手に使うなど	父母や父母以外の同居人、児童養護施設などの保護者から次のような虐待を受けている人を早期に見つけ安全な状況にするための支援を私たち一人ひとりが行うことが義務づけられている ①身体的虐待 殴る蹴る、風呂に沈めるといった暴行など ②ネグレクト 保護の怠慢・養育の放棄・拒否。食事提供など身のまわりの世話をしないなど ③心理的虐待 無視、尊厳を傷つけるような言葉をかける、DVの目撃など ④性的虐待 わいせつな行為をするなど	交際相手（事実婚・離婚後・同棲・同性カップルも）による次のような暴力からの保護と防止を行う ①身体的暴力 殴る蹴るといった暴行など ②精神的暴力 心無い言動等により傷つけられる、PTSDに至るなど ③性的暴力 相手が嫌がっているのに性的行為や中絶を強要したり避妊に協力しないなど 男女いずれも加害者・被害者になりえる	特定の人に対する恋愛感情、その他の行為の感情が満たされなかったことへの怨みの気持ちを満たす目的で、相手（配偶者も含む）やその親族関係者に以下のことを行うことから規制・防止・安全を図る ①つきまとい、待ち伏せ（ストーカー行為）など ②監視していると告げる ③面会、交際の要求 ④著しく粗暴・乱暴な言動 ⑤いやがらせ電話・メール・SNSなど ⑥汚物などの送付 ⑦名誉を傷つける行為 ⑧性的羞恥心の侵害
通報先	地域包括支援センター（136頁図表4-86）または市区町村	・市区町村に設置されている虐待防止センター ・就労の場での虐待は、都道府県の障害者権利擁護センターも窓口	・児童相談所全国共通ダイヤル「189」 ・市区町村の福祉事務所 ・法務局子どもの人権110番 0120-007110	・今すぐ警察官に駆けつけてもらいたいような緊急な場合110番 ・警察の総合案内共通ダイヤル「＃9110」 ・配偶者暴力相談支援センター全国共通ダイヤル「＃8008」 ・法務局女性の人権ホットライン 0570-070810	

※1　児童をわいせつ行為から守るための環境整備などについて改正が予定されています。
※2　令和6年4月から被害者からの保護申立てによる保護命令制度の対象が拡大します。身体的暴力だけでなく精神的暴力も対象となったり、電話や接近命令期間を延ばしたり、刑事罰が重くなります。
※3　身体障害、知的障害、精神障害（発達障害を含む）、その他心身の機能障害がある人。

④障害者差別解消法

障害のある人への不当な差別を禁止し共生社会をめざす

内容
- ●行政機関等やあらゆる事業者（企業、団体、店、公共交通、医療、教育、福祉、個人、NPOなど）に対して、「不当な差別的取扱い」を禁止し、「合理的配慮の提供」および「環境の整備」を行います。つまり、障害のある人に対して正当な理由なく、障害を理由として差別することを禁止しています。正当な理由があるときは説明し理解を得るように努める必要があります。「環境の整備」とは不特定多数向けに設備、組織、人員の確保など対応体制面の事前の改善・措置のことです。雇用、就業では、「障害者の雇用の促進等に関する法律（昭和35年法律第123号）」ではすでに義務づけられています。
- ● 2024年4月から「合理的配慮の提供」が事業所に対しても義務付けられました。障害者手帳を持っている（障害児も含む）人だけでなく、社会的障壁（バリア）によって、多くの制限を受けている人
- ●障害のある人が不当な差別を受けたりなどお困りのことがあれば、最寄りの市区町村か都道府県の障害者福祉担当部署に相談ください。
- ● 2023年10月から相談窓口「つなぐ窓口」（メールも可）が試行（2025年3月まで）されています。土日も含めた毎日10時から17時（祝日年末年始除く）
電話 0120-262-701

⑤インターネットや消費者トラブルなどの相談窓口

日常生活のさまざまな契約場面でおこる権利侵害に対して、内容に応じて訴訟・行政・民事の解決方法があります。ここでは窓口の一部を紹介します（図表4-128）。

図表 4-128　消費者トラブルなどの相談窓口

相談先		連絡先情報など	相談内容
消費者ホットライン		118（近くの消費生活センターにつながる）	消費生活のなかで困ったこと 通信販売、訪問販売、解約トラブル、製品事故など商品の購入やサービスの利用に関する契約トラブル
国民生活センター		03-3446-1623	
法テラス・サポートダイヤル		0570-078374	国が設立した各種トラブルの解決支援
みんなの人権110番		0570-003110	さまざまな人権問題について法務局職員が対応します。外国人対象の人権相談も可能です。
警察	警察相談専用電話	#9110	近くの都道府県警察本部等の総合案内につながります
	性犯罪被害相談	#8103	相談する警察官の性別について希望を伝えることができます
	匿名通報ダイヤル	0120-924-839	犯罪を見聞きしたら早期発見・解決につなげるため匿名で通報できます

資料編

資料 1　身体障害者障害程度等級表

資料 2　療育手帳判定基準

資料 3　精神障害者保健福祉手帳障害等級判定基準

資料 4　高次脳機能障害診断基準

資料 5　特別障害者手当障害程度

資料 6　特別児童扶養手当の障害程度認定基準

資料 7　障害児福祉手当の障害程度認定基準

資料 8　国民年金障害等級表、厚生年金障害等級表、厚生年金障害手当金

資料 9　労働者災害補償保険法障害等級表

資料 10　基本的生活動作、機能的自立度に関する評価スケール

資料 11　さらに学びを深めたい方へ──参考文献

資料1　身体障害者障害程度等級表

| 級別 | 視覚障害 | 聴覚または平衡機能の障害 | | 音声機能、言語機能またはそしゃく機能の障害 | 肢体不自由 | |
		聴覚障害	平衡機能障害		上肢	下肢
1級	視力の良い方の眼の視力（万国式試視力表によって測ったものをいい、屈折異常のある者については、矯正視力について測ったものをいう。以下同じ。）が0.01以下のもの				1. 両上肢の機能を全廃したもの 2. 両上肢を手関節以上で欠くもの	1. 両下肢の機能を全廃したもの 2. 両下肢を大腿の2分の1以上で欠くもの
2級	1. 視力の良い方の眼の視力が0.02以上0.03以下のもの 2. 視力の良い方の眼の視力が0.04かつ他方の眼の視力が手動弁以下のもの 3. 周辺視野角度（I/4視標による。以下同じ。）の総和が左右眼それぞれ80度以下かつ両眼中心視野角度（I/2視標による。以下同じ。）が28度以下のもの 4. 両眼開放視認点数が70点以下かつ両眼中心視野視認点数が20点以下のもの	両耳の聴力レベルがそれぞれ100デシベル以上のもの（両耳全ろう）			1. 両上肢の機能の著しい障害 2. 両上肢のすべての指を欠くもの 3. 1上肢を上腕の2分の1以上で欠くもの 4. 1上肢の機能を全廃したもの	1. 両下肢の機能の著しい障害 2. 両下肢を下腿の2分の1以上で欠くもの
3級	1. 視力の良い方の眼の視力が0.04以上0.07以下のもの（2級の2に該当するものを除く。） 2. 視力の良い方の眼の視力が0.08かつ他方の眼の視力が手動弁以下のもの 3. 周辺視野角度の総和が左右眼それぞれ80度以下かつ両眼中心視野角度が56度以下のもの 4. 両眼開放視認点数が70点以下かつ両眼中心視野視認点数が40点以下のもの	両耳の聴力レベルがそれぞれ90デシベル以上のもの（耳介に接しなければ大声語を理解し得ないもの）	平衡機能の著しい障害	音声機能、言語機能またはそしゃく機能の喪失	1. 両上肢のおや指およびひとさし指を欠くもの 2. 両上肢のおや指およびひとさし指の機能を全廃したもの 3. 1上肢の機能の著しい障害 4. 1上肢のすべての指を欠くもの 5. 1上肢のすべての指の機能を全廃したもの	1. 両下肢をショパー関節以上で欠くもの 2. 1下肢を大腿の2分の1以上で欠くもの 3. 1下肢の機能を全廃したもの
4級	1. 視力の良い方の眼の視力が0.08以上0.1以下のもの（3級の2に該当するものを除く。） 2. 周辺視野角度の総和が左右眼それぞれ80度以下のもの 3. 両眼開放視認点数が70点以下のもの	1. 両耳の聴力レベルが80デシベル以上のもの（耳介に接しなければ話声語を理解し得ないもの） 2. 両耳による普通話声の最良の語音明瞭度が50%以下のもの		音声機能、言語機能またはそしゃく機能の著しい障害	1. 両上肢のおや指を欠くもの 2. 両上肢のおや指の機能を全廃したもの 3. 1上肢の肩関節、肘関節または手関節のうち、いずれか1関節の機能を全廃したもの 4. 1上肢のおや指およびひとさし指を欠くもの 5. 1上肢のおや指およびひとさし指の機能を全廃したもの 6. おや指またはひとさし指を含めて1上肢の3指を欠くもの 7. おや指またはひとさし指を含めて1上肢の3指の機能を全廃したもの 8. おや指またはひとさし指を含めて1上肢の4指の機能の著しい障害	1. 両下肢のすべての指を欠くもの 2. 両下肢のすべての指の機能を全廃したもの 3. 1下肢を下腿の2分の1以上で欠くもの 4. 1下肢の機能の著しい障害 5. 1下肢の股関節または膝関節の機能を全廃したもの 6. 1下肢が健側に比して10センチメートル以上または健側の長さの10分の1以上短いもの
5級	1. 視力の良い方の眼の視力が0.2かつ他方の眼の視力が0.02以下のもの 2. 両眼による視野の2分の1以上が欠けているもの 3. 両眼中心視野角度が56度以下のもの 4. 両眼開放視認点数が70点を超えかつ100点以下のもの 5. 両眼中心視野視認点数が40点以下のもの		平衡機能の著しい障害		1. 両上肢のおや指の機能の著しい障害 2. 1上肢の肩関節、肘関節または手関節のうち、いずれか1関節の機能の著しい障害 3. 1上肢のおや指を欠くもの 4. 1上肢のおや指の機能を全廃したもの 5. 1上肢のおや指およびひとさし指の機能の著しい障害 6. おや指またはひとさし指を含めて1上肢の3指の機能の著しい障害	1. 1下肢の股関節または膝関節の機能の著しい障害 2. 1下肢の足関節の機能を全廃したもの 3. 1下肢が健側に比して5センチメートル以上または健側の長さの15分の1以上短いもの
6級	視力の良い方の眼の視力が0.3以上0.6以下かつ他方の眼の視力が0.02以下のもの	1. 両耳の聴力レベルが70デシベル以上のもの（40センチメートル以上の距離で発声された会話語を理解し得ないもの） 2.1側耳の聴力レベルが90デシベル以上、他側耳の聴力レベルが50デシベル以上のもの			1. 1上肢のおや指の機能の著しい障害 2. ひとさし指を含めて1上肢の2指を欠くもの 3. ひとさし指を含めて1上肢の2指の機能を全廃したもの	1. 1下肢をリスフラン関節以上で欠くもの 2. 1下肢の足関節の機能の著しい障害
7級					1. 1上肢の機能の軽度の障害 2. 1上肢の肩関節、肘関節または手関節のうち、いずれか1関節の機能の軽度の障害 3. 1上肢の手指の機能の軽度の障害 4. ひとさし指を含めて1上肢の2指の機能の著しい障害 5. 1上肢のなか指、くすり指およびこ指を欠くもの 6. 1上肢のなか指、くすり指およびこ指の機能を全廃したもの	1. 両下肢のすべての指の機能の著しい障害 2. 1下肢の機能の軽度の障害 3. 1下肢の股関節、膝関節または足関節のうち、いずれか1関節の機能の軽度の障害 4. 1下肢のすべての指を欠くもの 5. 1下肢のすべての指の機能を全廃したもの 6. 1下肢が健側に比して3センチメートル以上または健側の長さの20分の1以上短いもの

肢体不自由			心臓、腎臓、呼吸器、膀胱もしくは直腸または小腸、 ヒト免疫不全ウイルスによる免疫もしくは肝臓の機能の障害						
体幹	乳幼児期以前の非進行性の 脳病変による運動機能障害		心臓 機能障害	腎臓 機能障害	呼吸器 機能障害	膀胱または 直腸 機能障害	小腸 機能障害	ヒト免疫不 全ウイルス による免疫 機能障害	肝臓 機能障害
	上肢機能	移動機能							
体幹の機能障害により坐っていることができないもの	不随意運動・失調等により上肢を使用する日常生活動作がほとんど不可能なもの	不随意運動・失調等により歩行が不可能なもの	心臓の機能の障害により自己の身辺の日常生活活動が極度に制限されるもの	腎臓の機能の障害により自己の身辺の日常生活活動が極度に制限されるもの	呼吸器の機能の障害により自己の身辺の日常生活活動が極度に制限されるもの	膀胱または直腸の機能の障害により自己の身辺の日常生活活動が極度に制限されるもの	小腸の機能の障害により自己の身辺の日常生活活動が極度に制限されるもの	ヒト免疫不全ウイルスによる免疫の機能の障害により日常生活がほとんど不可能なもの	肝臓の機能の障害により日常生活活動がほとんど不可能なもの
1．体幹の機能障害により坐位または起立位を保つことが困難なもの 2．体幹の機能障害により立ち上がることが困難なもの	不随意運動・失調等により上肢を使用する日常生活動作が極度に制限されるもの	不随意運動・失調等により歩行が極度に制限されるもの						ヒト免疫不全ウイルスによる免疫の機能の障害により日常生活が極度に制限されるもの	肝臓の機能の障害により日常生活活動が極度に制限されるもの
体幹の機能障害により歩行が困難なもの	不随意運動・失調等により上肢を使用する日常生活動作が著しく制限されるもの	不随意運動・失調等により歩行が家庭内での日常生活活動に制限されるもの	心臓の機能の障害により家庭内での日常生活活動が著しく制限されるもの	腎臓の機能の障害により家庭内での日常生活活動が著しく制限されるもの	呼吸器の機能の障害により家庭内での日常生活活動が著しく制限されるもの	膀胱または直腸の機能の障害により家庭内での日常生活活動が著しく制限されるもの	小腸の機能の障害により家庭内での日常生活活動が著しく制限されるもの	ヒト免疫不全ウイルスによる免疫の機能の障害により日常生活が著しく制限されるもの（社会での日常生活活動が著しく制限されるものを除く）	肝臓の機能の障害により日常生活活動が著しく制限されるもの（社会での日常生活活動が著しく制限されるものを除く）
	不随意運動・失調等による上肢の機能障害により社会での日常生活活動が著しく制限されるもの	不随意運動・失調等により社会での日常生活活動が著しく制限されるもの	心臓の機能の障害により社会での日常生活活動が著しく制限されるもの	腎臓の機能の障害により社会での日常生活活動が著しく制限されるもの	呼吸器の機能の障害により社会での日常生活活動が著しく制限されるもの	膀胱または直腸の機能の障害により社会での日常生活活動が著しく制限されるもの	小腸の機能の障害により社会での日常生活活動が著しく制限されるもの	ヒト免疫不全ウイルスによる免疫の機能の障害により社会での日常生活活動が著しく制限されるもの	肝臓の機能の障害により社会での日常生活活動が著しく制限されるもの
体幹の機能の著しい障害	不随意運動・失調等による上肢の機能障害により社会での日常生活活動に支障のあるもの	不随意運動・失調等により社会での日常生活活動に支障のあるもの							
	不随意運動・失調等による上肢の機能の劣るもの	不随意運動・失調等により移動機能の劣るもの							
	上肢に不随意運動・失調等を有するもの	下肢に不随意運動・失調等を有するもの							

1 障害等級の認定方法
2 以上の障害が重複する場合の取扱い

合計指数	認定等級
18 以上	1 級
11〜17	2 級
7〜10	3 級
4〜6	4 級
2〜3	5 級
1	6 級

2 合計指数算定方法
2 以上の障害が重複する場合の取扱い

障害等級	指数
1 級	18
2 級	11
3 級	7
4 級	4
5 級	2
6 級	1
7 級	0.5

［備考］
①同一の等級について 2 つの重複する障害がある場合は 1 級上の級とする。ただし、2 つの重複する障害が特に本表中に指定されているものは該当等級とする。
②肢体不自由においては、7 級に該当する障害が 2 つ以上重複する場合は 6 級とする。
③ことなる等級においては、2 つ以上の重複する障害がある場合については障害の程度を勘案して当該等級より上の級とすることができる。
④「指を欠くもの」とは、おや指については指骨間関節、その他の指については第 1 指骨間関節以上を欠くものをいう。
⑤「指の機能障害」とは、中手指関節以下の障害をいい、おや指については、対向運動障害をも含むものとする。
⑥上肢または下肢欠損の断端の長さは、実用長（上腕においては腋窩より、大腿においては坐骨結節の高さより計測したもの）をもって計測したものをいう。
⑦下肢の長さは、前腸骨棘より内くるぶし下端までを計測したものをいう。

［備考］
①黒色の太線は、JR 運賃割引者および航空旅客運賃割引者のうち、第 1 種身体障害者（本人および介護者 1 名が割引対象）の範囲を示す。第 2 種身体障害者（原則、本人のみ割引対象）は、それ以外の部分である（ただし、手帳の交付されない 7 級を除く）。また、航空旅客運賃割引の適用は満 12 歳以上の場合に限られる）。身体障害の認定については 149 頁図表 4-98 を参照。

資料 2　療育手帳判定基準

障害の程度および判定基準【重度 (A) とそれ以外 (B) に区分】

重度（A）の基準
①知能指数（IQ）が概ね 35 以下であって、次のいずれかに該当する者
・食事、着脱衣、排便および洗面等日常生活の介助を必要とする。
・異食、興奮などの問題行動を有する。
②知能指数（IQ）が概ね 50 以下であって、盲、ろうあ、肢体不自由等を有する者
それ以外 (B) の基準
重度 (A) のもの以外

資料3　精神障害者保健福祉手帳障害等級判定基準

障害等級	障害の状態	
	精神疾患（機能障害）の状態	能力障害（活動制限）の状態
1級 （精神障害であって、日常生活の用を弁ずることを不能ならしめる程度のもの）	1. 統合失調症によるものにあっては、高度の残遺状態または高度の病状があるため、高度の人格変化、思考障害、その他妄想・幻覚等の異常体験があるもの 2. 気分（感情）障害によるものにあっては、高度の気分意欲・行動および思考の障害の病相期があり、かつ、これらが持続したり、ひんぱんに繰り返したりするもの 3. 非定型精神病によるものにあっては、残遺状態または病状が前記1、2に準ずるもの 4. てんかんによるものにあっては、ひんぱんに繰り返す発作または知能障害その他の精神神経症状が高度であるもの 5. 中毒精神病によるものにあっては、認知症その他の精神神経症状が高度のもの 6. 器質性精神障害によるものにあっては、記憶障害、遂行機能障害、注意障害、社会的行動障害のいずれかがあり、そのうちひとつ以上が高度のもの 7. 発達障害によるものにあっては、その主症状とその他の精神神経症状が高度のもの 8. その他の精神疾患によるものにあっては、上記の1～7に準ずるもの	1. 調和のとれた適切な食事摂取ができない。 2. 洗面、入浴、更衣、清掃などの身辺の清潔保持ができない。 3. 金銭管理能力がなく、計画的で適切な買物ができない。 4. 通院・服薬を必要とするが、規則的に行うことができない。 5. 家族や知人・近隣等と適切な意思伝達ができない。協調的な対人関係をつくれない。 6. 身辺の安全を保持したり、危機的状況に適切に対応できない。 7. 社会的手続をしたり、一般の公共施設を利用することができない。 8. 社会情勢や趣味・娯楽に関心がなく、文化的社会的活動に参加できない。 （上記1～8のうち、いくつかに該当するもの）
2級 （精神障害であって、日常生活が著しい制限を受けるか、または日常生活に著しい制限を加えることを必要とする程度のもの）	1. 統合失調症によるものにあっては、残遺状態または病状があるため、人格変化、思考障害、その他の妄想・幻覚等の異常体験があるもの 2. 気分（感情）障害によるものにあっては、気分、意欲・行動および思考の障害の病相期があり、かつ、これらが持続したり、ひんぱんに繰り返したりするもの 3. 非定型精神病によるものにあっては、残遺状態または病状が前記1、2に準ずるもの 4. てんかんによるものにあっては、ひんぱんに繰り返す発作または知能障害その他の精神神経症状がある 5. 中毒精神病によるものにあっては、認知症その他の精神神経症状があるもの 6. 器質性精神障害によるものにあっては、記憶障害、遂行機能障害、注意障害、社会的行動障害のいずれかがあり、そのうちひとつ以上が中等度のもの 7. 発達障害によるものにあっては、その主症状が高度であり、その他の精神神経症状があるもの 8. その他の精神疾患によるものにあっては、上記の1～7に準ずるもの	1. 調和のとれた適切な食事摂取は援助なしにはできない。 2. 洗面、入浴、更衣、清掃などの身辺の清潔保持は援助なしにはできない。 3. 金銭管理や計画的で適切な買物は援助なしにはできない。 4. 通院・服薬を必要とし、規則的に行うことは援助なしにはできない。 5. 家族や知人・近隣等と適切な意思伝達や協調的な対人関係づくりは援助なしにはできない。 6. 身辺の安全保持や危機状況での適切な対応は援助なしにはできない。 7. 社会的手続や一般の公共施設の利用は援助なしにはできない。 8. 社会情勢や趣味・娯楽に関心が薄く、文化的社会的活動への参加は援助なしにはできない。 （上記1～8のうち、いくつかに該当するもの）
3級 （精神障害であって、日常生活もしくは社会生活が制限を受けるか、または日常生活もしくは社会生活に制限を加えることを必要とする程度のもの）	1. 統合失調症によるものにあっては、残遺状態または病状があり、人格変化の程度は著しくはないが、思考障害、その他妄想・幻覚等の異常体験があるもの 2. 気分（感情）障害によるものにあっては、気分、意欲・行動および思考の障害の病相期があり、その症状は著しくはないが、これを持続したり、ひんぱんに繰り返すもの 3. 非定型精神病によるものにあっては、残遺状態または病状が前記1、2に準ずるもの 4. てんかんによるものにあっては、発作または知能障害その他の精神神経症状があるもの 5. 中毒精神病によるものにあっては、認知症は著しくないが、その他の精神神経症状があるもの 6. 器質性精神障害によるものにあっては、記憶障害、遂行機能障害、注意障害、社会的行動障害のいずれかがあり、いずれも軽度のもの 7. 発達障害によるものにあっては、その主症状とその他の精神神経症状があるもの 8. その他の精神疾患によるものにあっては、上記の1～7に準ずるもの	1. 調和のとれた適切な食事摂取は自発的に行うことができるがなお援助を必要とする。 2. 洗面、入浴、更衣、清掃などの身辺の清潔保持は自発的に行うことができるがなお援助を必要とする。 3. 金銭管理や計画的で適切な買物はおおむねできるがなお援助を必要とする。 4. 規則的な通院・服薬はおおむねできるがなお援助を必要とする。 5. 家族や知人・近隣等と適切な意思伝達や協調的な対人関係づくりはなお十分とはいえず不安定である。 6. 身辺の安全保持や危機的状況での対応はおおむね適切であるが、なお援助を必要とする。 7. 社会的手続や一般の公共施設の利用はおおむねできるが、なお援助を必要とする。 8. 社会情勢や趣味・娯楽に関心はあり、文化的社会的活動にも参加するが、なお十分とはいえず援助を必要とする。 （上記1～8のうち、いくつかに該当するもの）

201

資料4　高次脳機能障害診断基準

診断基準

Ⅰ. 主要症状等

  1. 脳の器質的病変の原因となる事故による受傷や疾病の発症の事実が確認されている。

  2. 現在、日常生活または社会生活に制約があり その主たる原因が記憶障害、注意障害、遂行機能障害、社会的行動障害などの認知障害である。

Ⅱ. 検査所見

  MRI、CT、脳波などにより認知障害の原因と考えられる脳の器質的病変の存在が確認されているか、あるいは診断書により脳の器質的病変が存在したと確認できる。

Ⅲ. 除外項目

  1. 脳の器質的病変に基づく認知障害のうち、身体障害として認定可能である症状を有するが上記主要症状（Ⅰ-2）を欠く者は除外する。

  2. 診断にあたり、受傷または発症以前から有する症状と検査所見は除外する。

  3. 先天性疾患、周産期における脳損傷、発達障害、進行性疾患を原因とする者は除外する。

Ⅳ. 診断

  1. Ⅰ～Ⅲをすべて満たした場合に高次脳機能障害と診断する。

  2. 高次脳機能障害の診断は脳の器質的病変の原因となった外傷や疾病の急性期症状を脱した後において行う。

  3. 神経心理学的検査の所見を参考にすることができる。

なお、診断基準のⅠとⅡを満たす一方で、Ⅱの検査所見で脳の器質的病変の存在を明らかにできない症例については、慎重な評価により高次脳 機能障害者として診断されることがあり得る。

また、この診断基準については、今後の医学・医療の発展を踏まえ、適時，見直しを行うことが適当である。

（厚生労働省社会・援護局障害保健福祉部 国立障害者リハビリテーションセンター：高次脳機能障害診断基準、高次脳機能障害者支援の手引き2、国立障害者リハビリテーションセンター、2008 より）

資料 5　特別障害者手当障害程度

次のいずれかに該当するもの。
①表 A の障害が 2 つ以上あるもの。
②表 A の 1～7 までのいずれか 1 つの障害があり、かつそれ以外の資料 8［(1) 2 級］程度の障害が 2 つ以上あるもの
③表 A の 3～5 までのいずれか 1 つの障害があり、かつ表 C の評価点を加算したものが 10 点以上のもの。
④表 A の 6・7 のいずれか 1 つの障害があり、その状態が絶対安静、または精神の障害の場合は、表 D の評価点を加算したもの が 14 点以上のもの。
⑤表 B の障害が 1 つあり、その状態が絶対安静、または精神の障害の場合は、表 D の評価点を加算したものが 10 点以上のもの。

表 A　特別児童扶養手当等の支給に関する法律施行令（別表第 2）

番号	障害の状態
1	次に掲げる視覚障害 イ　両眼の視力がそれぞれ 0.03 以下のもの ロ　1 眼の視力が 0.04. 他眼の視力が手動弁以下のもの ハ　ゴールドマン型視野計による測定の結果、両眼のⅠ／4 視標による周辺視野角度の和がそれぞれ 80 度以下かつⅠ／2 視標による両眼中心視野角度が 28 度以下のもの ニ　自動視野計による測定の結果、両眼開放視認点数が 70 点以下かつ両眼中心視野視認点数が 20 点以下のもの
2	両耳の聴力レベルが 100 デシベル以上のもの
3	両上肢の機能に著しい障害を有するもの、または両上肢のすべての指を欠くものもしくは両上肢のすべての指の機能に著しい障害を有するもの
4	両下肢の機能に著しい障害を有するもの、または両下肢を足関節以上で欠くもの
5	体幹の機能に座っていることができない程度または立ち上がることができない程度の障害を有するもの
6	前各号に掲げるもののほか、身体の機能の障害または長期にわたる安静を必要とする病状が前各号と同程度以上と認められる状態であって、日常生活の用を弁ずることを不能ならしめる程度のもの
7	精神の障害であって、前各号と同程度以上と認められる程度のもの

備考：視力の測定は、万国式試視力表によるものとし、屈折異常があるものについては、矯正視力によって測定する。

表 B　特別児童扶養手当等の支給に関する法律施行令（別表第 1）

番号	障害の状態
1	両眼の視力がそれぞれ 0.02 以下のもの
2	両耳の聴力が補聴器を用いても音声を識別することができない程度のもの
3	両上肢の機能に著しい障害を有するもの
4	両上肢のすべての指を欠くもの
5	両下肢の用を全く廃したもの
6	両大腿を 2 分の 1 以上失ったもの
7	体幹の機能に座っていることができない程度の障害を有するもの
8	前各号に掲げるもののほか、身体の機能の障害または長期にわたる安静を必要とする病状が前各号と同程度以上と認められる状態であって、日常生活の用を弁ずることを不能ならしめる程度のもの
9	精神の障害であって、前各号と同程度以上と認められる程度のもの
10	身体の機能の障害もしくは病状または精神の障害が重複する場合であって、その状態が前各号と同程度以上と認められる程度のもの

備考：視力の測定は、万国式試視力表によるものとし、屈折異常があるものについては、矯正視力によって測定する。

表 C　日常生活動作評価表

動作	評価
①タオルを絞る（水をきれる程度）	
②とじひもを結ぶ	
③かぶりシャツを着て脱ぐ	
④ワイシャツのボタンをとめる	
⑤座る（正座・横すわり・あぐら・脚なげだしの姿勢を持続する）	
⑥立ち上がる	
⑦片足で立つ	
⑧階段の昇降	

備考：この評価は、つえ、松葉つえ、下肢装具等の補助具等を使用しない状態で行うものである。

評価　表 C の各動作の評価は次によること

ひとりでできる場合‥‥‥‥‥‥‥‥‥‥‥‥‥‥‥0 点
ひとりでできてもうまくできない場合‥‥‥‥‥‥‥1 点
ひとりではまったくできない場合‥‥‥‥‥‥‥‥‥2 点
②の場合については、次によること
　5 秒以内にできる‥‥‥‥‥‥‥‥‥‥‥0 点
　10 秒以内にできる‥‥‥‥‥‥‥‥‥‥1 点
　10 秒ではできない‥‥‥‥‥‥‥‥‥‥2 点
③および④の場合については、次によること
　30 秒以内にできる‥‥‥‥‥‥‥‥‥‥0 点
　1 分以内にできる‥‥‥‥‥‥‥‥‥‥‥1 点
　1 分ではできない‥‥‥‥‥‥‥‥‥‥‥2 点

表 D　日常生活能力判定表

動作および行動の種類	0 点	1 点	2 点
1. 食事	ひとりでできる	介助があればできる	できない
2. 用便（月経）の始末	ひとりでできる	介助があればできる	できない
3. 衣服の着脱	ひとりでできる	介助があればできる	できない
4. 簡単な買物	ひとりでできる	介助があればできる	できない
5. 家族との会話	通じる	少しは通じる	通じない
6. 家族以外の者との会話	通じる	少しは通じる	通じない
7. 刃物・火の危険	わかる	少しはわかる	わからない
8. 戸外での危険から身を守る（交通事故）	守ることができる	不十分ながら守ることができる	守ることができない

資料6　特別児童扶養手当の障害程度認定基準
　　　　（特別児童扶養手当等の支給に関する法律施行令　別表第3）

（1）1級

番号	障害の状態
1	次に掲げる視覚障害 イ　両眼の視力がそれぞれ 0.03 以下のもの ロ　1眼の視力が 0.04、他眼の視力が手動弁以下のもの ハ　ゴールドマン型視野計による測定の結果、両眼のⅠ／4視標による周辺視野角度の和がそれぞれ 80 度以下かつⅠ／2視標による両眼中心視野角度が 28 度以下のもの ニ　自動視野計による測定の結果、両眼開放視認点数が 70 点以下かつ両眼中心視野視認点数が 20 点以下のもの
2	両耳の聴力レベルが 100 デシベル以上のもの
3	両上肢の機能に著しい障害を有するもの
4	両上肢のすべての指を欠くもの
5	両上肢のすべての指の機能に著しい障害を有するもの
6	両下肢の機能に著しい障害を有するもの
7	両下肢を足関節以上で欠くもの
8	体幹の機能に座っていることができない程度または立ち上がることができない程度の障害を有するもの
9	前各号に掲げるもののほか、身体の機能の障害または長期にわたる安静を必要とする病状が前各号と同程度以上と認められる状態であって、日常生活の用を弁ずることを不能ならしめる程度のもの
10	精神の障害であって、前各号と同程度以上と認められる程度のもの
11	身体の機能の障害もしくは病状または精神の障害が重複する場合であって、その状態が前各号と同程度以上と認められる程度のもの

備考：視力の測定は、万国式試視力表によるものとし、屈折異常があるものについては、矯正視力によって測定する。

（2）2級

番号	障害の状態
1	次に掲げる視覚障害 イ　両眼の視力がそれぞれ 0.07 以下のもの ロ　1眼の視力が 0.08、他眼の視力が手動弁以下のもの ハ　ゴールドマン型視野計による測定の結果、両眼のⅠ／4視標による周辺視野角度の和がそれぞれ 80 度以下かつⅠ／2視標による両眼中心視野角度が 56 度以下のもの ニ　自動視野計による測定の結果、両眼開放視認点数が 70 点以下かつ両眼中心視野視認点数が 40 点以下のもの
2	両耳の聴力レベルが 90 デシベル以上のもの
3	平衡機能に著しい障害を有するもの
4	そしゃくの機能を欠くもの
5	音声または言語機能に著しい障害を有するもの
6	両上肢のおや指およびひとさし指または中指を欠くもの
7	両上肢のおや指およびひとさし指または中指の機能に著しい障害を有するもの
8	1上肢の機能に著しい障害を有するもの
9	1上肢のすべての指を欠くもの
10	1上肢のすべての指の機能に著しい障害を有するもの
11	両下肢のすべての指を欠くもの
12	1下肢の機能に著しい障害を有するもの
13	1下肢を足関節以上で欠くもの
14	体幹の機能に歩くことができない程度の障害を有するもの
15	前各号に掲げるもののほか、身体の機能の障害または長期にわたる安静を必要とする病状が前各号と同程度以上と認められる状態であって、日常生活が著しい制限を受けるか、または日常生活に著しい制限を加えることを必要とする程度のもの
16	精神の障害であって、前各号と同程度以上と認められる程度のもの
17	身体の機能の障害もしくは病状または精神の障害が重複する場合であって、その状態が前各号と同程度以上と認められる程度のもの

備考：視力の測定は、万国式試視力表によるものとし屈折異常があるものについては、矯正視力によって測定する。

資料7　障害児福祉手当の障害程度認定基準

番号	障害の状態
1	両眼の視力が 0.02 以下のもの　※補足
2	両耳の聴力が補聴器を用いても音声を識別することができない程度のもの
3	両上肢の機能に著しい障害を有するもの
4	両上肢のすべての指を欠くもの
5	両下肢の用を全く廃したもの
6	両大腿を2分の1以上失ったもの
7	体幹の機能に座っていることができない程度の障害を有するもの
8	前各号に掲げるもののほか、身体の機能の障害または長期にわたる安静を必要とする病状が前各号と同程度以上と認められる状態であって、日常生活の用を弁ずることを不能ならしめる程度のもの
9	精神の障害であって、前各号と同程度以上と認められる程度のもの
10	身体の機能の障害もしくは病状または精神の障害が重複する場合であって、その状態が前各号と同程度以上と認められる程度のもの

備考：視力の測定は、万国式試視力表によるものとし、屈折異常があるものについては、矯正視力によって測定する。

※補足：2022 年4月から「眼の障害」の認定基準の一部改正がありました。
改正後の認定基準

基準	障害の状態
視力障害がある場合	視力の良い方の眼の視力が 0.02 以下のもの
視力障害と視野障害がある場合	視力の良い方の眼の視力が 0.03 以下のもの、又は視力の良い方の眼の視力が 0.04 かつ他方の眼の視力が手動弁以下のものであり、かつ、両眼による視野が2分の1以上欠損したもの 以下については「両目による視野が2分の1以上欠損したもの」と同等とします。 ・ゴールドマン型視野計による測定の結果、両眼中心視野角度が 56 度以下のもの ・自動視野計による測定の結果、両眼開放視認点数が 100 点以下のもの ・自動視野計による測定の結果、両眼中心視野視認点数が 40 点以下のもの

資料 8　国民年金障害等級表、厚生年金障害等級表、厚生年金障害手当金

(1) 国民年金障害等級表（国民年金法施行令　別表）

障害の程度		障害の状態
1級	1	次に掲げる視覚障害 イ　両眼の視力がそれぞれ 0.03 以下のもの ロ　1 眼の視力が 0.04. 他眼の視力が手動弁以下のもの ハ　ゴールドマン型視野計による測定の結果、両眼の I ／ 4 視標による周辺視野角度の和がそれぞれ 80 度以下かつ I ／ 2 視標による両眼中心視野角度が 28 度以下のもの 二　自動視野計による測定の結果、両眼開放視認点数が 70 点以下かつ両眼中心視野視認点数が 20 点以下のもの
	2	両耳の聴力レベルが 100 デシベル以上のもの
	3	両上肢の機能に著しい障害を有するもの
	4	両上肢のすべての指を欠くもの
	5	両上肢のすべての指の機能に著しい障害を有するもの
	6	両下肢の機能に著しい障害を有するもの
	7	両下肢を足関節以上で欠くもの
	8	体幹の機能に座っていることができない程度または立ち上がることができない程度の障害を有するもの
	9	前各号に掲げるもののほか、身体の機能の障害または長期にわたる安静を必要とする病状が前各号と同程度以上と認められる状態であって、日常生活の用を弁ずることを不能ならしめる程度のもの
	10	精神の障害であって、前各号と同程度以上と認められる程度のもの
	11	身体の機能の障害もしくは病状または精神の障害が重複する場合であって、その状態が前各号と同程度以上と認められる程度のもの
2級	1	次に掲げる視覚障害 イ　両眼の視力がそれぞれ 0.07 以下のもの ロ　1 眼の視力が 0.08、他眼の視力が手動弁以下のもの ハ　ゴールドマン型視野計による測定の結果、両眼の I ／ 4 視標による周辺視野角度の和がそれぞれ 80 度以下かつ I ／ 2 視標による両眼中心視野角度が 56 度以下のもの 二　自動視野計による測定の結果、両眼開放視認点数が 70 点以下かつ両眼中心視野視認点数が 40 点以下のもの
	2	両耳の聴力レベルが 90 以上のもの
	3	平衡機能に著しい障害を有するもの
	4	そしゃくの機能を欠くもの
	5	音声または言語機能に著しい障害を有するもの
	6	両上肢のおや指およびひとさし指またはなか指を欠くもの
	7	両上肢のおや指およびひとさし指または中指の機能に著しい障害を有するもの
	8	1 上肢の機能に著しい障害を有するもの
	9	1 上肢のすべての指を欠くもの
	10	1 上肢のすべての指の機能に著しい障害を有するもの
	11	両下肢のすべての指を欠くもの
	12	1 下肢の機能に著しい障害を有するもの
	13	1 下肢を足関節以上で欠くもの
	14	体幹の機能に歩くことができない程度の障害を有するもの
	15	前各号に掲げるもののほか、身体の機能の障害または長期にわたる安静を必要とする病状が前各号と同程度以上と認められる状態であって、日常生活が著しい制限を受けるか、または日常生活に著しい制限を加えることを必要とする程度のもの
	16	精神の障害であって、前各号と同程度以上と認められる程度のもの
	17	身体の機能の障害もしくは病状または精神の障害が重複する場合であって、その状態が前各号と同程度以上と認められる程度のもの

備考：視力の測定は、万国式試視力表によるものとし、屈折異常があるものについては、矯正視力によって測定する。

（2）厚生年金障害等級表（厚生年金保険法施行令　別表1）

障害の程度		障害の状態
3級	1	次に掲げる視覚障害 　イ　両眼の視力がそれぞれ 0.1 以下に減じたもの 　ロ　ゴールドマン型視野計による測定の結果、両眼のⅠ／4 視標による周辺視野角度の和がそれぞれ 80 度以下に減じたもの 　ハ　自動視野計による測定の結果、両眼開放視認点数が 70 点以下に減じたもの
	2	両耳の聴力が 40 センチメートル以上では通常の話声を解することができない程度に減じたもの
	3	そしゃくまたは言語の機能に相当程度の障害を残すもの
	4	脊柱の機能に著しい障害を残すもの
	5	1 上肢の 3 大関節のうち、2 関節の用を廃したもの
	6	1 下肢の 3 大関節のうち、2 関節の用を廃したもの
	7	長管状骨に偽関節を残し、運動機能に著しい障害を残すもの
	8	1 上肢のおや指およびひとさし指を失ったもの、またはおや指もしくはひとさし指を併せ、1 上肢の 3 指以上を失ったもの
	9	おや指およびひとさし指を併せ、1 上肢の 4 指の用を廃したもの
	10	1 下肢をリスフラン関節以上で失ったもの
	11	両下肢の 10 趾の用を廃したもの
	12	前各号に掲げるもののほか、身体の機能に、労働が著しい制限を受けるか、または労働に著しい制限を加えることを必要とする程度の障害を残すもの
	13	精神または神経系統に、労働が著しい制限を受けるか、または労働に著しい制限を加えることを必要とする程度の障害を残すもの
	14	傷病がなおらないで、身体の機能または精神もしくは神経系統に、労働が制限を受けるか、または労働に制限を加えることを必要とする程度の障害を有するものであって、厚生労働大臣が定めるもの

備考： 1. 視力の測定は、万国式試視力表によるものとし、屈折異常があるものについては、矯正視力によって測定する。
　　　 2. 指を失ったものとは、おや指は指節間関節、その他の指は近位指節間関節以上を失ったものをいう。
　　　 3. 指の用を廃したものとは、指の末節の半分以上を失い、または中手指節関節もしくは近位指節間関節（おや指にあっては指節間関節）に著しい運動障害を残すものをいう。
　　　 4. 趾の用を廃したものとは、第 1 趾は末節の半分以上、その他の趾は遠位趾節間関節以上を失ったものまたは中足趾節関節もしくは近位趾節間関節（第 1 趾にあっては趾節間関節）に著しい運動障害を残すものをいう。

（3）厚生年金障害手当金（厚生年金保険法施行令　別表2）

障害の程度	障害の状態
1	両眼の視力が 0.6 以下に減じたもの
2	1 眼の視力が 0.1 以下に減じたもの
3	両眼のまぶたに著しい欠損を残すもの
4	両眼による視野が 2 分の 1 以上欠損したもの、ゴールドマン型視野計による測定の結果、Ⅰ／2 視標による両眼中心視野角度が 56 度以下に減じたものまたは自動視野計による測定の結果、両眼開放視認点数が 100 点以下もしくは両眼中心視野視認点数が 40 点以下に減じたもの
5	両眼の調節機能および輻輳機能に著しい障害を残すもの
6	1 耳の聴力が、耳殻に接しなければ大声による話を解することができない程度に減じたもの
7	そしゃくまたは言語の機能に障害を残すもの
8	鼻を欠損し、その機能に著しい障害を有するもの
9	脊柱の機能に障害を残すもの
10	1 上肢の 3 大関節のうち、1 関節に著しい機能障害を残すもの
11	1 下肢の 3 大関節のうち、1 関節に著しい機能障害を残すもの
12	1 下肢を 3 センチメートル以上短縮したもの
13	長管状骨に著しい転位変形を残すもの
14	1 上肢の 2 指以上を失ったもの
15	1 上肢のひとさし指を失ったもの
16	1 上肢の 3 指以上の用を廃したもの
17	ひとさし指を併せ 1 上肢の 2 指の用を廃したもの
18	1 上肢のおや指の用を廃したもの
19	1 下肢の第 1 趾または他の 4 趾以上を失ったもの
20	1 下肢の 5 趾の用を廃したもの
21	前各号に掲げるもののほか、身体の機能に、労働が制限を受けるか、または労働に制限を加えることを必要とする程度の障害を残すもの
22	精神または神経系統に、労働が制限を受けるか、または労働に制限を加えることを必要とする程度の障害を残すもの

備考：　1．視力の測定は、万国式試視力表によるものとし、屈折異常があるものについては、矯正視力によって測定する。
　　　　2．指を失ったものとは、おや指は指節間関節、その他の指は近位指節間関節以上を失ったものをいう。
　　　　3．指の用を廃したものとは、指の末節の半分以上を失い、または中手指節関節もしくは近位指節間関節（おや指にあっては指節間関節）に運動障害を残すものをいう。
　　　　4．趾を失ったものとは、その全部を失ったものをいう。
　　　　5．趾の用を廃したものとは、第 1 趾は末節の半分以上、その他の趾は遠位趾節間関節以上を失ったものまたは中足趾節関節もしくは近位趾節間関節（第 1 趾にあっては趾節間関節）に著しい運動障害を残すものをいう。

資料9　労働者災害補償保険法障害等級表（労働者災害補償保険法施行規則　別表第1）

障害等級	給付の内容	身体障害
第1級	当該障害の存する期間1年につき給付基礎日額の313日分	1．両眼が失明したもの 2．そしゃくおよび言語の機能を廃したもの 3．神経系統の機能または精神に著しい障害を残し、常に介護を要するもの 4．胸腹部臓器の機能に著しい障害を残し、常に介護を要するもの 5．（削除） 6．両上肢を肘関節以上で失ったもの 7．両上肢の用を全廃したもの 8．両下肢を膝関節以上で失ったもの 9．両下肢の用を全廃したもの
第2級	同277日分	1．1眼が失明し、他眼の視力が0.02以下になったもの 2．両眼の視力が0.02以下になったもの 2の2．神経系統の機能または精神に著しい障害を残し、随時介護を要するもの 2の3．胸腹部臓器の機能に著しい障害を残し、随時介護を要するもの 3．両上肢を手関節以上で失ったもの 4．両下肢を足関節以上で失ったもの
第3級	同245日分	1．1眼が失明し、他眼の視力が0.06以下になったもの 2．そしゃくまたは言語の機能を廃したもの 3．神経系統の機能または精神に著しい障害を残し、終身労務に服することができないもの 4．胸腹部臓器の機能に著しい障害を残し、終身労務に服することができないもの 5．両手の手指の全部を失ったもの
第4級	同213日分	1．両眼の視力が0.06以下になったもの 2．そしゃくおよび言語の機能に著しい障害を残すもの 3．両耳の聴力を全く失ったもの 4．1上肢を肘関節以上で失ったもの 5．1下肢を膝関節以上で失ったもの 6．両手の手指の全部の用を廃したもの 7．両足をリスフラン関節以上で失ったもの
第5級	同184日分	1．1眼が失明し、他眼の視力が0.1以下になったもの 1の2．神経系統の機能または精神に著しい障害を残し、特に軽易な労務以外の労務に服することができないもの 1の3．胸腹部臓器の機能に著しい障害を残し、特に軽易な労務以外の労務に服することができないもの 2．1上肢を手関節以上で失ったもの 3．1下肢を足関節以上で失ったもの 4．1上肢の用を全廃したもの 5．1下肢の用を全廃したもの 6．両足の足指の全部を失ったもの
第6級	同156日分	1．両眼の視力が0.1以下になったもの 2．そしゃくまたは言語の機能に著しい障害を残すもの 3．両耳の聴力が耳に接しなければ大声を解することができない程度になったもの 3の2．1耳の聴力を全く失い、他耳の聴力が40センチメートル以上の距離では普通の話声を解することができない程度になったもの 4．脊柱に著しい変形または運動障害を残すもの 5．1上肢の3大関節中の2関節の用を廃したもの 6．1下肢の3大関節中の2関節の用を廃したもの 7．1手の5の手指またはおや指を含み、4の手指を失ったもの
第7級	同131日分	1．1眼が失明し他眼の視力が0.6以下になったもの 2．両耳の聴力が40センチメートル以上の距離では普通の話声を解することができない程度になったもの 2の2．1耳の聴力を全く失い、他耳の聴力が1メートル以上の距離では普通の話声を解することができない程度になったもの 3．神経系統の機能または精神に障害を残し、軽易な労務以外の労務に服することができないもの 4．（削除） 5．胸腹部臓器の機能に障害を残し、軽易な労務以外の労務に服することができないもの 6．1手のおや指を含み、3の手指またはおや指以外の4の手指を失ったもの 7．1手の5の手指またはおや指を含み、4の手指の用を廃したもの 8．1足をリスフラン関節以上で失ったもの 9．1上肢に偽関節を残し、著しい運動障害を残すもの 10．1下肢に偽関節を残し、著しい運動障害を残すもの 11．両足の足指の全部の用を廃したもの 12．外貌に著しい醜状を残すもの 13．両側の睾丸を失ったもの

第8級	給付基礎日額の503日分	1. 1眼が失明し、または1眼の視力が0.02以下になったもの 2. 脊柱に運動障害を残すもの 3. 1手のおや指を含み、2の手指またはおや指以外の3の手指を失ったもの 4. 1手のおや指を含み、3の手指またはおや指以外の4の手指の用を廃したもの 5. 1下肢を5センチメートル以上短縮したもの 6. 1上肢の3大関節中の1関節の用を廃したもの 7. 1下肢の3大関節中の1関節の用を廃したもの 8. 1上肢に偽関節を残すもの 9. 1下肢に偽関節を残すもの 10. 1足の足指の全部を失ったもの
第9級	同391日分	1. 両眼の視力が0.6以下になったもの 2. 1眼の視力が0.06以下になったもの 3. 両眼に半盲症、視野狭窄または視野変状を残すもの 4. 両眼のまぶたに著しい欠損を残すもの 5. 鼻を欠損し、その機能に著しい障害を残すもの 6. そしゃくおよび言語の機能に障害を残すもの 6の2. 両耳の聴力が1メートル以上の距離では普通の話声を解することができない程度になったもの 6の3. 1耳の聴力が耳に接しなければ大声を解することができない程度になり、他耳の聴力が1メートル以上の距離では普通の話声を解することが困難である程度になったもの 7. 1耳の聴力を全く失ったもの 7の2. 神経系統の機能または精神に障害を残し、服することができる労務が相当な程度に制限されるもの 7の3. 胸腹部臓器の機能に障害を残し、服する労務が相当な程度に制限されるもの 8. 1手のおや指またはおや指以外の2の手指を失ったもの 9. 1手のおや指を含み、2の手指またはおや指以外の3の手指の用を廃したもの 10. 1足の第1の足指を含み、2以上の足指を失ったもの 11. 1足の足指の全部の用を廃したもの 11の2. 外貌に相当程度の醜状を残すもの 12. 生殖器に著しい障害を残すもの
第10級	同302日分	1. 1眼の視力が0.1以下になったもの 1の2. 正面視で複視を残すもの 2. そしゃくまたは言語の機能に障害を残すもの 3. 14歯以上に対し歯科補てつを加えたもの 3の2. 両耳の聴力が1メートル以上の距離では普通の話声を解することが困難である程度になったもの 4. 1耳の聴力が耳に接しなければ大声を解することができない程度になったもの 5. （削除） 6. 1手のおや指またはおや指以外の2の手指の用を廃したもの 7. 1下肢を3センチメートル以上短縮したもの 8. 1足の第1の足指または他の4の足指を失ったもの 9. 1上肢の3大関節中の1関節の機能に著しい障害を残すもの 10. 1下肢の3大関節中の1関節の機能に著しい障害を残すもの
第11級	同223日分	1. 両眼の眼球に著しい調節機能障害または運動障害を残すもの 2. 両眼のまぶたに著しい運動障害を残すもの 3. 1眼のまぶたに著しい欠損を残すもの 3の2. 10歯以上に対し歯科補てつを加えたもの 3の3. 両耳の聴力が1メートル以上の距離では小声を解することができない程度になったもの 4. 1耳の聴力が40センチメートル以上の距離では普通の話声を解することができない程度になったもの 5. 脊柱に変形を残すもの 6. 1手のひとさし指、中指またはくすり指を失ったもの 7. （削除） 8. 1足の第1の足指を含み、2以上の足指の用を廃したもの 9. 胸腹部臓器の機能に障害を残し、労務の遂行に相当な程度の支障があるもの

第12級	同156日分	1．1眼の眼球に著しい調節機能障害または運動障害を残すもの 2．1眼のまぶたに著しい運動障害を残すもの 3．7歯以上に対し歯科補てつを加えたもの 4．1耳の耳殻の大部分を欠損したもの 5．鎖骨、胸骨、肋骨、肩甲骨または骨盤骨に著しい変形を残すもの 6．1上肢の3大関節中の1関節の機能に障害を残すもの 7．1下肢の3大関節中の1関節の機能に障害を残すもの 8．長管骨に変形を残すもの 8の2．1手のこ指を失ったもの 9．1手のひとさし指、中指またはくすり指の用を廃したもの 10．1足の第2の足指を失ったもの、第2の足指を含み2の足指を失ったもの、または第3の足指以下の3の足指を失ったもの 11．1足の第1の足指または他の4の足指の用を廃したもの 12．局部に頑固な神経症状を残すもの 13．（削除） 14．外貌に醜状を残すもの
第13級	同101日分	1．1眼の視力が0.6以下になったもの 2．1眼に半盲症、視野狭窄または視野変状を残すもの 2の2．正面視以外で複視を残すもの 3．両眼のまぶたの一部に欠損を残し、またはまつげはげを残すもの 3の2．5歯以上に対し歯科補てつを加えたもの 3の3．胸腹部臓器の機能に障害を残すもの 4．1手のこ指の用を廃したもの 5．1手のおや指の指骨の一部を失ったもの 6、7．（削除） 8．1下肢を1センチメートル以上短縮したもの 9．1足の第3の足指以下の1または2の足指を失ったもの 10．1足の第2の足指の用を廃したもの、第2の足指を含み2の足指の用を廃したもの、または第3の足指以下の3の足指の用を廃したもの
第14級	同56日分	1．1眼のまぶたの一部に欠損を残し、またはまつげはげを残すもの 2．3歯以上に対し歯科補てつを加えたもの 2の2．1耳の聴力が1メートル以上の距離では小声を解することができない程度になったもの 3．上肢の露出面に手のひらの大きさの醜いあとを残すもの 4．下肢の露出面に手のひらの大きさの醜いあとを残すもの 5．（削除） 6．1手のおや指以外の手指の指骨の一部を失ったもの 7．1手のおや指以外の手指の遠位指節間関節を屈伸することができなくなったもの 8．1足の第3の足指以下の1または2の足指の用を廃したもの 9．局部に神経症状を残すもの 10．（削除）

備考：1．視力の測定は、万国式試視力表による。屈折異常があるものは、矯正視力について測定する。
　　　2．手指を失ったものとは、おや指は指節間関節、その他の手指は近位指節間関節以上を失ったものをいう。
　　　3．手指の用を廃したものとは、手指の末節骨の半分以上を失い、または中手指節関節もしくは近位指節間関節（おや指にあっては指節間関節）に著しい運動障害を残すものをいう。
　　　4．足指を失ったものとは、その全部を失ったものをいう。
　　　5．足指の用を廃したものとは、第1の足指は末節骨の半分以上、その他の足指は遠位指節間関節以上を失ったもの、または中足指節関節もしくは近位指節間関節（第1の足指にあっては指節間関節）に著しい運動障害を残すものをいう。

資料 10　基本的生活動作、機能的自立度に関する評価スケール

(1) 基本的生活動作 (Barthel Index: BI)

評価項目	点数	基準
食事	10	自立、自助具などの装着可、標準的時間内に食べ終える
	5	部分介助（例えば、おかずを切って細かくしてもらう）
	0	全介助
車いすから ベッドへの 移動	15	自立、ブレーキ、フットレストの操作も含む
	10	軽度の部分介助または監視を要する
	5	座ることは可能であるがほぼ全介助
	0	全介助または不可能
整容	5	自立（洗面、整髪、歯磨き、ひげ剃り）
	0	部分介助または不可能
トイレ動作	10	自立（衣服の操作、後始末を含む、ポータブル便器などを使用している場合はその洗浄も含む）
	5	部分介助、体を支える、衣服、後始末に介助を要する
	0	全介助または不可能
入浴	5	自立
	0	部分介助または不可能
歩行	15	自立、45m 以上の歩行、補装具（車いす・歩行器は除く）の使用の有無は問わず
	10	45m 以上の介助歩行、歩行器の使用を含む
	5	歩行不能の場合、車いすにて 45 m 以上の操作可能
	0	上記以外
階段昇降	10	自立、手すりなどの使用の有無は問わない
	5	介助または監視を要する
	0	不能
着替え	10	自立、靴、ファスナー、装具の着脱を含む
	5	部分介助、標準的な時間内、半分以上は自分で行える
	0	上記以外
排便コント ロール	10	自立、失禁なし、浣腸、坐薬の取り扱いも可能
	5	ときに失禁あり、浣腸、座薬の取り扱いに介助を要する者を含む
	0	上記以外
排尿コント ロール	10	自立、失禁なし、収尿器の取り扱いも可能
	5	ときに失禁あり、収尿器の取り扱いに介助を要する者も含む
	0	上記以外

備考：100 点：自立 60 点以上：基本的 ADL の自立度が高い、40 点以下：かなり介助が必要、20 点以下：ほぼ全介助
(Mahoney, F. I., & Barthel, D. W. Functional evaluation; The Barthel Index, *Maryland State Medical Journal*, 14(2):61-65, 1965 より一部改変）

(2) 機能的自立度評価表 (Functional Independence Measure: FIM)

評価項目（18 項目各 7 段階評価）		評価	点数	基準
セルフケア	①食事	自立	7	完全自立（時間、安全性含む）
	②整容		6	修正自立（補助具など使用）
	③清拭	部分介助	5	監視
	④更衣（上半身）	介助あり	4	最小介助（患者自身で 75% 以上）
	⑤更衣（下半身）		3	中等度介助（患者自身で 50% 以上）
	⑥トイレ	完全介助	2	最大介助（患者自身で 25% 以上）
排泄	⑦排尿コントロール		1	全介助（患者自身で 25% 未満）
	⑧排便コントロール			
移乗	⑨ベッド、いす、車いす			
	⑩トイレ			
	⑪浴槽、シャワー			
移動	⑫歩行、車いす			
	⑬階段			
コミュニケーション	⑭理解（聴覚的・視覚的）			
	⑮表出（言語的・非言語的）			
社会認識	⑯社会的交流			
	⑰問題解決			
	⑱記憶			

備考：合計点：126 点（完全自立）〜18 点（全介助）

〔個別事項（その 3：リハビリテーション）中央社会保険医療協議会総会第 262 回資料、13、厚生労働省ホームページ、http://www.mhlw.go. jp/file/05-shingikai-12404000-Hokenkyoku-Iryouka/0000031309.pdf（参照 2023-2-28）より一部改変〕

資料11　さらに学びを深めたい人のために――参考文献

もっと学びを深めたい人のために、主として、本書執筆者の著作を中心にご紹介しておきます。

●**社会保障**

杉村宏編著（2007）『格差・貧困と生活保護――「最後のセーフティネット」の再生に向けて』明石書店

吉永純・原昌平・奥村晴彦・近畿無料低額診療事業研究会編著（2019）『無料低額診療事業のすべて――役割・実践・実務』クリエイツかもがわ

●**医療ソーシャルワーク**

小嶋章吾（2023）『相談室を訪れる人々――医療ソーシャルワーカーのケースファイル』日本ソーシャルケア研究所

髙石麗理湖（2023）『ソーシャルワークと経過記録法――医療ソーシャルワーカーの実践力を高める F-SOAIP』明石書店

日本医療ソーシャルワーク学会（2021）『改訂版　医療ソーシャルワーク実践テキスト』日総研出版

村上須賀子・竹内一夫（2012）『医療ソーシャルワーカーの力――患者と歩む専門職』医学書院出版サービス

村上須賀子（2015）『変化を生みだすソーシャルワーク――ヒロシマ MSW の生活史から』大学教育出版

村上武敏（2020）『医療福祉論――退院援助をめぐる社会科学的な探究』明石書店

●**ヤングケアラーなど**

加藤雅江（2022）『ヤングケアラー深層へのアプローチ』本の種出版

加藤雅江（2023）『いろんなきもちあるある　22 のメッセージ』本の種出版

索 引

アルファベット

Barthel Index 212
FIM 212
NASVA 79

ア行

アスベスト（石綿）による健康被害救済給
　付 90
アドバンス・ケア・プランニング（ACP）
　49
アフターケア制度 76, 77, 78
育児・介護休業法 191
育児休業給付 191
育児休業給付・出生育児休業給付金 191
育成医療 87, 180
医師 70
移送費 109
遺族基礎年金 120
遺族厚生年金 120
遺族年金 120
委託相談支援事業所 150
一般相談支援事業所 150
一般病棟（病床）57
移動支援 161
医薬品副作用被害救済制度 90
医療区分 61
医療ソーシャルワーカー 71
医療提供施設 55
医療提供施設の種類と特徴 57
医療的ケア児等支援センター 151, 179
医療費控除 91, 147
医療扶助 93
医療法 56
医療保護施設 100
医療保護入院 67
応急入院 67
応召義務 56

カ行

解決構築アプローチ 36
介護医療院 137
介護休業給付 127
介護扶助 93
介護保険 132
介護保険負担限度額認定 144
介護老人福祉施設（特別養護老人ホーム）
　137
介護老人保健施設 137
回復期リハビリテーション病棟 58
稼働年齢層 95
過疎地域小規模老人ホーム 138
看護師 70

看護小規模多機能型居宅介護 143
感染症病床 62
管理栄養士 70
緩和ケア病棟 61
基幹相談支援センター 150
義肢装具士 70
寄宿手当 124
技能習得手当 124
機能的自立度評価表 212
基本手当 123
基本的生活動作評価スケール 212
虐待 194
求職者給付 123
求職者支援制度（職業訓練受講給付金）
　128
教育訓練給付 125
教育扶助 93
境界層該当 146
共済組合 72
共同生活援助 158
居宅介護 156
居宅介護支援事業所 136
居宅訪問型児童発達支援 163
緊急小口資金 111
緊急措置入院 67
勤労控除 109
区分支給限度額 144
組合管掌健康保険 72
ケアハウス 138
計画相談支援 160
軽費老人ホーム 138
結核病棟（病床）63
健康保険 72
健康保険任意継続制度 74
言語聴覚士 70
限度額適用認定証 83
原爆被爆者医療 90
公害健康被害補償制度 90
高額医療・高額介護合算療養費制度 84,
　146
高額介護サービス費 145
高額障害福祉サービス等給付費 169
高額療養費貸付制度 84
高額療養費受領委任払制度 84
高額療養費制度 81
後期高齢者医療制度 72, 75
後見制度 193
高次脳機能障害診断基準 202
更生医療 87
更生施設 100
厚生年金 115
厚生年金障害手当金 121, 208
厚生年金障害等級表 207
交通運賃の割引 165
公的扶助 92

行動援護 157
高等職業訓練促進給付金等事業 190
高年齢求職者給付金 124
高年齢再就職給付金 127
国民健康保険 71, 72
国民健康保険一部負担金減免制度 71
国民年金 115
国民年金障害等級表 206
国民年金独自の給付 120
個人情報 109
子育て世代包括支援センター 178
子ども・若年支援センター（子ども・若年
　総合相談センター）179
雇用保険制度 122
コレワーク（矯正就労支援センター）131

サ行

在宅介護対応型軽費老人ホーム 138
在宅人工呼吸器使用患者支援事業 172
最低賃金制度 113
最低賃金の減額の特例許可制度 113
作業療法士 70
里親制度 185
サービス付き高齢者向け住宅 138
産後ケア事業 187
産前休業・産後休業 190
産前・産後サポート事業 187
歯科医師 70
視機能訓練士 70
市区町村の児童家庭相談窓口 178
自助グループ 177
施設入所支援 157
自動車事故対策機構 79
自動車損害賠償責任保険 79
児童自立支援施設 185
児童相談所 178
児童手当 182
児童発達支援センター 151
児童扶養手当 182
児童養護施設 184
社会資源 5
社会福祉士 71
社会福祉法人による利用者負担限度軽減制
　度 146
社会保障 3, 4, 8
就職促進給付 125
住所不定（ホームレス状態）96
住宅改修費 141
住宅改造費補助 166
住宅セーフティネット制度 111
住宅入居等支援 161
住宅扶助 93, 109
重度障害者等包括支援 157
重度心身障害者医療費助成制度 89

重度訪問介護　156
就労移行支援　158
就労継続支援 A 型　158
就労継続支援 B 型　159
就労定着支援　159
宿泊提供施設　100
授産施設　100
出産育児一時金　180
出産・子育て応援交付金事業　182
出産手当金　181
出産扶助　93
障害支援区分　154
障害児支援（通所・入所）　163
障害児相談支援事業所　150
障害児通所支援　163
障害児入所支援　163
障害児の通所・入所支援施設　185
障害児福祉手当　183
障害児福祉手当の障害程度認定基準　205
障害者差別解消法　196
障害者施設等一般病棟　62
障害者自動車運転免許取得費・改造費　161
障害者就業・生活支援センター　152
障害者住宅整備資金貸付　166
障害者・障害児の費用負担　168
障害者職業センター　152
障害者職業能力開発校　175
障害者職場適応訓練　175
障害年金　116
障害福祉サービス（介護給付・訓練等給付）
　　154
障害福祉サービスと介護保険　170
小規模住居型児童養育事業　186
小規模多機能型居宅介護　143
小児慢性特定疾病医療費助成制度　86, 174,
　　180
小児慢性特定疾病児童等自立支援事業　173
小児慢性特定疾病児日常生活用具給付事業
　　173
傷病手当（雇用保険）　124
傷病手当金（健康保険法）　74, 121
情報・意思疎通支援　161
職業訓練受講給付金　128
職場適応援助者（ジョブコーチ）　174
助産師　70
助産所　57
女性自立支援施設　184
女性相談支援センター　179
所得税・住民税の控除　147
ショートステイ　143
自立訓練　158
自立支援医療　87
自立生活援助　158
新高額障害福祉サービス等給付費　169
審査支払基金　55
心身障害者扶養共済制度　176
親族里親　185
身体障害者更生相談所　151
身体障害者障害程度等級表　198
身体障害者手帳　148

診療情報管理士　71
診療放射線技師　70
生活介護　157
生活困窮者自立支援制度　110
生活支援ハウス　138
生活福祉資金貸付制度　111
生活扶助　93, 98
生活保護制度　92
生活保護手帳　92, 108
生活保護法　92
生活問題　2
生業扶助　93
精神科救急入院料病棟　68
精神科急性期治療病棟　68
精神科ショートケア　69
精神科デイケア　69
精神科デイ・ナイトケア　69
精神科ナイトケア　69
精神科病棟（病床）　68
精神科訪問看護　69
精神科療養病棟　68
精神障害者保健福祉手帳　148
精神障害者保健福祉手帳障害等級判定基準
　　201
精神通院医療　87
精神保健福祉士　71
精神保健福祉センター　151
船員保険　72
前期高齢者医療制度　72, 75
全国健康保険協会管掌健康保険　72
専門里親　185
葬祭扶助　109
措置入院　67

タ行

退院後生活環境相談員　69
退院支援相談員　69
タクシー料金の割引　165
短期入所　157
地域移行機能強化病棟　68
地域活動支援センター　161
地域共生社会　6, 7, 9
地域生活支援拠点等事業　162
地域生活支援事業　161
地域相談支援（地域移行支援・地域定着支
　　援）　160
地域包括ケア病棟　57
地域包括支援センター　136
知的障害者更生相談所　151
駐車禁止除外指定車標章　165
通所介護　142
通所手当　128
通所リハビリテーション　142
定期巡回・随時対応型訪問介護看護　140
デイケア　142
デイサービス　142
出来高払い　73
同行援護　157
特定医療費（指定難病）助成制度　85
特定疾病療養費（高額長期疾病）　88

特定相談支援事業所　150
特別児童扶養手当　183
特別児童扶養手当の障害程度認定基準　204
特別障害給付金　118
特別障害者手当　176
特別障害者手当障害程度　203

ナ行

難病就職コーディネーター　171
難病診療連携コーディネーター　171
難病相談・支援センター　151
日常生活自立支援事業　194
日常生活用具　141, 161
日常生活用品　109
日中一時支援事業　161
入院時食事療養費の自己負担の減額　89
入院助産（出産費用の助成）制度　181
乳児院　184
乳幼児医療費助成（子ども医療費助成制度）
　　180
任意入院　67
認知症対応型共同生活介護（グループホー
　　ム）　137
認知症治療病棟　68
年金生活者支援給付金　121
年金分割制度　121

ハ行

発達障害者支援センター　151
ハローワーク（公共職業安定所）　127, 152
被害者救済医療　90
ひとり親家庭医療費助成制度　181
ひとり親家庭自立支援教育訓練給付金　190
ひとり親家庭等就学・自立支援センター事
　　業　190
ひとり親家庭等日常生活支援事業　189
日雇特例健康保険　75
日雇労働求職者給付金　124
病児・病後児保育事業　189
被用者保険　72
病床の種類と特徴　57
ファミリー・サポートセンター事業　188
福祉用具購入　141
福祉用具貸与　141
不服申立て　101
不服申立て（審査請求）　108
扶養援助　98
ヘルパー　139
保育所　188
保育所等訪問支援　163
放課後等デイサービス　163
包括評価制度（DPC/PDPS）　73
訪問介護　139
訪問看護　63, 140
訪問入浴　140
訪問入浴サービス　161
訪問リハビリテーション　65, 140
法律扶助　97
保健師　70

保健所　151
保護司　131
保護施設　100
母子健康手帳　187
母子生活支援施設　184
母子父子寡婦福祉資金貸付制度　189
補装具　160

マ行

マルチ高年齢被保険者　127
マルチジョブホルダー制度　127
未熟児養育医療給付　179
民生委員　108

無料低額診療事業　75

ヤ行

薬剤師　70
有料道路の割引　165
有料老人ホーム　138
養育里親　185
養育支援訪問事業　188
要介護認定　132
養護老人ホーム　138
養子縁組里親　185
予防接種健康被害救済制度　90

ラ行

理学療法士　70
療育手帳　148
療育手帳判定基準　200
療養病棟（病床）　59
両立支援　129
臨床検査技師　70
労災特別介護施設（ケアプラザ）　77
労災保険の給付内容　77
労災ホームヘルプサービス事業　77
労働者災害補償保険　76
労働者災害補償保険法障害等級表　209

おわりに
ソーシャルアクションを志向して

　本書の編集に取りかかっている最中、長年表紙絵を担ってくれている久留井真理さんから電話が入りました。「もうすぐ65歳になるので、障害者サービスから介護保険に切り替えねばならないと、担当の相談員さんに言われた。今の生活に不都合が生れるのではないか心配だ」とのことでした。

　久留井さんは1994年1月交通事故で頸髄損傷となり、当時、筆者は医療ソーシャルワーカーとしてかかわり、現在に至っている長い付き合いの人です。話を聞いてみると以下の事情がありました。

久留井さんの場合は

　自分の体と一体化する物として障害福祉サービスなどの補装具や日常生活用具は、障害者の生活の必需品です。介護保険へ移行すると、名称も福祉用具となり、原則レンタルとなります。久留井さんは絵を描いたり、障害者団体の活動もしています。

　従って、車いすは単なる移動用具ではありません。体にフィットせず、1ミリ、2ミリの誤差であっても絵は描けず、活動にも支障をきたします。レンタルの車椅子では不具合があると認められて、やっと障害福祉の車いすの支給となるわずらわしさがあります。また、使用中の補装具で介護保険のレンタル項目に無いものがあります。

　久留井さんは、NASVA（国土交通省所管独立法人）の介護料の受給者で、介護保険で給付非該当となるであろう福祉用具は、NASVAから介護用品として購入、修理の支給を受けています。介護料には久留井さんが社会的に活動する際の介助者費用も含まれています。その介護料の助成が介護保険に移行すると中止となるのです。

いわゆる65歳の壁問題について

　社会保障制度の優先順位は39頁の図表3-1のとおりで、税金でまかなう部分、つまり全国民が負担する部分の給付の順位は低位にあります。従って社会福祉領域の障害者総合支援法よりも社会保険の領域の介護保険が優先し、介護を要する障害者は65歳になると介護保険への移行手続きを求められます。しかしこの原則どおり運用されると、社会活動をしている障害者や、重度の障害者の場合、不都合が生じることがあります。

厚生労働省の見解

　こうした障害者の、「いわゆる65歳の壁問題」について、厚生労働省は以前から、「利用意向を把握した上で、適切に判断すること」としていましたが、2023年6月30日に、改めて以下の事務連絡をわざわざ発出しています。
　一部引用
「障害福祉サービスを利用する障害者について、介護保険サービスへの移行を検討する際には、個々の障害者の障害特性を考慮し、必要な支援が受けられるかどうかという観点についても検討した上で、支給決定を行うこと。また、就労系障害福祉サービスや自立訓練（生活訓練）は障害固有のサービスであり、65歳以降も介護保険サービスに移行することなく、引き続き当該サービスの利用が可能である。」

厚生労働省は原則優先としつつ、「個々の状況に応じて支給決定がなされるようお願いする」という通達を市町村に出しており、運用での解決を図っています。

　しかし運用面では
　障害福祉サービスを継続利用する場合は、役所の障害福祉所管部署に意思を伝える必要があります。介護保険を優先するという原則があるので担当部署の職員は必ず継続の理由を聞くことになります。自治体の担当者によって、上記厚労省の通達の運用はまちまちです。東京都国立市のように「介護保険は強制しない。介護保険の申請がない限り、障害福祉サービスを継続できる」としている自治体は増えてきています。しかし、介護保険優先の原則を守る自治体が多いのが現実です。
　そもそも障害福祉サービスの基本的趣旨に「社会参加」「就労」も含まれていますが、介護保険制度にはその規定はありません。法や制度の趣旨、理念の違いがありながら、保険優先の原則で単純に移行を図ることに無理があると言えます。

　久留井さんの場合は
　介護保険へ移行するとデメリットが多いということが認められ、特例として障害福祉サービスを継続して利用できることになりました。久留井さんは後へ続く人達の為にも「私も突破口のひとりになりたい」と、裁判の末に介護保険に移行しなかった事例も含めて、障害者団体から全国的な情報を収集し、NASVA の職員、市議会議員の協力を得ながら、市役所の担当部署に訴えました。眠れない日々が続いた末の成果です。

　支援者としての立ち位置は
　この交渉の間、担当部署幹部の言葉に胸突かれる思いをしました。「どうして、社会福祉士さんやケアマネジャーさんは規定に沿っただけの考え方をするんでしょうかねえ。個別の事情を話してもらえないと、善処のしようが無い」というつぶやきです。制度に人を合わせるのではなく、人に制度を合わせる考えは無いのかと問われた思いをしました。「ソーシャルアクションを」とは謳っているが、現実の実践はどうだろうかと、改めて考えさせられました。
　本書で広範囲の社会資源情報を提供しています。その活用の知恵も述べました。しかし「人に制度を合わせる」のみに留まっていて欲しくないと願います。
　支援者は、たとえ少数の事例であっても、困りごと、不安を受け止め、問題はどこから派生しているのかを学習し、同じような事例を集め、本人を中心に寄り添いながら改善のために働きかけることも求められると考えます。
　その際、「人は誰でも良い仕事をしたいと願っている」という楽天的ともいえるポジティブな確信が力を与えます。例にあげた担当部署幹部のように、役所の職員でも、官庁職員でも、研究者でも、ジャーナリストや、場合によっては議員でも立場は違えどアクションの連携相手になり得ます。

　最後に本書を世に出すことに、社会的な意義を認めてくださり、ソーシャルアクションとして共感して頂き、難儀な編集出版作業を担って下さった明石書店の神野斉様、岩井峰人様に深謝致します。

NPO 法人日本医療ソーシャルワーク研究会
村上　須賀子

【編者紹介】
NPO 法人 日本医療ソーシャルワーク研究会

1994年、日常業務の必要性から医療ソーシャルワーカーを中心とした医療福祉制度の学習会を発足。2001年、収集した情報の出版を契機に印税を社会貢献に活用するために特定非営利組織（NPO）を設立。以来、医療福祉サービスを必要とする人々に情報提供のため、発信、出版事業を続け、調査研究、研修事業、地域相談事業等を行っている。20余年の間に執筆者は医療、高齢、障害、子どもと、各分野に広がっている。

医療福祉相談ガイドブック【2024 年度版】
── ソーシャルワーカー・ケアマネジャー必携

2024 年 4 月 1 日　　初版第 1 刷発行

編　者	NPO 法人 日本医療ソーシャルワーク研究会
発行者	大 江 道 雅
発行所	株式会社 明石書店

〒 101-0021 東京都千代田区外神田 6-9-5
電　話　03（5818）1171
FAX　03（5818）1174
振　替　00100-7-24505
https://www.akashi.co.jp/

装　丁	明石書店デザイン室
印刷・製本	モリモト印刷株式会社

（定価はカバーに表示してあります）　　ISBN978-4-7503-5742-3

生活保護 行政運用・判例・裁決データ集成
資産・各扶助・収入認定を中心に　吉永純編著　◎5400円

困窮者に伴走する家庭経済ソーシャルワーク
フランス「社会・家庭経済アドバイザー」の理念と実務
フランソワ・アバレアほか著　佐藤順子監訳、小野あけみ訳　◎3000円

最低生活保障と社会扶助基準
先進8ヶ国における決定方式と参照目標
山田篤裕、布川日佐史、『貧困研究』編集委員会編　◎3600円

ホームレス状態からの「脱却」に向けた支援
人間関係・自尊感情・「場」の保障　後藤広史著　◎3800円

ホームレスと都市空間
収奪と異化、社会運動・資本国家　林真人著　◎4800円

Q&A生活保護手帳の読み方・使い方[第2版]
よくわかる 生活保護ガイドブック1　吉永純編著
全国公的扶助研究会監修　◎1300円

Q&A生活保護ケースワーク 支援の基本
よくわかる 生活保護ガイドブック2　吉永純、衛藤晃編著
全国公的扶助研究会監修　◎1300円

新版 貧困とはなにか
概念・言説・ポリティクス
ルース・リスター著　松本伊智朗監訳　松本淳、立木勝訳　◎3000円

福祉政策研究入門 政策評価と指標
①少子高齢化のなかの福祉政策
②格差と不利／困難のなかの福祉政策
埋橋孝文編著　各◎3000円

日中韓の貧困政策　理論・歴史・制度分析
五石敬路、ノ・デミョン、王春光編著　◎4500円

東アジア都市の社会開発
貧困・分断・排除に立ち向かう包摂型政策と実践
全泓奎、志賀信夫編著　◎3000円

子どもの貧困と地域の連携・協働　〈学校とのつながり〉から考える支援
吉住隆弘、川口洋誉、鈴木晶子編著　◎2700円

子ども支援とSDGs　現場からの実証分析と提言
五石敬路編著　◎2500円

子どもの貧困調査　実態調査から見えてきたもの
子どもの生活に関する実態調査から見えてきたもの
山野則子編著　◎2800円

二極化する若者と自立支援　「若者問題」への接近
宮本みち子、小杉礼子編著　◎1800円

貧困研究　日本初の貧困研究専門誌　[年2回刊]
『貧困研究』編集委員会編集　◎1800円

〈価格は本体価格です〉

貧困パンデミック　寝ている「公助」を叩き起こす
稲葉剛著
◎1800円

コロナ禍3年　聴き続けた1万5000の声
電話相談から始まる、未来を創る運動
小久保哲郎・猪股正「コロナ災害なんでも電話相談会実行委員会編著
◎2000円

コロナ禍における日米のNPO
増大するニーズと悪化する経営へのチャレンジ
柏木宏編著
◎2400円

不平等と再分配の経済学
格差縮小に向けた財政政策
トマ・ピケティ著　尾上修悟訳
◎2400円

増補改訂版　共助と連帯
労働者自主福祉の意義と課題
高木郁朗監修　教育文化協会、労働者福祉中央協議会編
◎2500円

高齢者の社会的孤立と地域福祉
計量的アプローチによる測定・評価・予防策
斉藤雅茂著
◎3600円

マイクロファイナンス事典
ベアトリス・アルメンダリズ、マルク・ラビー編
笠原清志監訳　立木勝訳
◎25000円

入門　貧困論
ささえあう／たすけあう社会をつくるために
金子充著
◎2500円

ダルク　回復する依存者たち　その実践と多様な回復支援
ダルク編
◎2000円

家族・地域のなかの女性と労働
共稼ぎ労働文化のもとで
木本喜美子編著
◎3800円

これがホントの生活保護改革　「生活保護法」から「生活保障法」へ
生活保護問題対策全国会議編
◎1200円

貧困問題最前線　いま、私たちに何ができるか
大阪弁護士会編
◎2000円

居住の貧困と「賃貸世代」　国際比較でみる住宅政策
小玉徹著
◎3000円

シングル女性の貧困　非正規職女性の仕事・暮らしと社会的支援
小杉礼子、鈴木晶子、野依智子、横浜市男女共同参画推進協会編著
◎2500円

無料低額宿泊所の研究　貧困ビジネスから社会福祉事業へ
山田壮志郎著
◎4600円

生活保護「改革」と生存権の保障
基準引下げ、法改正、生活困窮者自立支援法
吉永純著
◎2800円

〈価格は本体価格です〉

生活困窮と金融排除

生活相談・貸付事業と家計改善の可能性

小関隆志 編著

■A5判／上製／216頁 ◎2700円

日本の生活困窮者が適切な金融サービスを利用できない「金融排除」の問題を、家計を調べる「ファイナンシャル・ダイアリー調査」・インタビュー調査で探るとともに、困窮者への家計相談・貸付事業など現場の取り組みを紹介し、貧困研究に新たな視点を導入する。

● 内容構成 ●

第Ⅰ部　研究

第1章　日本の金融排除・金融包摂の動向　[小関隆志]

第2章　低所得者世帯の金融排除と金融ウェルビーイング　[角崎洋平]

第3章　母子生活支援施設における家計相談支援の可能性　[佐藤順子]

第4章　社会的不利を抱える人々の金融ケイパビリティに関する論点　[野田博也]

第Ⅱ部　実践報告

第5章　生協制度による貸付事業　[上田正]

第6章　生活サポート基金による取り組み　[久保田修三]

第7章　生活クラブ千葉グループ・VAICコミュニティケア研究所による取り組み　[津田祐子]

第8章　震災被災者の金融排除・金融包摂　[小関隆志]

第Ⅲ部　資料編

伴走支援システム

生活困窮者の自立と参加包摂型の地域づくりに向けて

稲月正 著

■A5判／上製／288頁 ◎3600円

生活困窮者と地域社会をつなげる「伴走支援システム」の理念や仕組みを、奥田知志（NPO法人 抱樸）の実践・論考等に依拠して整理し、その効果と課題を調査結果を元に明らかにし、福祉多元社会におけるNPO（協セクター）の意義について考察する。

● 内容構成 ●

序章　本書の目的と基本的視座

第1部　伴走支援システム

伴走支援システムとは何か／伴走支援システムはなぜ必要なのか

第2部　伴走支援システムの展開

ホームレス自立支援──ホームレス化の過程と支援の方向性／自立支援住宅──社会的自立に向けて／中高年生活困窮者へのパーソナル・サポート──「福岡絆プロジェクト」／若年生活困窮者への伴走型就労・社会参加支援／伴走型世帯支援──「子ども・家族まるごと支援」

第3部　参加包摂型地域づくりに向けて

「抱樸」の条件──地域に支援の「場」があることの意味／福祉多元社会における協セクターの意義と課題

〈価格は本体価格です〉

OECD公衆衛生白書：日本
明日のための
健康づくり
経済協力開発機構（OECD）編著　村澤秀樹訳
◎3800円

図表でみる世界の保健医療 オールカラー版
OECDインディケータ（2021年版）
OECD編著　村澤秀樹訳
◎6800円

OECD医療政策白書
費用対効果を考慮した
質の高い医療をめざして
OECD編著　小林大高・坂巻弘之訳
◎3800円

医療の質国際指標2
OECD編著　　児玉知子、岡本悦司訳
OECD医療の質指標プロジェクト報告書
◎2800円

看護を学ぶ人のための社会学
阪井俊文、濱野健、須藤廣編著
◎2600円

医療専門職のための生涯キャリアヒストリー法
働く人生を振り返り、展望する
渡邊洋子編著
◎2500円

医療・保健・福祉・心理専門職のためのアセスメント技術を高めるハンドブック【第3版】
ケースレポートとケース記録の方法から
ケース検討会議の技術まで　　近藤直司著
◎2000円

多文化ソーシャルワークの理論と実践
外国人支援者に求められるスキルと役割
石河久美子著
◎2600円

高齢者福祉概説【第5版】
看護・介護・保育・福祉
分断から連携へ
黒田研二、清水弥生、佐瀬美恵子編著
◎2500円

ケア専門職養成教育の研究
医療を通じて
「当たり前」を問い直そう
青木紀著
◎3800円

医療人類学を学ぶための60冊
澤野美智子編著
◎2800円

援助職援助論　援助職が〈私〉を語るということ
吉岡隆編著
◎2400円

パブリックヘルス　市民が変える医療社会
アメリカ医療改革の現場から　細田満和子著
◎2600円

高齢期における社会的ネットワーク
ソーシャル・サポートと社会的孤立の構造と変動
中田知生著
◎3500円

高齢者の「住まいとケア」からみた地域包括ケアシステム
中田雅美著
◎4200円

介護人類学事始め　生老病死をめぐる考現学
林美枝子著
◎2700円

〈価格は本体価格です〉

医療福祉論

退院援助をめぐる社会科学的な探究

村上武敏 著

■A5判／上製／244頁 ◎3000円

医療ソーシャルワーカー（MSW）の援助対象者の生活実態調査および国民生活と社会保障の動向について総合的に検討するなかで、「医療福祉」とは何かを社会科学的に明らかにするとともに、貧困と社会的孤立が拡大する現代にあって、誰一人あきらめることのない相談援助の方法論について提起する。

●内容構成●

はしがき

序　章　医療福祉の対象と方法をめぐって
　　　　——本研究の課題

第一章　医療福祉の対象論にかかわる先行研究と
　　　　本研究の位置づけ

第二章　MSWの実践の特異性と対象認識の変化

第三章　医療福祉における対象者の生活実態
　　　　——対象の社会科学的認識を目的として

第四章　1990年代以降における国民生活と
　　　　社会保障の特徴

第五章　考察——医療福祉の対象と方法

終　章　医療福祉の課題と展望

ソーシャルワークと経過記録法

医療ソーシャルワーカーの実践力を高めるF-SOAIP

髙石麗理湖 著

■A5判／上製／216頁 ◎3500円

ソーシャルワーカーが日々の実践を書き残すための経過記録法を主題として、医療ソーシャルワークの分野を中心に、最先端の「生活支援記録法（F-SOAIP：エフ・ソ・アイ・ピー）」に焦点を当てた調査研究。現場での実践、教育に活用できる画期的な成果。

●内容構成●

序　章

第1章　ソーシャルワーク記録教育の現状

第2章　MSW記録研究に関する先行研究レビュー

第3章　全国調査結果にみる医療ソーシャルワーク
　　　　記録の現状と課題把握

第4章　F-SOAIP導入によるアクションリサーチ

第5章　総括

〈価格は本体価格です〉